一生痛みのないカラダをつくる

背骨コンディショニング

仙骨のゆがみを整え、全身の不調を根本から改善する症状別プログラム

背骨コンディショニング創始者
日野秀彦

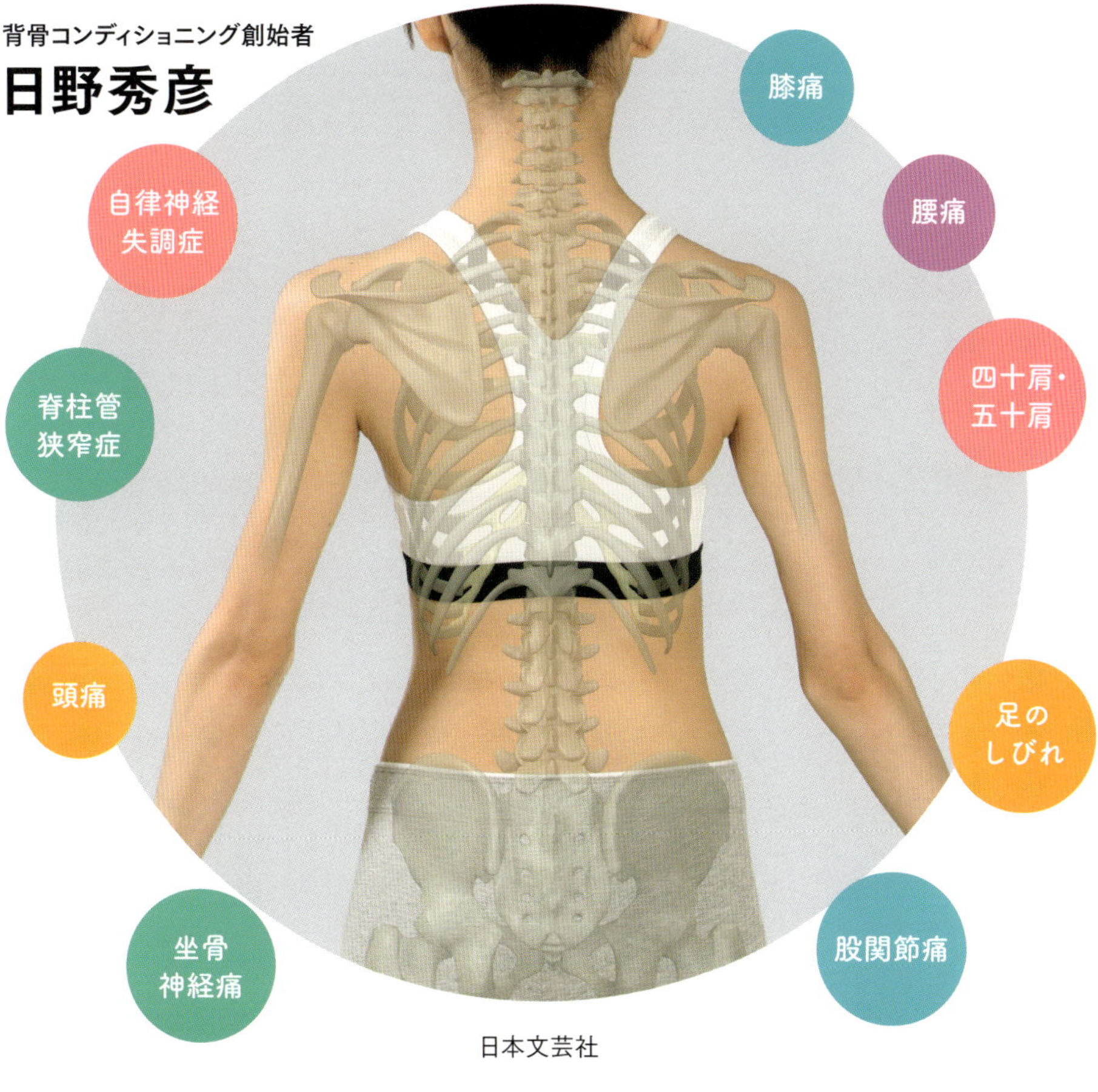

日本文芸社

はじめに

現在、私が文章を書いているときにも、どこに行っても治らない頭痛、肩こり、腰痛、首の痛みなどの症状で苦しんでいる方がたくさんいます。

なかでも腰痛は、よく『人類が2足歩行をするようになったことで「人類が背負った宿命」』といわれますが、解剖学上、またいろいろな身体を見れば見るほど、聖書に書かれている通り、人間は初めから2足歩行を行うように設計されていると確信します。

一般社団法人背骨コンディショニング協会®（以後、背骨コンディショニング）では、**こうした腰痛をはじめ、肩こり、頭痛、めまい、関節痛、手足のしびれなどさまざまな症状は、骨及び仙骨のゆがみと、そのために起こる神経の伝導異常に原因があると考えます。**

すべてとはいえませんが症状が出た場所に問題があるのではなく、そこにつながる神経が出ている骨がずれているために起こる不調です。

現代医学では、骨のゆがみがどのような症状を引き起こすのか、はっきりとした理論はありません。とくに、上半身と下半身をつなぐ唯一の骨である「仙骨《せんこつ》」は、解剖学上はほとんど動かない、もしくは動いても数ミリ程度とされていて、たとえ仙骨が数センチメートルずれていても（私は実際に5センチメートルずれている仙骨を矯正したことがあります）さまざまな症状を引き起こす原因と捉《とら》えられることはありません。

一般的には腰の痛みは、骨が変形したり骨の間が狭いとか、脊柱管狭窄症《せきちゅうかんきょうさくしょう》もしくは椎間板《ついかんばん》のヘルニアによって神経が圧迫されることが原因といわれています（神経圧迫説）。しかし、腰痛がない場合でも約3割の人はヘルニアを持っているといわれており、必ずしも腰痛＝神経の圧迫というわけでもなさそうです。**もし、神経を圧迫されることで痛みが出るなら、引っ張られても痛みは出るはず（神経牽引《けんいん》理論）だ、というのが背骨コンディショニングの考えです。**しかも脊柱管に出るヘルニア以外の約85％は神経が引っ張られて症状が出ると捉えています。ヘルニアが出るほどもしくは脊柱管狭窄症と診断がつくほど骨がずれているだけなのです。

　病気やさまざまな不調には①薬で治るもの、②手術で治るもの、③運動で治るもの、があります。背骨コンディショニングは③の運動施療にあたります。**手術でしか治せない症状を薬で治そうとしたり、運動で治るものを薬や手術で治そうとしても、完治は望めません。**それどころかかえって身体を壊すことになりかねません。たとえ、一時的に症状が改善しても、必ず再発します。

　本書はまず、ご自身の身体の状態をチェックすることから始まり、代表的な症状別のゆるめる、矯《きょう》正《せい》する体操や筋力を向上させるトレーニングをわかりやすく紹介しています。

　長い間、背骨がゆがんだ状態が続いてまわりの靭帯や神経が固くなっていたり、背骨を支える筋力がない場合は、改善までに時間がかかったり、症状が一進一退することもあります。しかし、運動を続けることで必ずゆがみがほぐれ、骨のゆがみが矯正され、それを保つ筋力が向上することで、症状が改善されます。それは時間の長短があっても誰にでも訪れ、痛みや症状を気にすることなく、快適な毎日を過ごすことができます。

　これからご紹介する本書の体操とトレーニングを続けて、心身共に健やかに過ごすことができますようにお祈りします。

日野秀彦

背骨コンディショニングは こんな症状を予防・改善する

頸椎《けいつい》(C1〜7)

● 頸椎症、頸部《けいぶ》脊柱管狭窄症《せきちゅうかんきょうさくしょう》、頭痛、めまい、耳鳴り、突発性難聴、メニエール病、不眠、自律神経失調症、血圧の異常、肩こり、首の痛み、四十肩・五十肩、歯痛、腱鞘炎《けんしょうえん》、指のしびれ、甲状腺の異常など

胸椎《きょうつい》(T1〜12)

● 肋間神経痛、ぜん息、鎖骨の痛み、呼吸障害、肺気腫《はいきしゅ》、弁膜症、狭心症、肝機能障害、胃・十二指腸・すい臓障害、糖尿病、腎臓・ひ臓障害、血小板・白血球造血不良など

腰椎《ようつい》(L1〜5)

● 腰痛、坐骨神経痛、腰部脊柱管狭窄症、椎間板ヘルニア、腰痛すべり症、そけい部、膝の痛み、腰背部の鈍痛など

仙椎《せんつい》(S1〜5)

● 股関節痛、仙腸関節痛、そけい部・膝の痛み、大腸・直腸障害、便秘、前立腺の障害、婦人系疾患、足がつる、膀胱炎《ぼうこうえん》など

尾骨《びこつ》(Co)

● 尾てい骨痛など

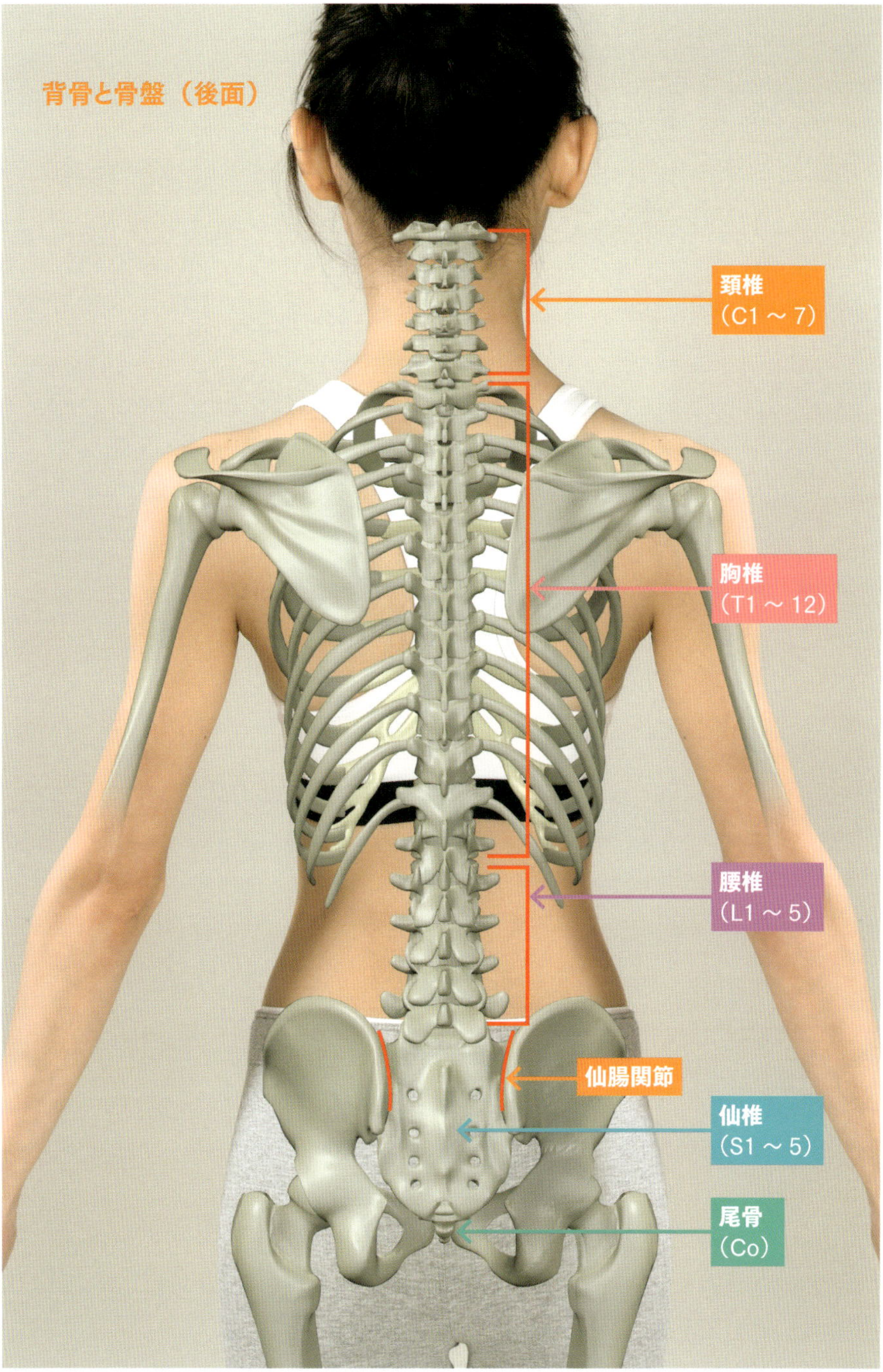
頸椎
（C1 ～ 7）
胸椎
（T1 ～ 12）
腰椎
（L1 ～ 5）
仙腸関節
仙椎
（S1 ～ 5）
尾骨
（Co）
背骨と骨盤（後面）

一生痛みのないカラダをつくる
背骨コンディショニング

目次

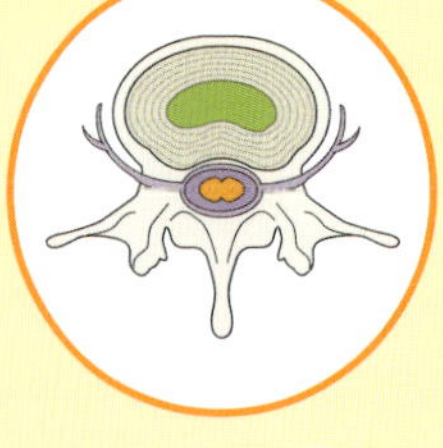

第1章
カラダをチェックし、ゆがみを発見する

第2章 背骨コンディショニングの基本運動

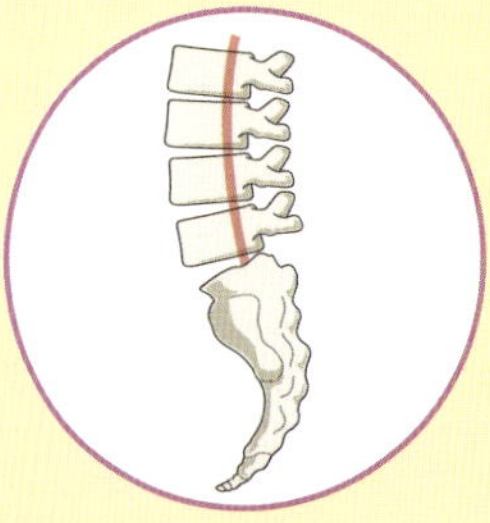

第3章 症状別ゆるめる&矯正体操

第4章 症状別トレーニング＆ストレッチ

序章

独自の理論で不調を治す、背骨コンディショニング

背骨コンディショニングの基本

背骨とは24個の椎骨《ついこつ》と仙骨《せんこつ》からなる

背骨（脊柱《せきちゅう》）は上から7個の「頸椎」（首の骨）、12個の「胸椎」、5個の「腰椎」に分類され、腰椎の下には大きな「仙骨」と「尾骨」が続きます。

腰椎は人によって4個だったり、6個だったりする人がいますが、これはその下の仙骨がひとつの骨になった際に生じたもので、基本は5個としています。

背骨は「生理的彎曲《わんきょく》」というゆるやかなカーブを描いています。重い頭を支える役割を担《にな》い、彎曲の後弯が強い「円背《えんばい》」は、**仙骨が後ろにずれる後方変位《こうほうへんい》**を引き起こし、まわりの筋肉を収縮させたり、メカニズムはわかりませんが靭帯《じんたい》を拘縮《こうしゅく》させせます。

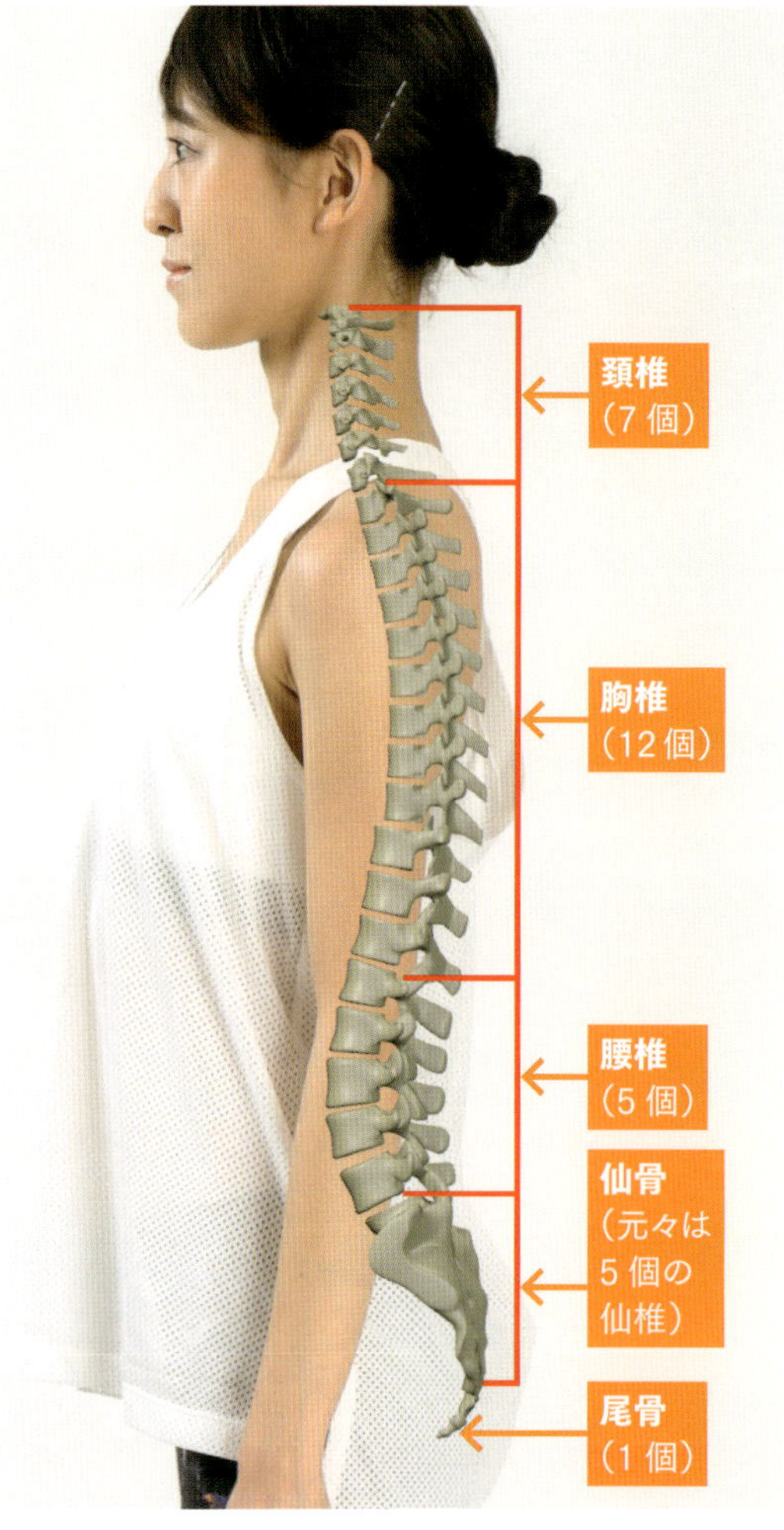

背骨コンディショニングの基本

仙骨は身体の上下左右の負担を支える

仙骨は腰椎の下、身体のちょうど真ん中、骨盤の中心にあり寛骨《かんこつ》にはさまれた逆三角形の骨で**上半身と下半身をつなぐ唯一の骨です。**

仙骨は、もともと5つの仙椎（椎骨）が、成長とともに融合してひとつになったもので、赤ちゃんの仙骨をレントゲンで見ると、横に5つに分かれているのが確認できます。

仙骨の側面には耳のように見える耳《じ》状面《じょうめん》と呼ばれる面があり、左右の寛骨と**仙腸関節**《せんちょうかんせつ》をつくります（下図参照）。

仙骨の仙骨孔《せんこつこう》からは仙骨神経と呼ばれる5対の神経が出て、殿部、性器、肛門、大腿部へとつながるほか、坐骨神経の一部も出ています（17ページ参照）。

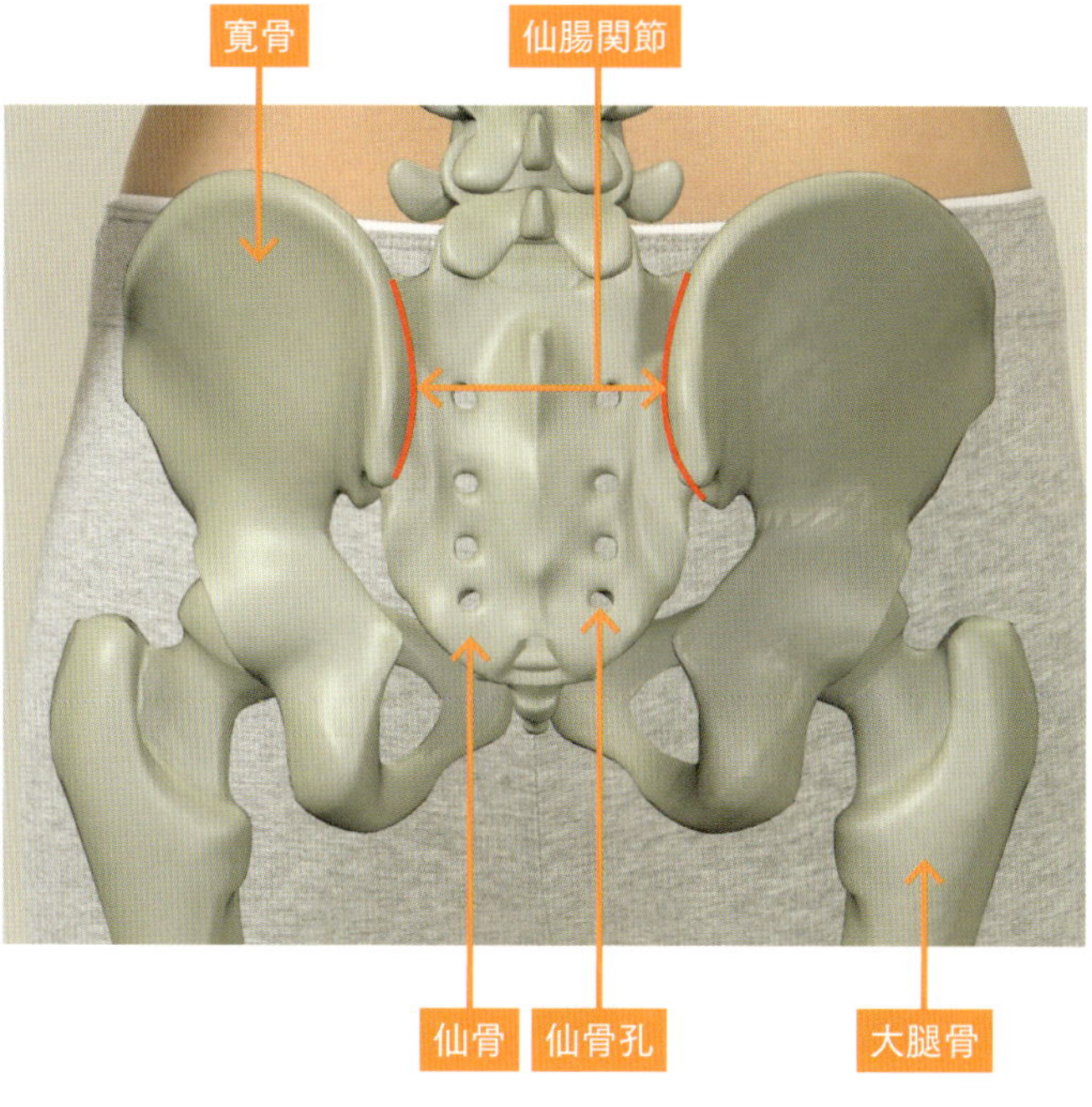

背骨コンディショニングの基本

人間の機能は神経網によってコントロール

すべての人間の機能をコントロールするのが神経系です。神経系は脳と脊髄《せきずい》からなる**中枢神経**《ちゅうすうしんけい》と、全身に分布する**末梢**《まっしょう》**神経**《しんけい》のふたつに分けられます。中枢神経は全身から集まってくる情報を集約、分析して運動の指令や内臓機能を調節するための発信をして末梢神経に届けます。

末梢神経は、皮膚や内臓、目や耳で感じた情報を中枢神経に送ったり、その中枢神経から送られてきた指令を全身に届ける役割を果たします。

さらに、末梢神経は**体性神経**（感覚・運動神経）と**自律神経**に大別され、自律神経は**交感神経**と**副交感神経**からなります。

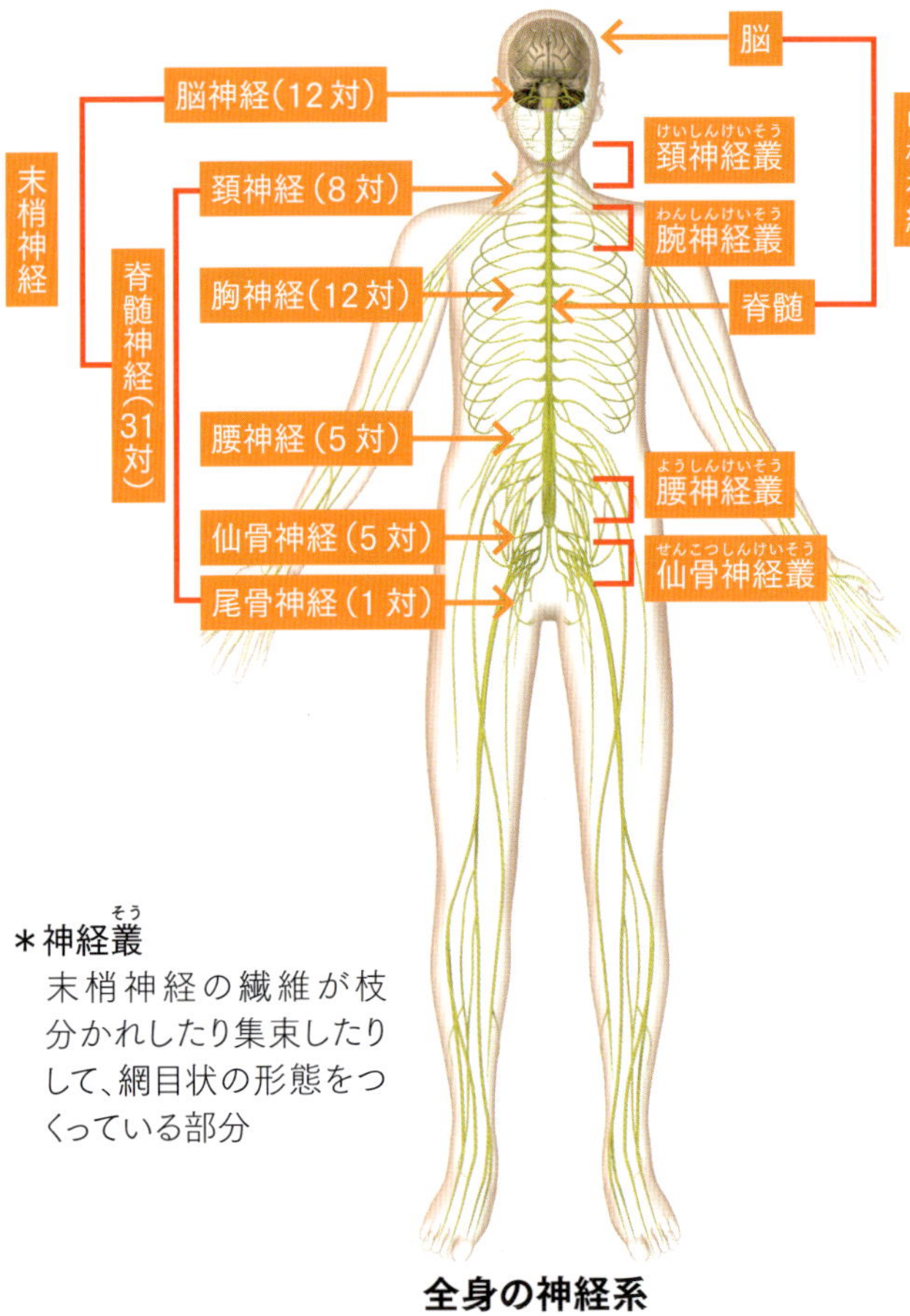

＊神経叢《そう》
末梢神経の繊維が枝分かれしたり集束したりして、網目状の形態をつくっている部分

全身の神経系

背骨コンディショニングの基本

脳から出入りしている12対の末梢神経

脳神経の多くは脳幹に出入りして、それぞれが頭頸部の感覚器や骨格筋に分布します。一部は大脳や胸部なども分布し特定の機能をつかさどります。

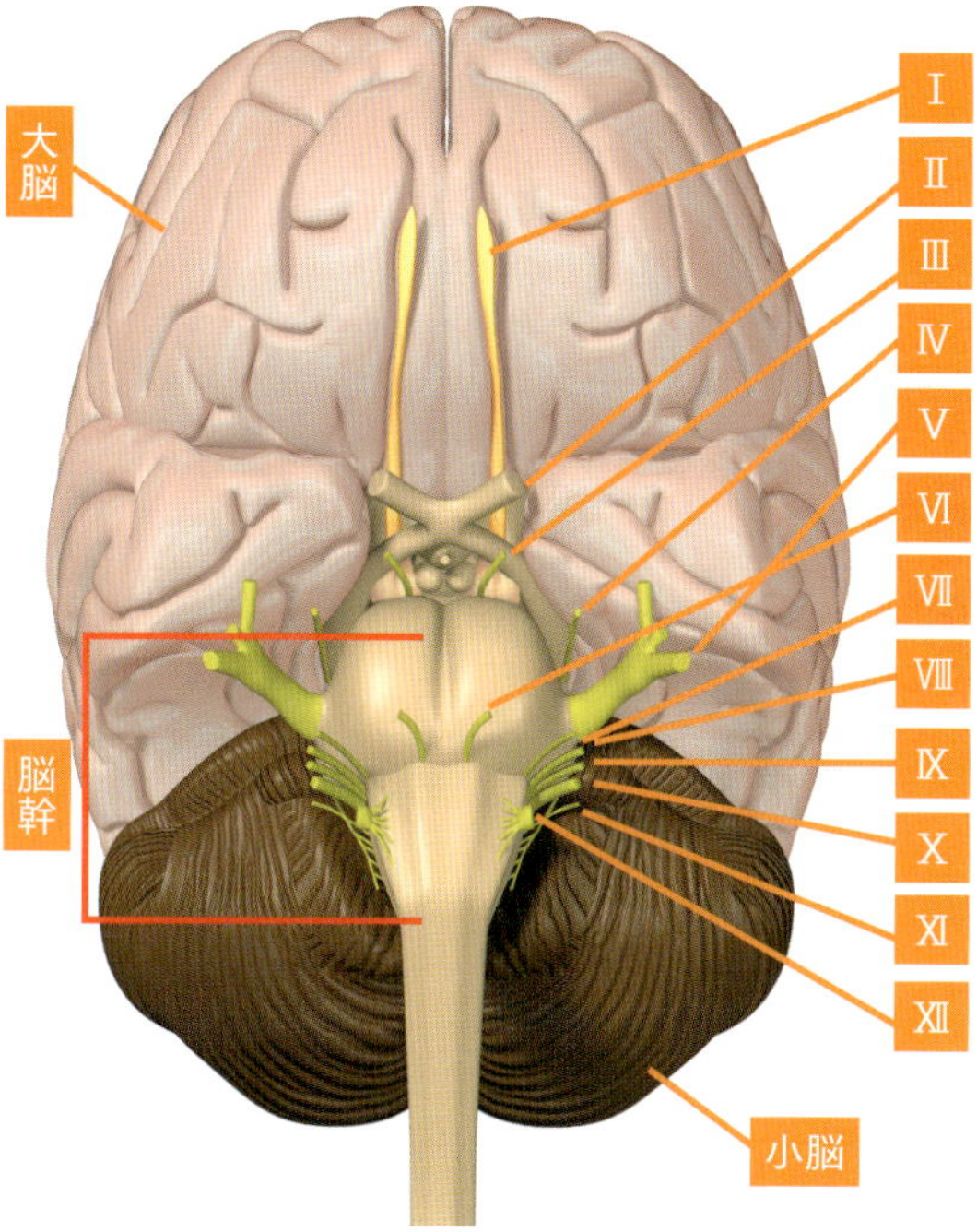

番号	名称・分類	役割
Ⅰ	嗅神経（知覚神経）	嗅覚
Ⅱ	視神経（知覚神経）	視覚
Ⅲ	動眼神経（運動神経・副交感神経）	眼球運動
Ⅳ	滑車神経（運動神経）	眼球運動（上斜筋）
Ⅴ	三叉神経（運動神経・知覚神経）	顔面・鼻・口・歯の知覚、咀嚼運動
Ⅵ	外転神経（運動神経）	眼球の運動（外直筋）
Ⅶ	顔面神経（運動神経・知覚神経・副交感神経）	表情筋の運動、舌の味覚、涙腺・唾液の分泌
Ⅷ	内耳神経（知覚神経）	聴覚・平衡感覚
Ⅸ	舌咽神経（運動神経・知覚神経・副交感神経）	舌の知覚・味覚、唾液線の分泌
Ⅹ	迷走神経（運動神経・知覚神経・副交感神経）	頭部・頚部・胸部・腹部（骨盤を除く）の内臓の知覚・運動・分泌
Ⅺ	副神経（副神経）	胸鎖乳突筋・僧帽筋の運動
Ⅻ	舌下神経（運動神経）	舌筋の運動

＊上記の神経は固有名称のほかに頭側につけられたローマ数字で表すことが多い。

背骨コンディショニングの基本

腕《わん》神《しん》経《けい》叢《そう》の走行

腕神経叢は頸部から出る第5～8頸神経、鎖骨、腋窩《えきか》部《ぶ》を通って上腕・前腕・手へ下行する第1胸神経の前枝からなります。前方の神経束は**筋皮神経**《きんぴしんけい》、**正中神経**《せいちゅうしんけい》、**尺骨神経**《しゃくこつしんけい》になり、後方の神経束は**橈骨神経**《とうこつしんけい》となり上肢全体に広がります。肩の運動から指の屈曲までそれぞれの神経が働きます。

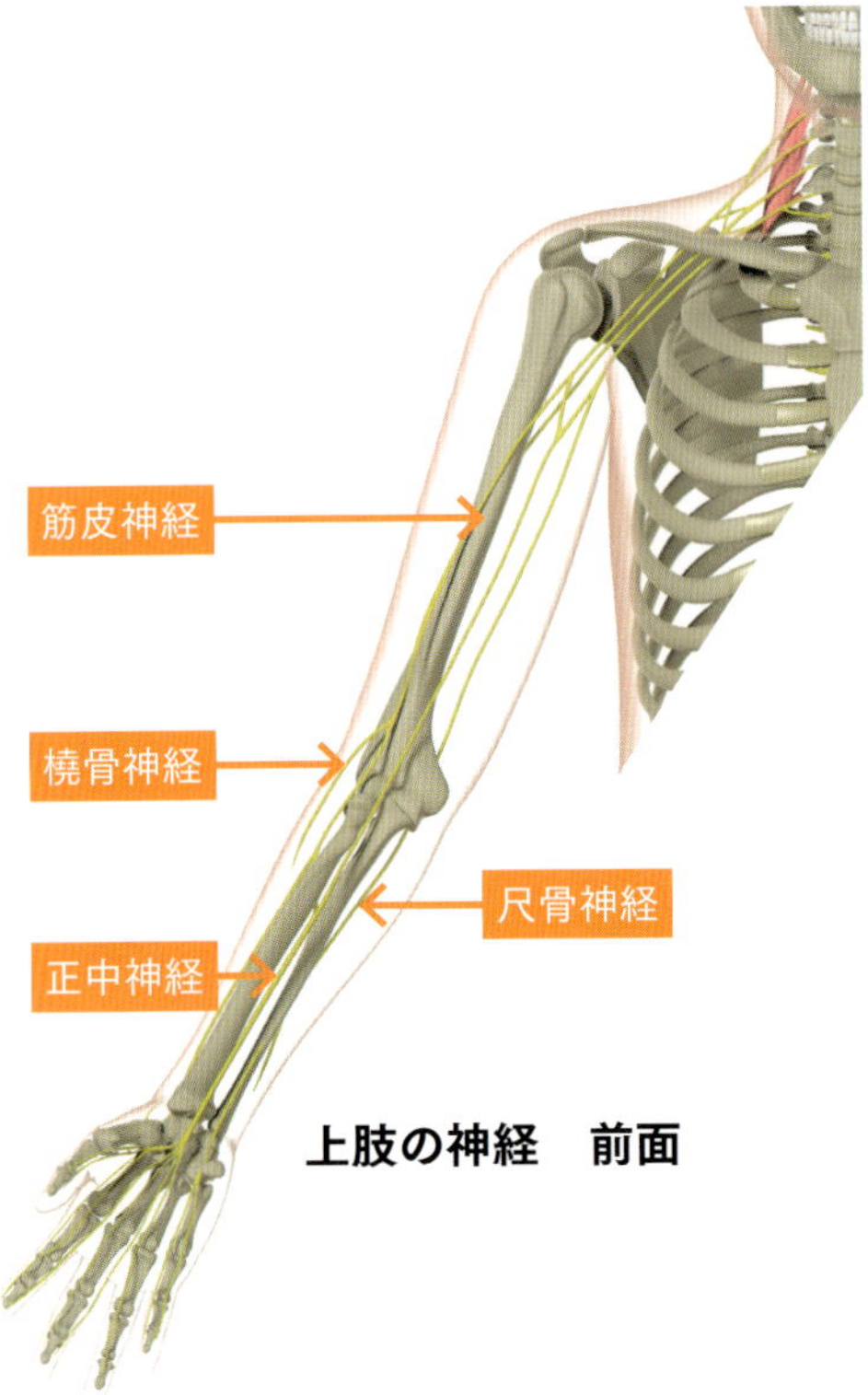

上肢の神経　前面

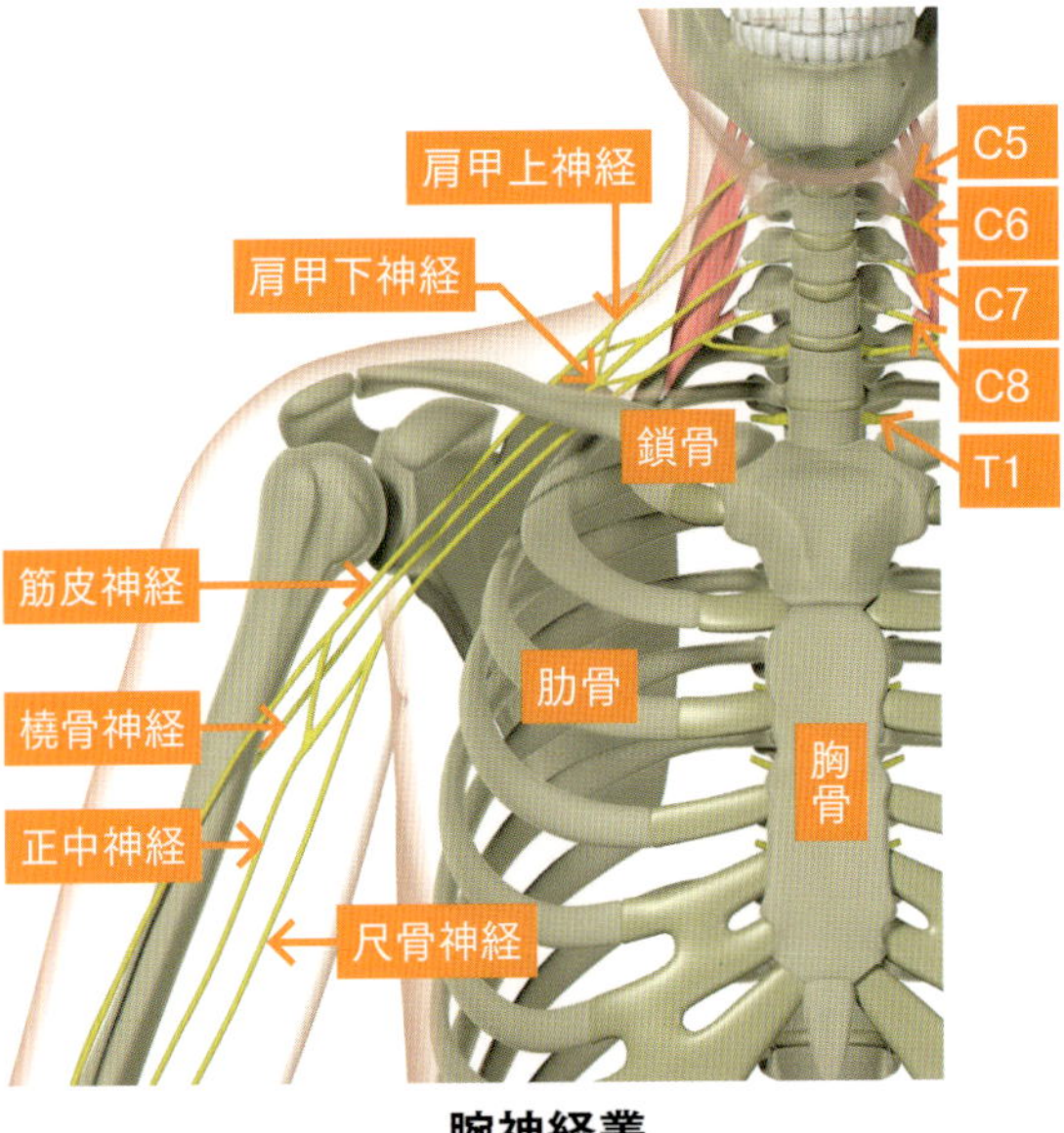

腕神経叢

背骨コンディショニングの基本

腰《よう》神《しん》経《けい》叢《そう》と仙骨神経叢の走行

腰神経叢は脊髄神経から分岐して下肢に下行する神経叢です。第12胸神経から第4腰神経の5本の前枝がつながって骨盤の前方についています。腰神経叢の最大の枝である大腿神経はそけい部の前面を通って大腿四頭筋などの前面に分布します。

仙骨神経叢からは全身でもっとも長く、太い**坐《ざ》骨《こつ》神経《しんけい》**が出て、膝の高さで脛骨神経と総腓骨神経に分かれます。

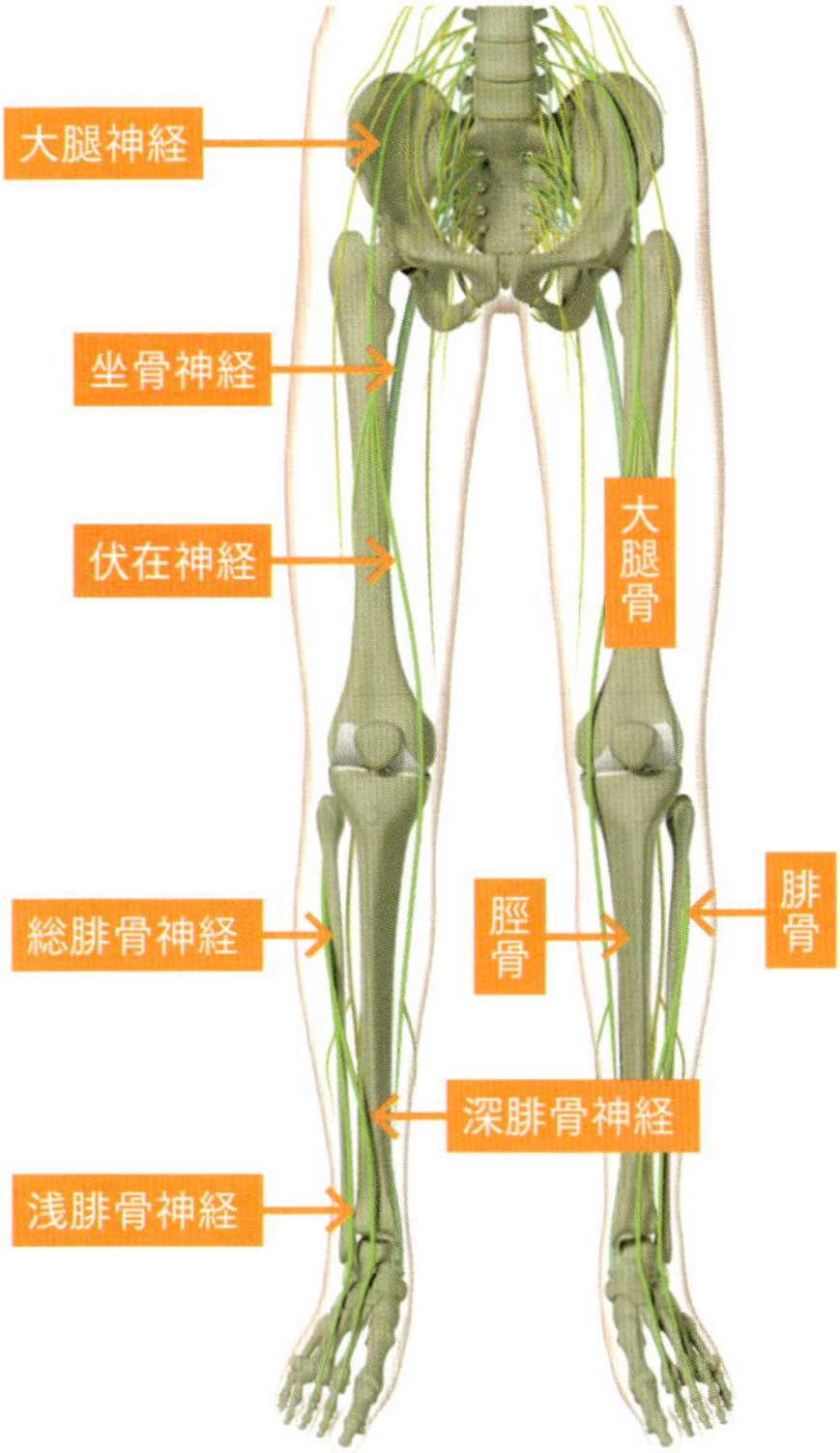

下肢の神経 前面

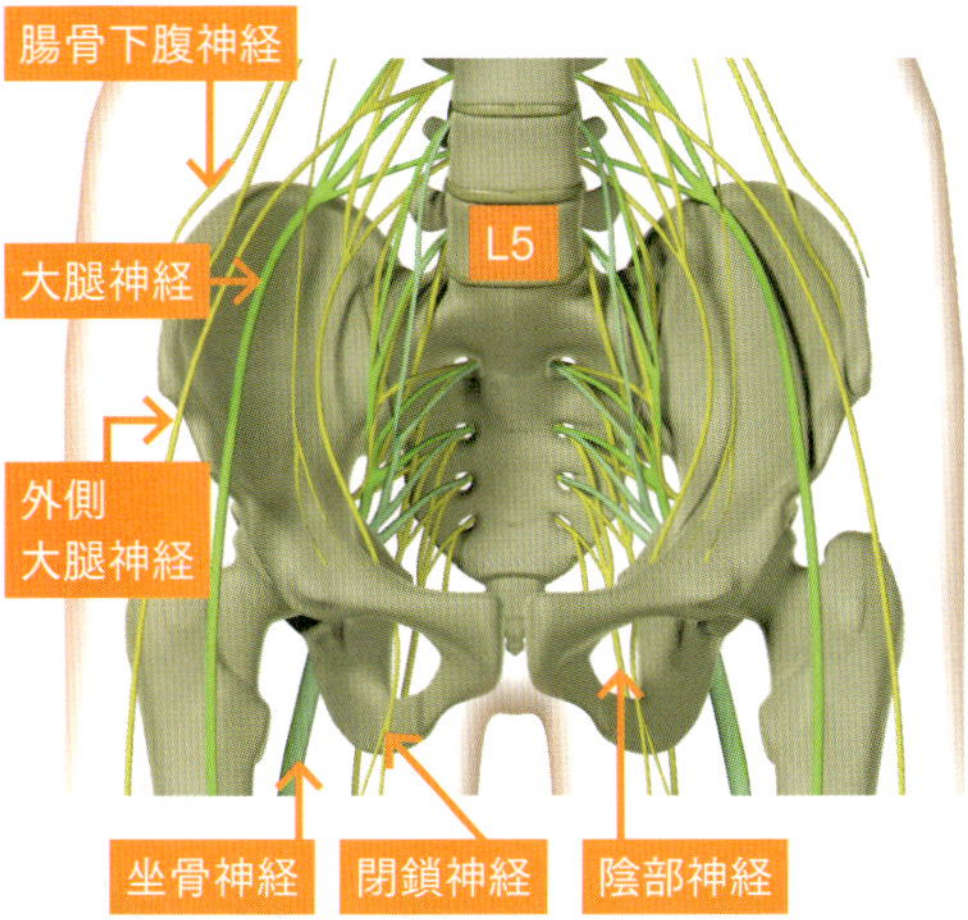

腰・仙骨神経叢

背骨
コンディショニング
独自理論

仙腸関節が数センチずれる

仙腸関節可動理論と代償《だいしょう》姿勢《しせい》

仙骨は上半身と下半身をつなぐ唯一の骨であり、上半身の土台となって身体を支えます。そのため仙骨と腸骨をつなぐ仙腸関節の靭帯《じんたい》は非常に強力で、長い間、仙骨はほとんど動かないと思われていました。しかし、実際にさまざまな症状を抱える人たちの仙骨を観察すると、**動かないはずの仙骨が数センチもずれている人がいることがわかったのです。これが背骨コンディショニングの基本となる「仙腸関節可動理論」**です。

仙腸関節が大きく動けば、間の仙骨も大きくずれます。仙骨がずれれば、その上に乗っている腰椎や胸椎、頸椎もゆがんできます。仙骨が後ろにずれる**後方変位**（仙腸関節の構造上、仙骨が自然に前にずれることはありません）と、腰椎の前弯が小さくなり、胸椎は後弯《こうわん》がキツくなります。すると、バランスをとるために頭が前に出て、いわゆる「**猫背**《ねこぜ》」の姿勢になって、その結果頸椎の1・7番が後ろにずれます。

さらに、胸肋《きょうろく》関節（胸骨と肋骨の関節）、胸鎖《きょうさ》関節（胸骨と鎖骨の関節）、肩甲上腕関節（肩甲骨と上腕骨の関節）が**内旋**《ないせん》（内側にずれる）、重心が前に出る仙骨の「※**代償姿勢**」となり、重心を支えようとして仙骨が後ろにずれる悪循環を招くのです。

また、仙骨は左右に傾く**斜転**《しゃてん》（20ページ参照）をします。たとえば、仙骨が後ろから見て右に傾くと腰椎が右に曲がる（側弯《そくわん》）となり、その上の胸椎は左に曲がってバランスをとろうとします。そのため、ひどいときはS字のようになってしまいます。さらに、代償姿勢はどちらか一方とは限りません。後ろへのずれと左右のずれが重なることもあります。仙骨のゆがみが腰の部分に限らないのは、こうした代償姿勢を生じさせるためなのです。

ゆがんだ背骨

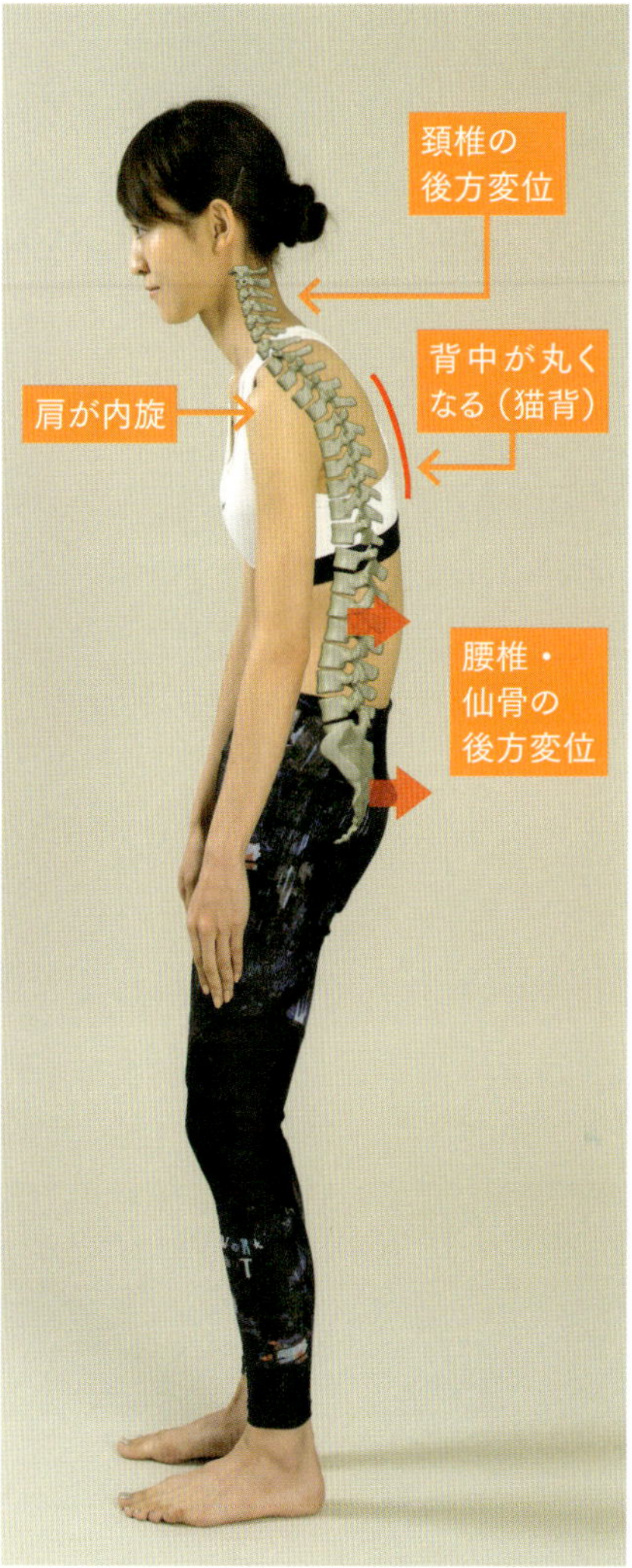
頚椎の
後方変位
背中が丸く
なる（猫背）
肩が内旋
腰椎・
仙骨の
後方変位

正しい背骨の弯曲

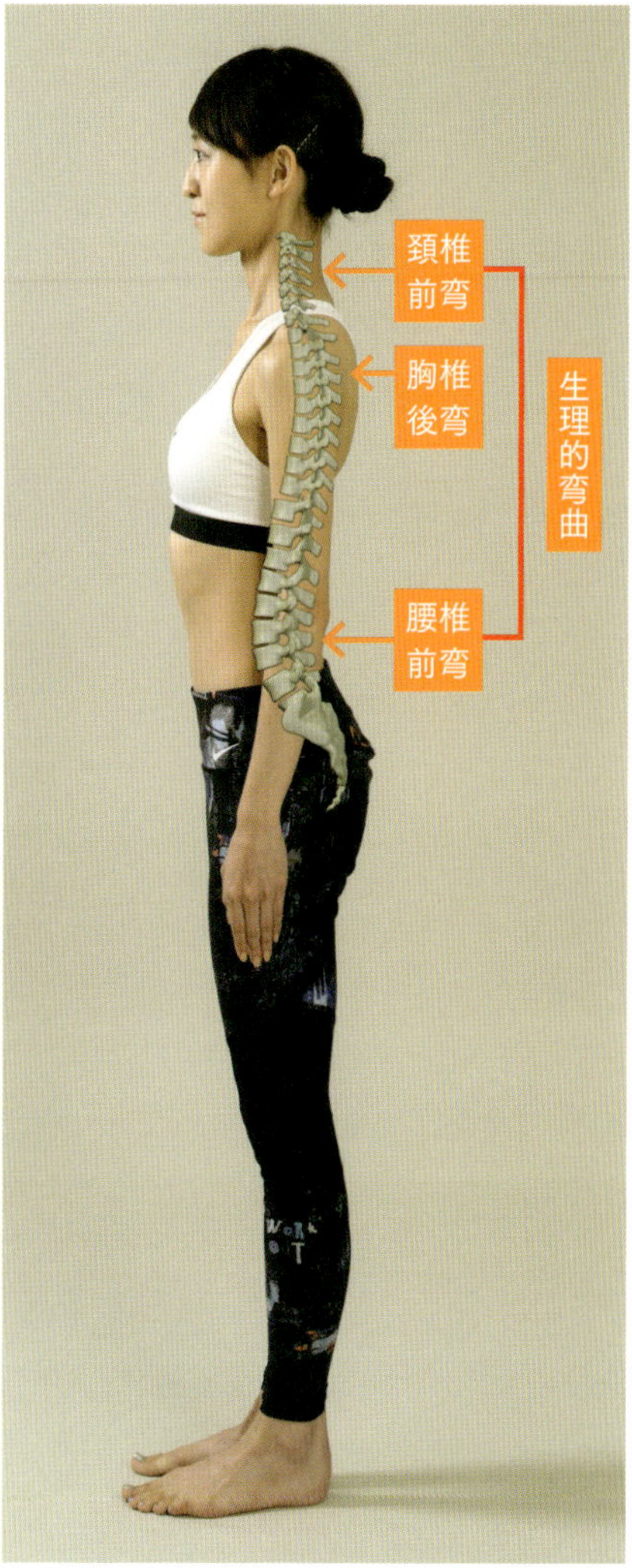

※代償姿勢：仙骨がずれることで、ほかの部位がゆがんでしまうことを、仙骨の代償姿勢といいます。

背骨コンディショニング独自理論

神経が引っ張られる
神経牽引理論《しんけいけんいんりろん》と神経の伝導異常《でんどういじょう》

仙骨のゆがみがもたらす問題は、骨のゆがみだけではありません。背骨の中には、脳とつながる脊髄《せきずい》が通り、脊髄から枝分かれした神経が椎骨の間から出て分岐《ぶんき》したり、交感神経と連絡する神経（交通枝）でつながったりしながら、全身へ伸びています。これらの神経は、背骨がずれることで引っ張られて過緊張状態になります。

現代医学では前述のとおり、ヘルニアや狭窄症などの症状は神経の圧迫によるものとしていますが、**背骨コンディショニングでは、神経が引っ張られて伝導異常を起こしてさまざまな症状を起こすと考えています**。つまり、さまざまな痛みや症状の原因は、神経の伝導異常を起こしたことにある、というのが「**神経牽引理論**」です。

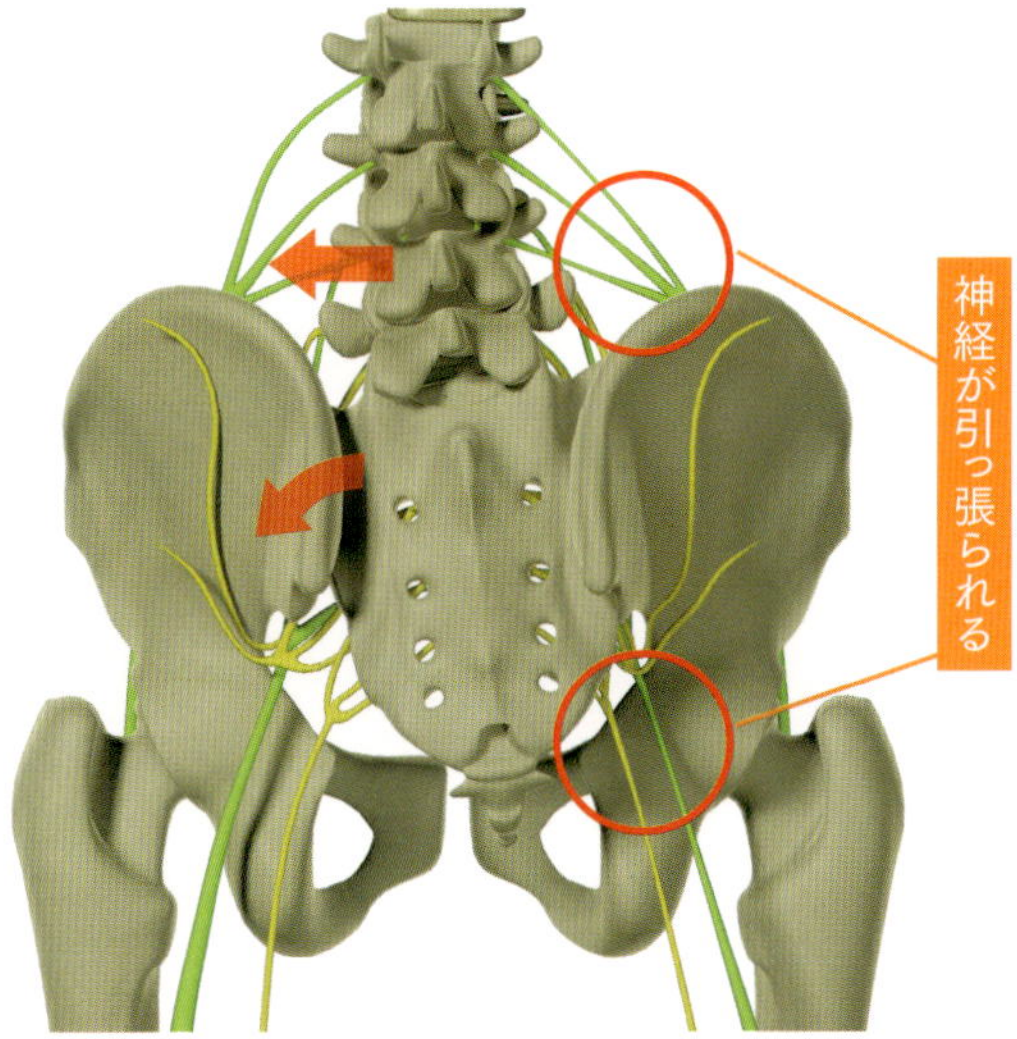

左に仙骨が傾き、右の神経が引っ張られ（神経牽引）、右側の腰から足先に痛みやしびれなどの症状が出ます。

仙骨の斜転（後面）

背骨コンディショニング独自理論

背骨コンディショニングの3要素 〝ゆるめる・矯正する・筋力を向上する〟

背骨コンディショニングでは、3つの要素を使って神経の伝導異常によって生じた症状の改善をめざします。

現代医学では、背骨のゆがみに対して身体にどういう症状が起きているか、その出処《しゅっしょ》までは調べません。そこで、手術をしても元の原因が根治していないので再発の可能性があります。背骨コンディショニングでは、

①ゆるめる
②矯正する
③筋力を向上する

という3要素の運動を通じて、治りづらかった症状の根治をめざします。

3つの中でも皆さんに注意していただきたいのは③の筋力向上トレーニングです。なぜ背骨がずれるかというと、多くは自分の体重や日常生活の動作や運動に耐えるだけの筋力が無いからです。また、せっかくゆがみをゆるめて矯正しても、筋力がなければ、またすぐに骨はゆがんでしまうからです。

「筋トレ」というと、それだけで苦手意識をもってしまう人も多いようですが、背骨コンディショニングでは、簡単で、かつ必要な筋肉に働きかけるトレーニングを紹介しています。背骨を正しい状態に保つためにも、週に2回の筋力アップトレーニングを心がけてください。ゆるめて矯正して、これ以上悪くならないようにして、筋肉がつくのを待つ、これに尽きます。

①ゆるめる

● ROM運動®

背骨のゆがみによって固まった関節の可動域を広げ、神経をゆるめます。

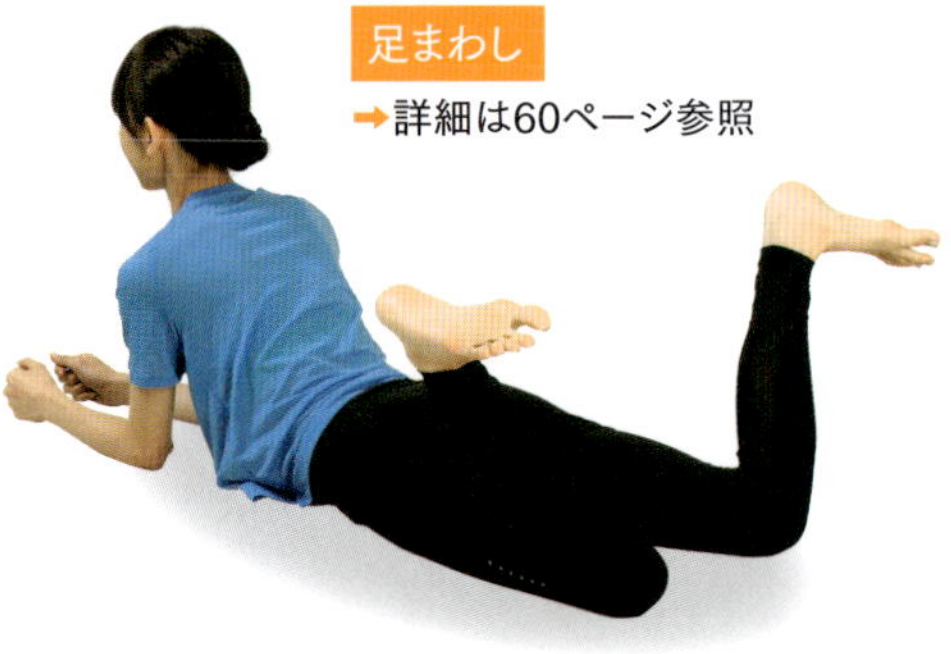

代表例

足まわし

➡詳細は60ページ参照

● 神経ストレッチ®

神経を意識して伸ばすことで、神経の伝導異常を改善します。

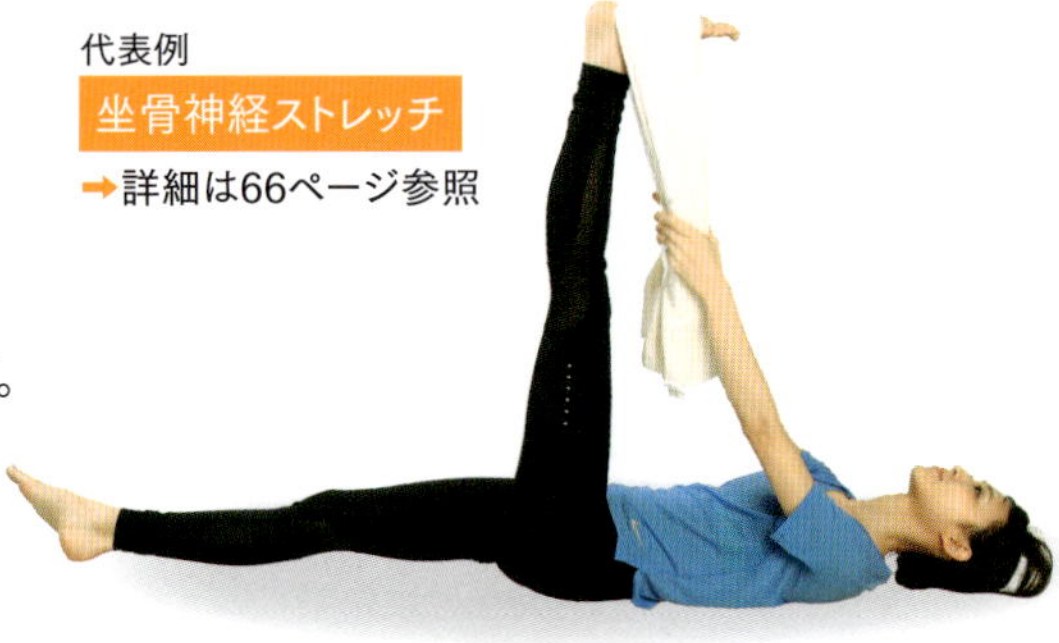

代表例

坐骨神経ストレッチ

➡詳細は66ページ参照

②矯正する

ゆがんだ背骨や関節を正しい位置に戻します。

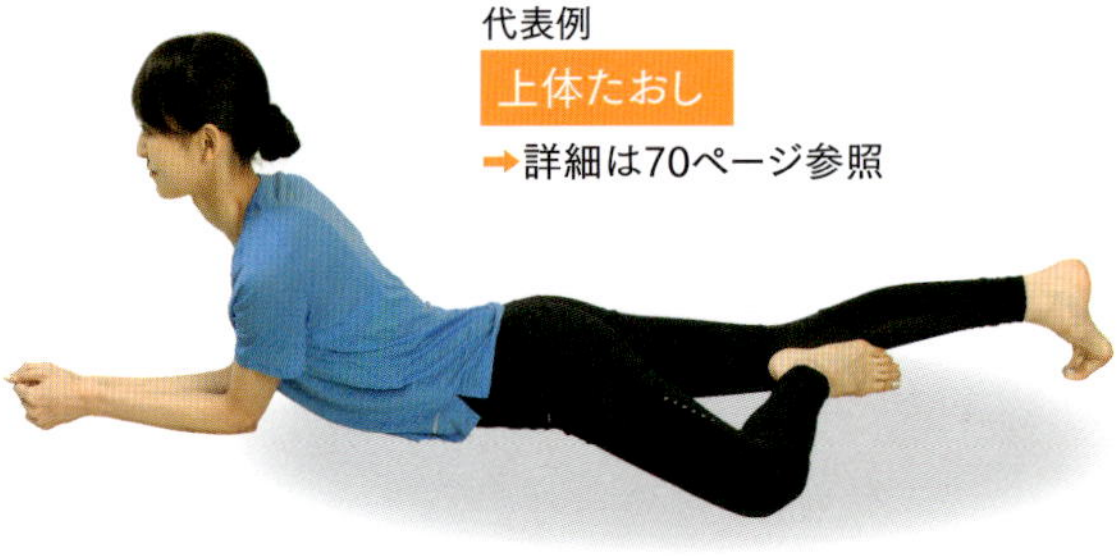

代表例

上体たおし

➡詳細は70ページ参照

③筋力を向上する

骨を支える筋肉を鍛え、骨格がゆがまないように安定させます。

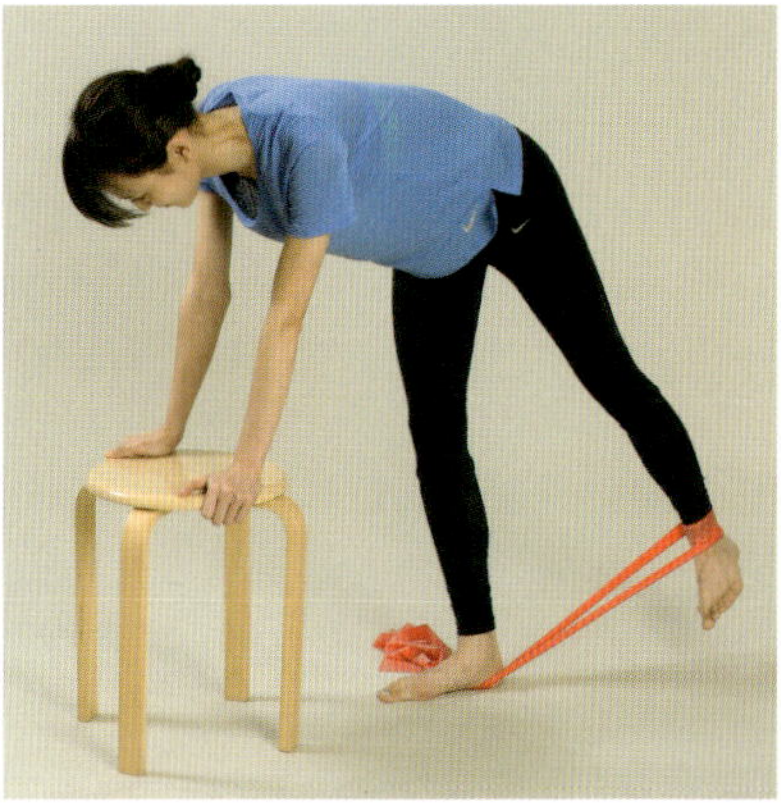

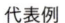

代表例

バックキック

➡詳細は74ページ参照

第1章

カラダをチェックし、ゆがみを発見する

身体部位の配列
チェック

身体のゆがみをチェックする

立ち姿を正面・後ろ・横から見て、身体全体の骨のゆがみをチェックします。

正しい姿勢〈正面〉

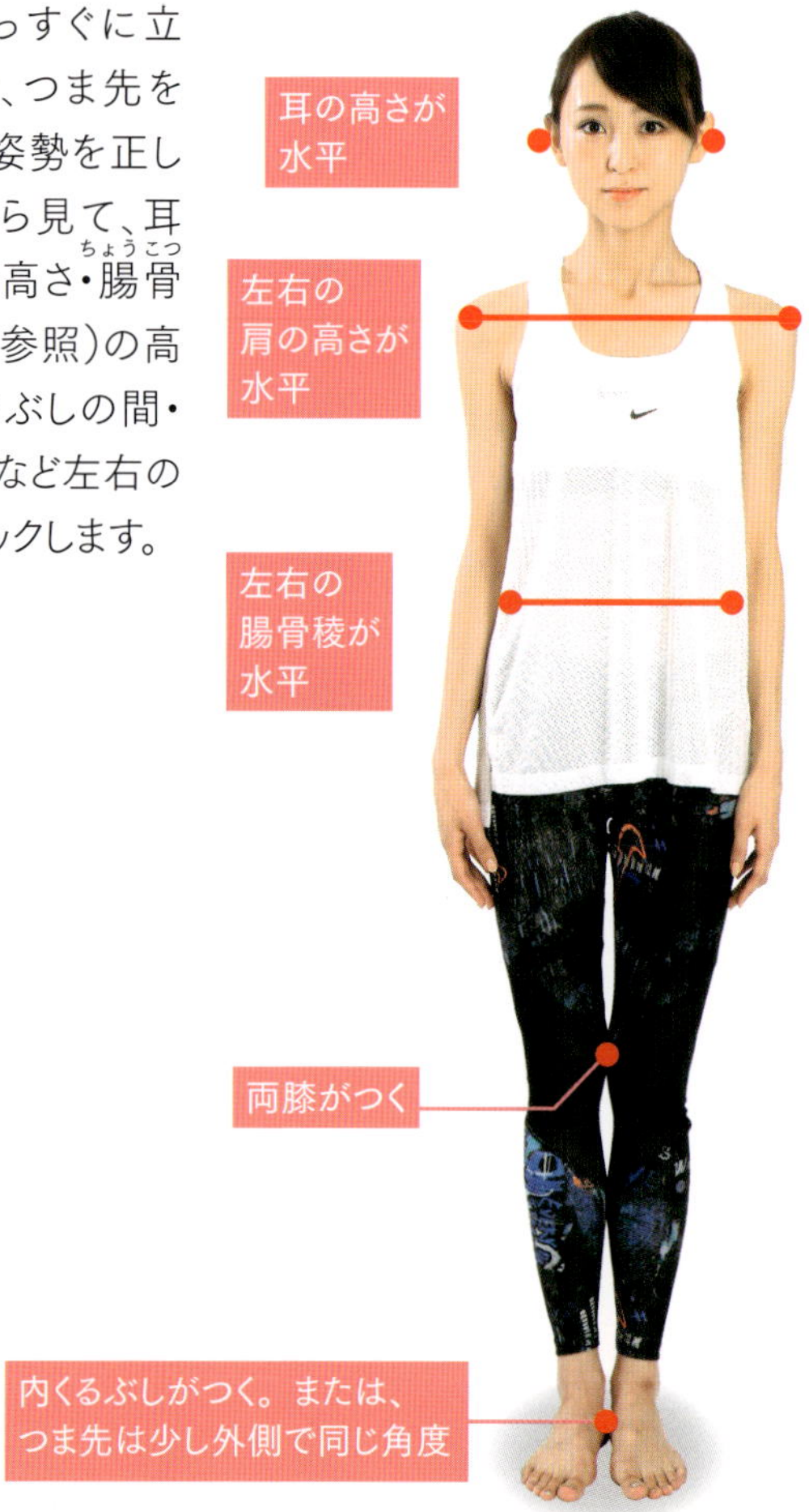
耳の高さが水平
左右の肩の高さが水平
左右の腸骨稜が水平
両膝がつく
内くるぶしがつく。または、つま先は少し外側で同じ角度

チェック方法

前を見て真っすぐに立ち、踵《かかと》をつけ、つま先を少し広げて、姿勢を正します。前後から見て、耳の位置・肩の高さ・腸骨《ちょうこつ》稜《りょう》（43ページ参照）の高さ・膝と内くるぶしの間・つま先の向きなど左右の傾き差をチェックします。

左右差がある場合

身体の中心となる仙骨が斜転（左右に傾く）し、その上の背骨が代償姿勢をとり背骨全体がゆがんだと考えられます。仙骨が斜転すると、その上にある背骨だけでなく、さまざまな関節にもゆがみが生じます。

膝・内くるぶしがつかない場合

大殿筋が弱く大腿骨が外側方向に亜脱臼すると膝がつきません。また内旋しているとくるぶしがつきません。

チェック方法

横から見て、耳介点・肩峰点・大転子点・膝蓋点・外果点が垂直に並んでいるかをチェックします。

正しい姿勢〈横〉

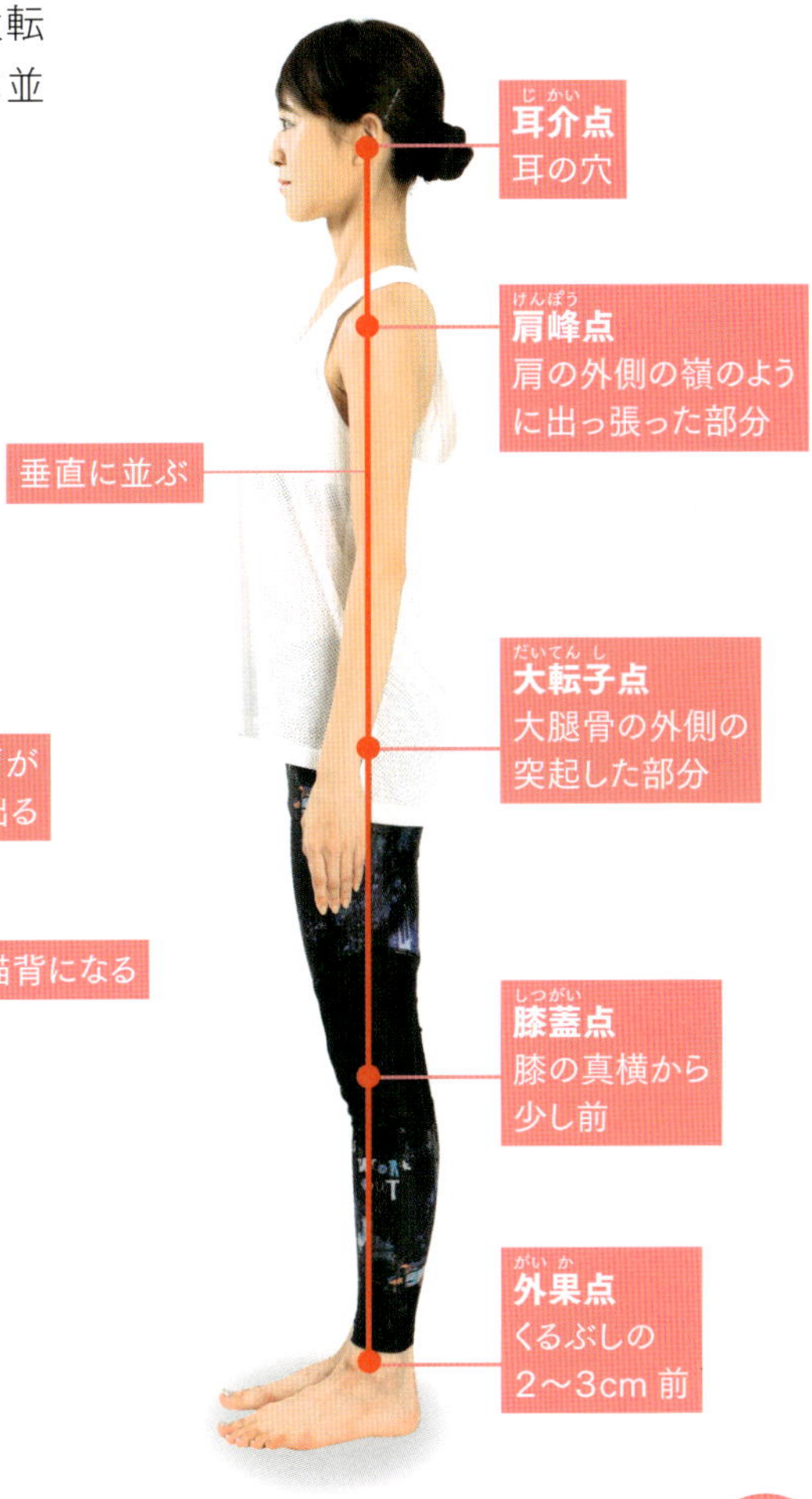

仙骨や背骨のゆがみがあると

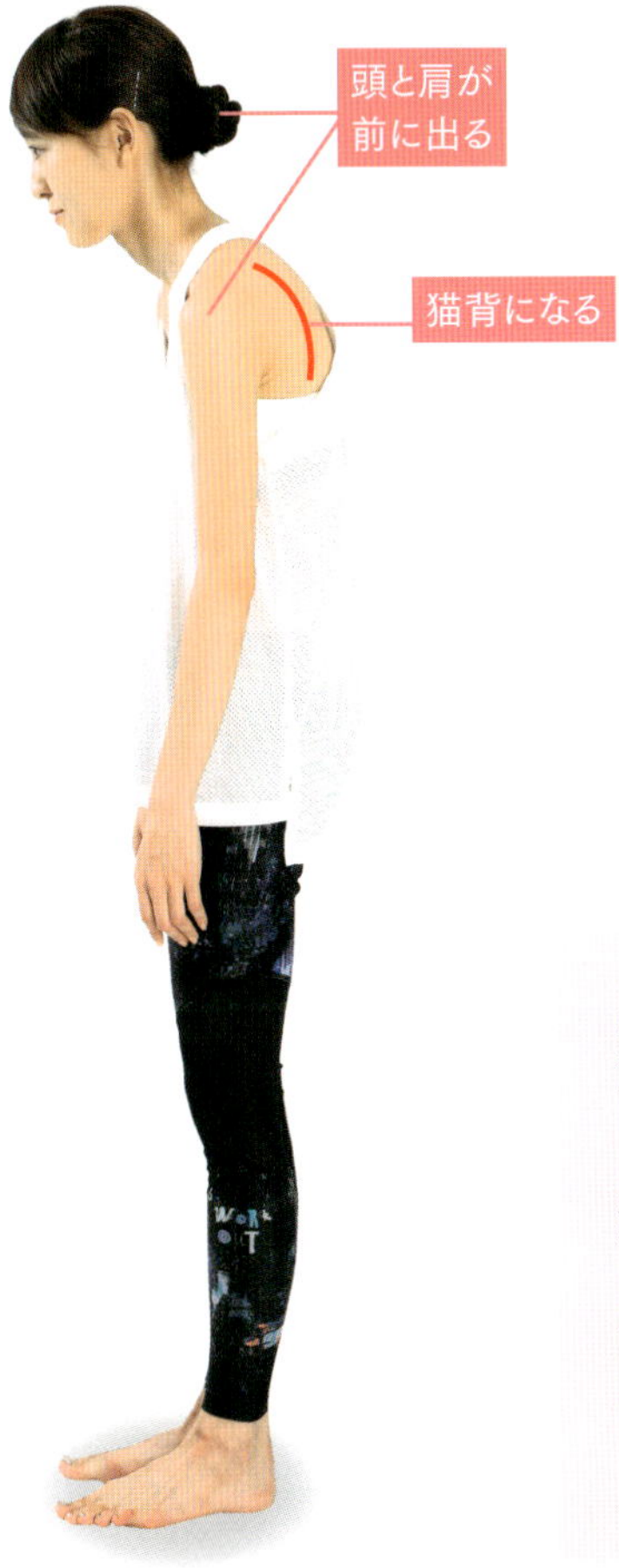

点の位置がずれている場合

正常な背骨は腰椎が前弯（前に出ている）し、胸椎は後弯、頸椎は前弯してバランスをとっています。仙骨が後方にずれると腰椎の前弯がなくなり、その代償で頭蓋骨が前にずれて背中が丸くなり、肩の巻き込みが強くなるなど、さまざまな関節にも影響を与えます。

ゆがみやすい頸椎の変形は多くの症状の原因となる

7つの頸椎の中でも1番上に位置する頸椎1番とその下の2番の腹側には、脳から出た脳神経が集中しています。そのうえ、5～7kgもあるといわれる重い頭を支えながら左右上下さまざまな方向に運動させるため、1及び2番は非常にゆがみやすいのが特徴です。

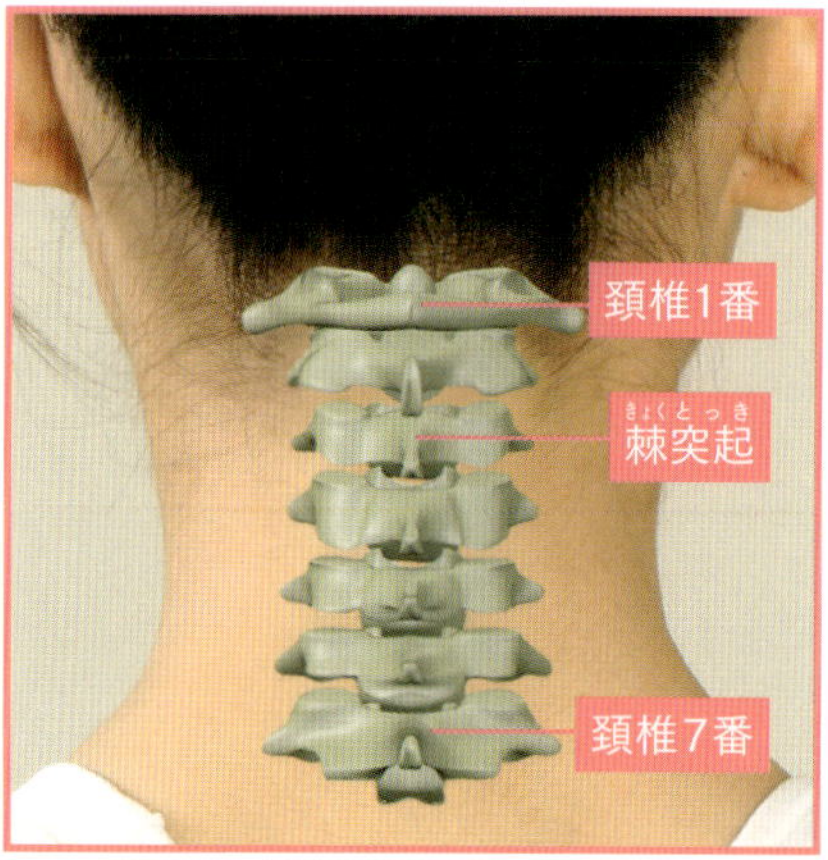

頸椎1番および頸椎2番がずれると神経が脳幹ごと引っ張られ、その先の器官でさまざまな症状が起こります。頭痛やめまいなど、頭や顔の症状のほか、自律神経失調症や不眠をはじめ、原因不明の不調の多くが、この部分のゆがみを矯正することで改善します。

また腕神経叢から出る神経は上肢に向かい、手指のしびれを起こすこともあります。

頸椎のゆがみからくる主な症状

椎骨	主に関係する神経	関連する器官・部位	考えられる主な症状
頸椎1～2	Ⅱ～Ⅻ脳神経（15ページを参照）	目、涙腺、舌、喉など目から腸までのあらゆる内臓器官	目の疲れ、ドライアイ、血圧の異常、不整脈、不眠、偏頭痛、自律神経失調症、メニエール病、めまい、耳鳴り、難聴、顔面神経痛、味覚異常、唾液分泌異常、顎関節症、歯痛、甲状腺異常、三叉神経痛、首のこり・痛み、肩こり、親指・人差し指のしびれ、てんかん
頸椎1～3	正中神経	首、肩、腕、親指・人差し指	
頸椎4～6	橈骨神経	首、肩、腕、中指	肩こり、腱鞘炎、中指のしびれ
頸椎7・胸椎1～3	尺骨神経	首、肩、腕、小指・薬指	多汗症、小指・薬指のしびれ、鎖骨の痛み、自律神経失調症、呼吸障害

※解剖学と実際に矯正する箇所で相違があるところがあります。

頭・首・手指
のチェック

頭《ず》蓋《がい》骨《こつ》と首のつけ根に段差がない

頭と首のつけ根の段差によって、頸椎1番が後ろにずれていないかチェックします。

ゆがみの部位
頸椎1番

チェック方法

首の後ろ、頭蓋骨と首のつけ根を指で触り、段差を確認します。頭蓋骨と脊椎をつなぐ頸椎1番（環椎）の間には、通常1cmくらいの段差があり、段差がない場合は頸椎1番が後ろにずれています（後方変位）。

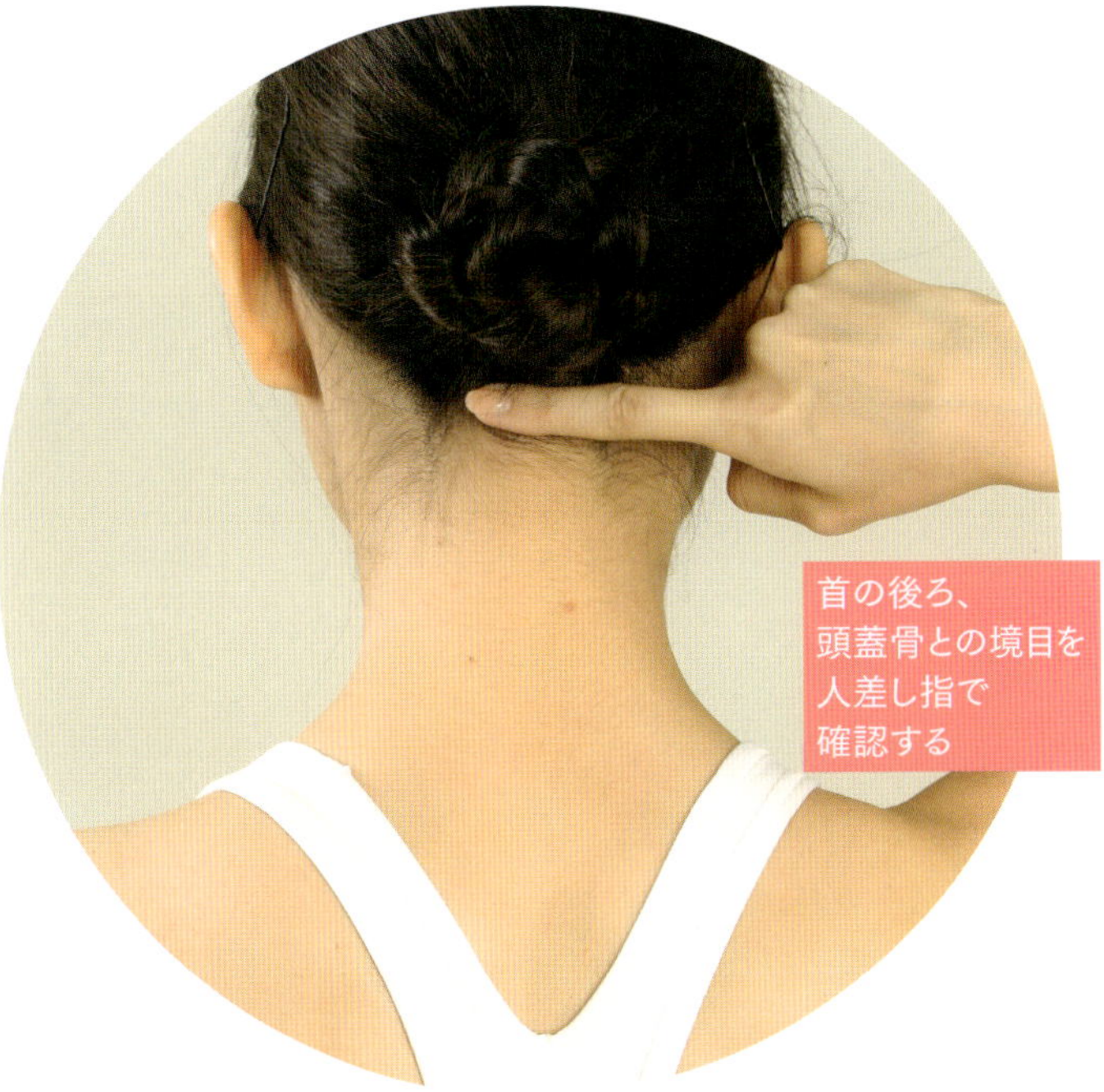
首の後ろ、
頭蓋骨との境目を
人差し指で
確認する

頭蓋骨と首のつけ根に段差がない場合

段差がない人は、仙骨の代償姿勢のために頭が前に出てしまい、それを支えようとして頸椎1番が後方にずれています（25ページ参照）。頸椎1番がずれると、脳幹から脳ごと引っ張られて頭痛やめまい、耳鳴り、目の症状など、さまざまな症状を引き起こします。

ただし、頸椎のずれによる脳神経の伝導異常の場合、症状がさまざまで一定のパターンがないこともあります。

頭・首・手指
のチェック

首の横を押す

首の痛みや張りの有無で、頸椎のゆがみを知ることができます。

ゆがみの部位
**頸椎
4～6番**

チェック方法

首の側面に指をあて、指の位置を少しずつ変えて押します。指をぐりぐりと動かしながら、痛みや張りがないか確認しましょう。首の左右両面をチェックします。

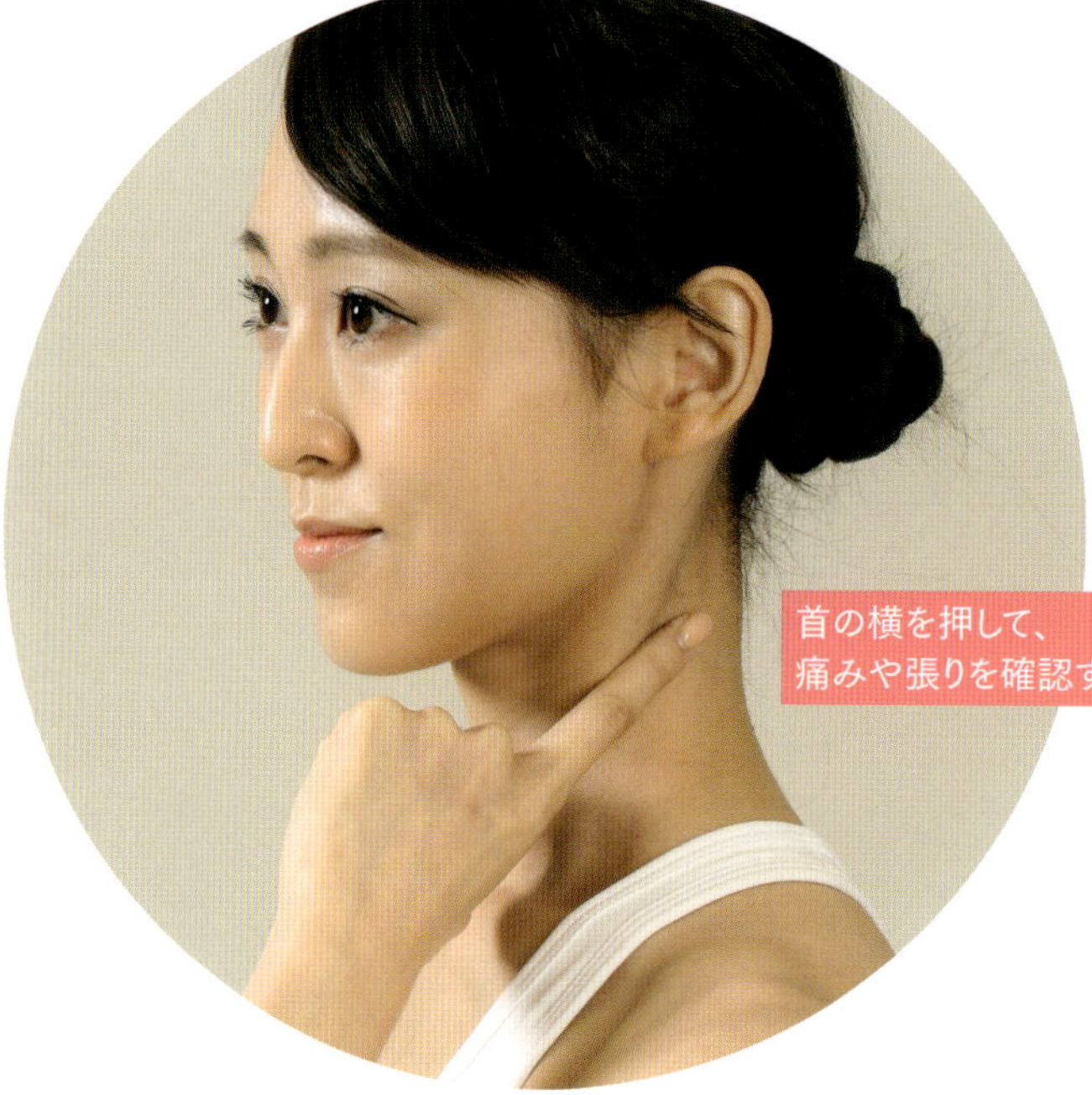

首の横を押して、
痛みや張りを確認する

痛みや張りがある場合

頸椎4～6番にゆがみがあり、橈骨神経の伝導異常を起こしていると考えられます。

頸椎のゆがみは首の痛みやこりなどの原因となるほか、肩・腕、指では親指・人差し指・中指がしびれ、手の甲や指を反らせる背屈《はいくつ》がしにくくなるという症状が現れることもあります。

橈骨神経とは

腕神経叢から出て、手関節へ達する神経。前腕部(肩から肘まで)は後ろ側を通り、前腕外側から橈骨に沿って親指や人差し指・中指にいたります(16ページ参照)。

頭・首・手指のチェック

首を左右に振り向く

振り向いたときの痛みの有無や可動域の広さから、頸椎のゆがみをチェックします。

ゆがみの部位
頸椎1～3番

チェック方法

あごの高さを水平に保ったまま、首をねじるように左右に振り向きます。振り向くときは上体を正面に向けたまま、肩を回さないように注意しましょう。

左に振り向く

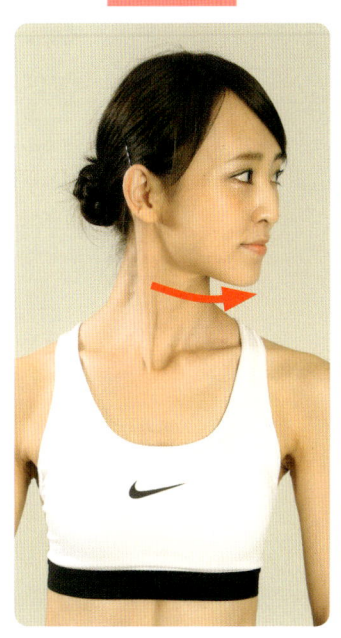

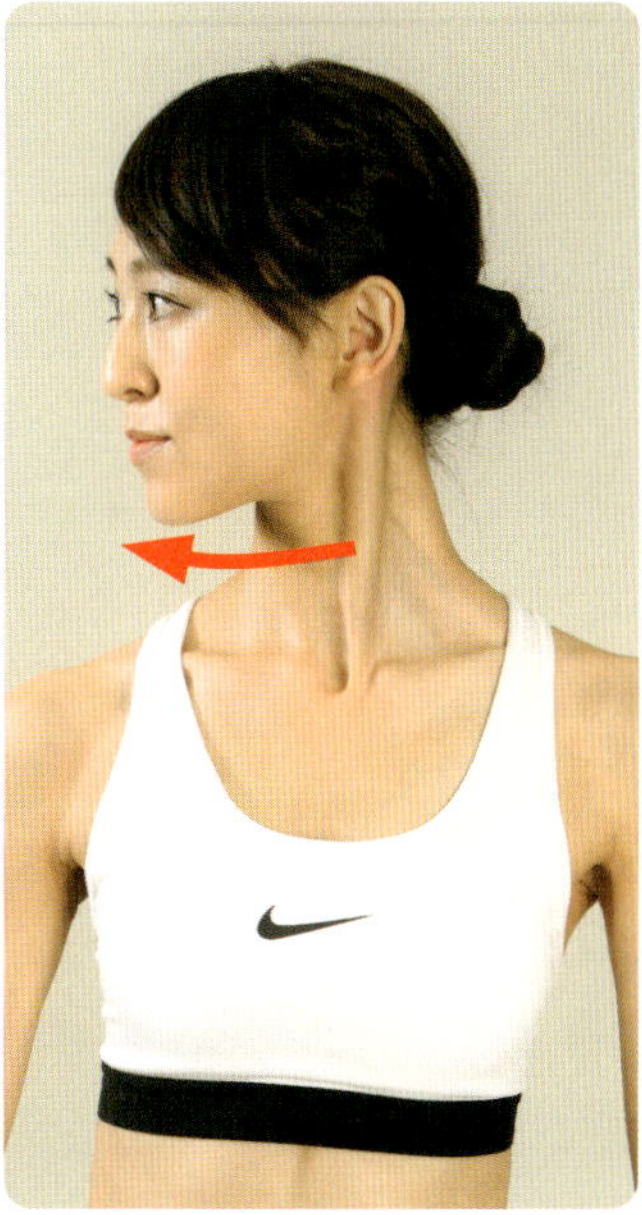
右に振り向く

左右に90度まで振り向けない場合

左右とも90度まで振り向くことができなかったり、向きやすい方向に捻転《ねんてん》（33ページ参照）しています。痛みがある場合は、頸椎1～3番にゆがみがあります。正中神経の伝導異常を起こしていると考えられます。また、頭や腕、手指、とくに親指・人差し指・中指・薬指にも症状が現れることがあります。

ただし、解剖学と実際の動作で相違するところがあります。

正中神経とは

腕神経叢から出て、上腕・前腕の内側を通って手関節部にいたり、手根管を経て手掌に達する神経です（16ページ参照）。

頭・首・手指のチェック

首を左右に倒す

痛みの有無や可動域の広さから、頸椎（とくに4～6番）のゆがみをチェックします。

ゆがみの部位

頸椎4～6番

チェック方法

顔を前に向けたまま、首をかしげるように横に倒します。

首を左に倒す

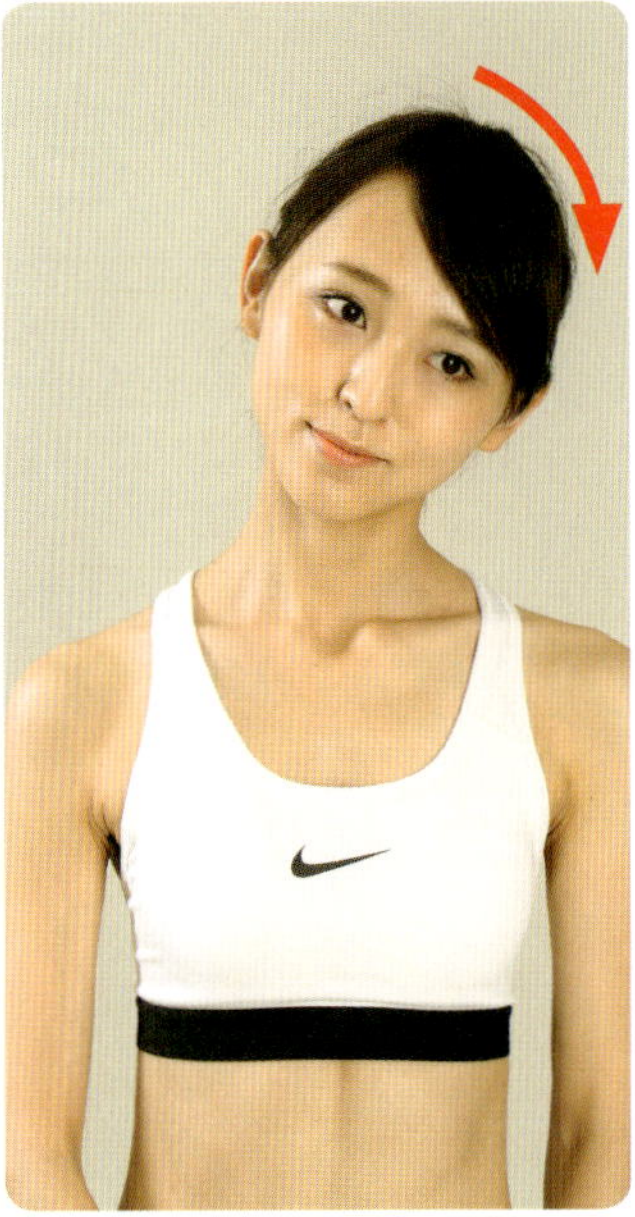

首を右に倒す

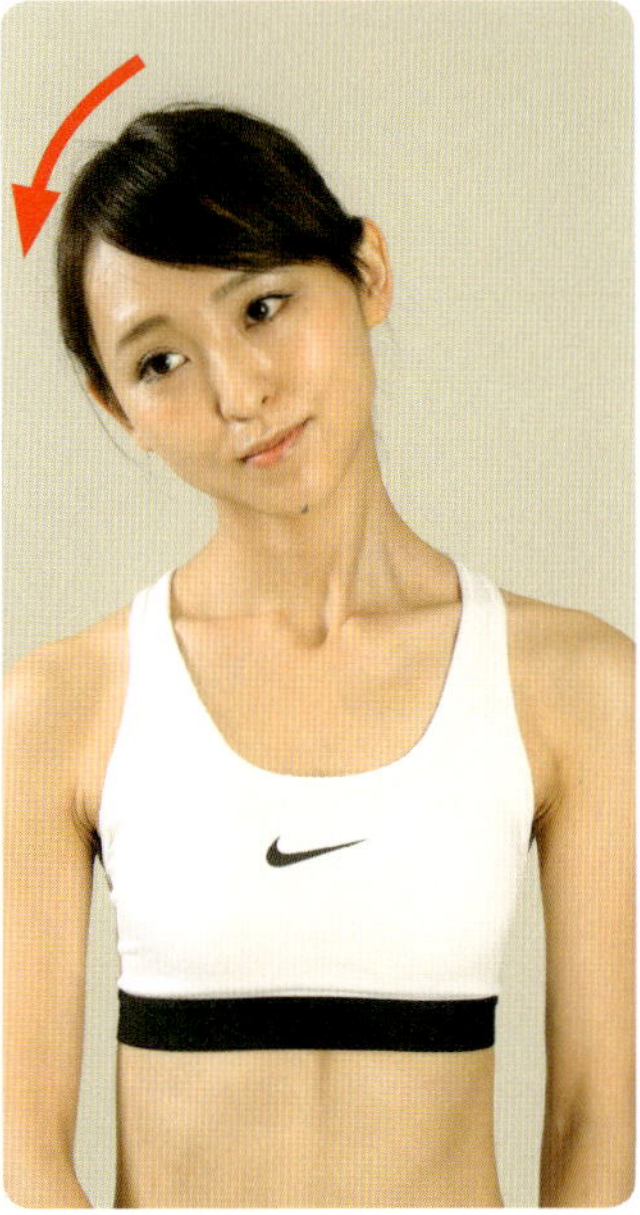

左右に45度まで倒せない場合

左右とも45度まで倒せなかったり、痛みがある場合は、頸椎4～6番に左右の変位があります。後ろから見て左に変位すると左に倒しずらいです。橈骨神経の伝導異常を起こしていると考えられます。

また、首や肩の症状だけでなく、頭や腕、手指、とくに親指・人差し指・中指に症状が現れることもあります。

頭・首・手指のチェック

首を上下に動かす

痛みの有無や可動域の広さから、頸椎7番と胸椎1～3番のゆがみをチェックします。

ゆがみの部位

頸椎7番
胸椎
1～3番

チェック方法

肩を動かさずに、首を上下に90度動かします。

下を向く

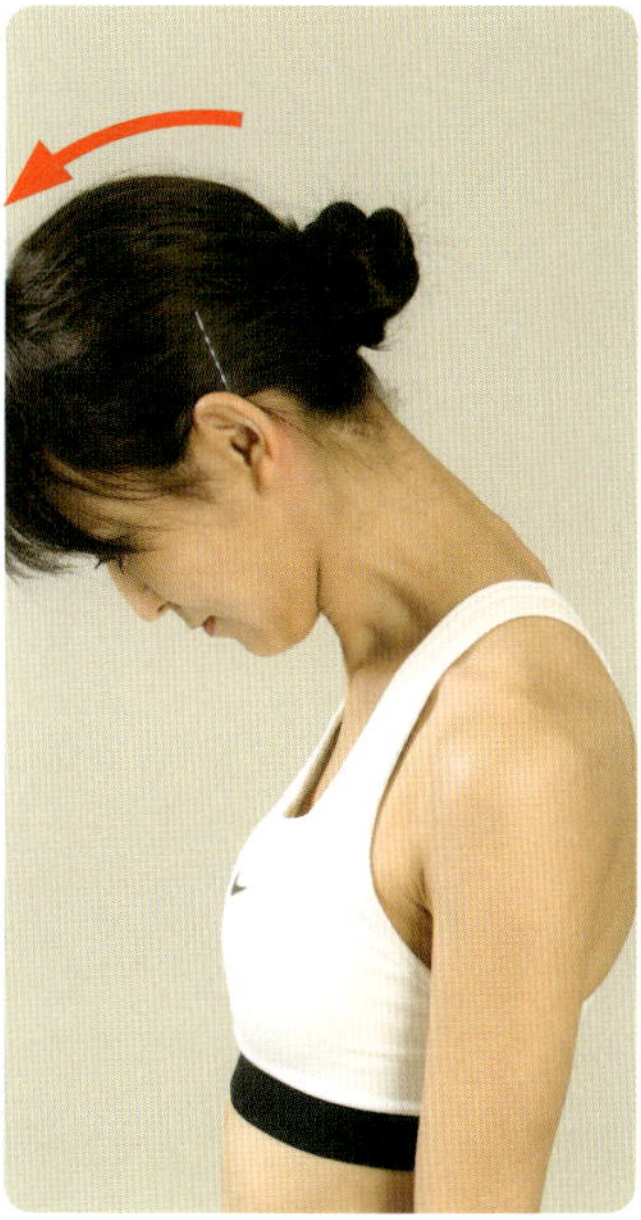

上を向く

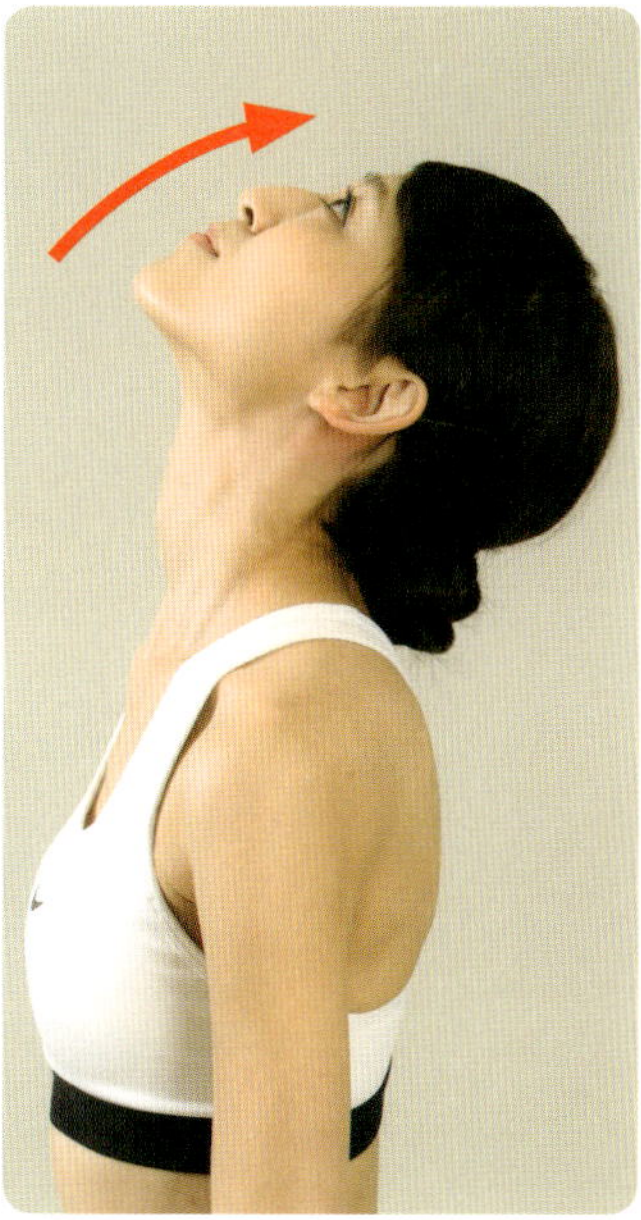

上下に90度まで曲げられない場合

動かすと痛みがあったり、首が充分に動かせない場合は、頸椎7番が後方にずれていると考えられます。そのため7番の棘突起が胸椎1番とぶつかり、上を向きづらくなるだけでなく、頸椎の土台となる7番がずれたことで、ほかの頸椎もバランスをとろうとしてゆがんできます。

こうした頸椎や胸椎のゆがみによって肩こりや腕や手の張り、しびれなどが起こり、指では薬指や小指に症状が現れることがあります。

頭・首・手指のチェック

鎖《さ》骨《こつ》の内側を押す

痛みの有無や位置から、頸椎1～3番のゆがみの有無や変位・捻転《ねんてん》の方向を知ることができます。

ゆがみの部位

頸椎 1～3番

チェック方法

鎖骨の内側に人差し指をあて、少しずつ位置を変えて押しながら、痛みがないか確認します。

左の鎖骨の内側をチェック

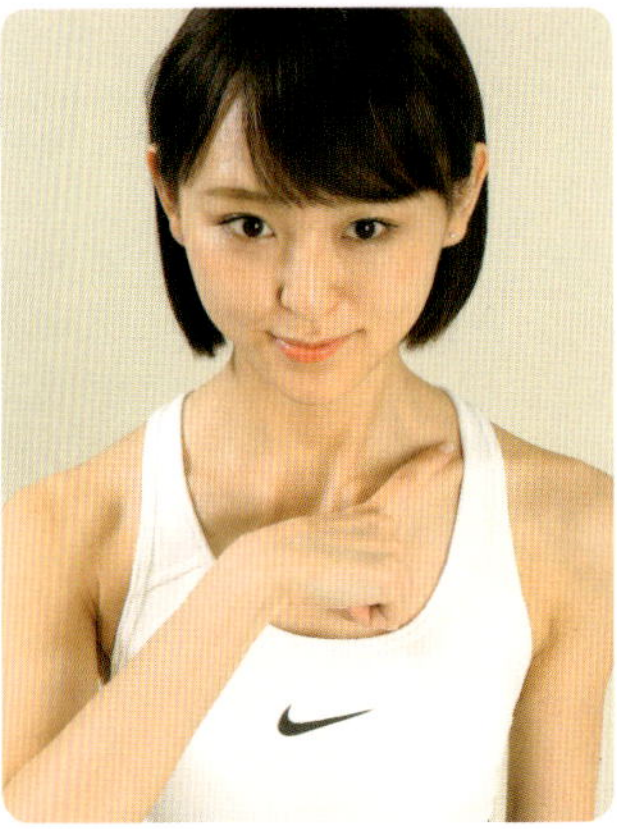

右の鎖骨の内側をチェック

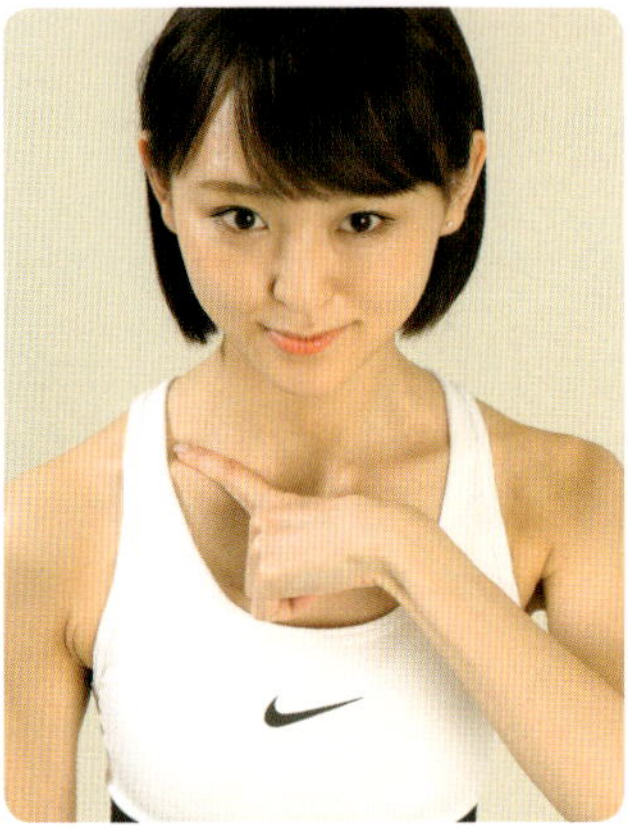

痛みや張りがある場合

頸椎1～3番にゆがみがあり、正中神経の伝導異常を起こしていると考えられます。

左に痛みを感じたら右へのずれ（右変位）や左へのねじれ（左捻転）、両方痛みを感じる場合は後ろにずれている（後方変位）と考えられ、これらが頭痛や耳鳴り、めまい、手指のしびれなどの原因となることがあります。

頸椎の変位とは

後方変位・左右変位・左右捻転・左右斜転

背骨のゆがみには、**骨が前後・左右にずれる「変位」と、左右どちらかに傾く「斜転」、ねじれる「捻転」があります。**後ろにずれた場合は「後方変位」、右にねじれた場合は「右捻転」などといいますが、実際には捻転しながら変位をしている場合や、変位しながら斜転している場合など、複数のゆがみを抱えていることも多いのです。

そのため、椎骨の中を通る脊髄や、そこから枝分かれした神経根はさまざまな方向に引っ張られて伝導異常を起こしますが、引っ張られた神経や部位によって痛みやしびれなどが出る部位や症状も異なります。背骨コンディショニングでは、こうした背骨のゆがみを正すことで、痛みやしびれなどの不調だけでなく、あまり自覚症状のない不調も正すことが可能となり、健康な身体をつくります。

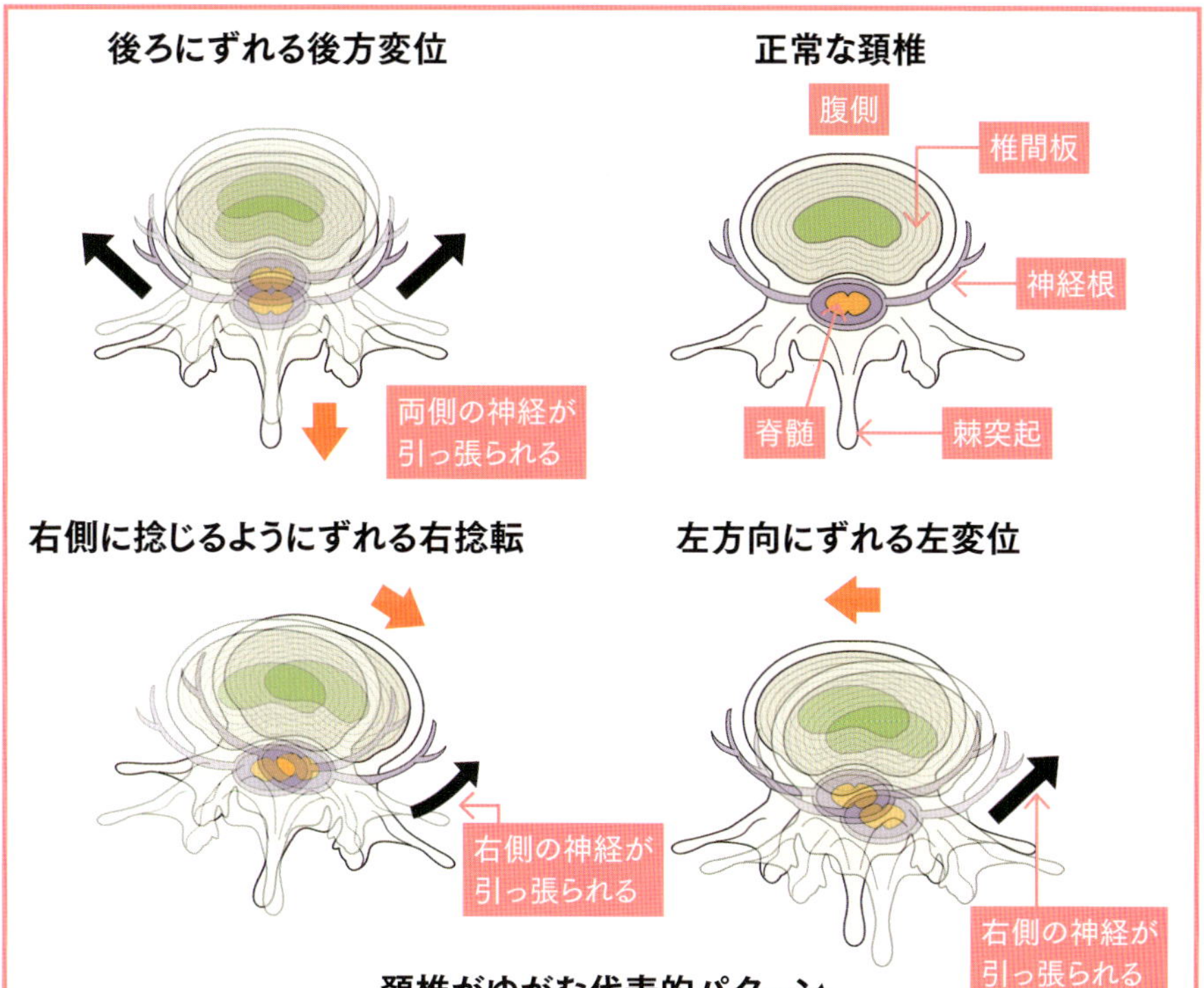

頸椎がゆがむ代表的パターン

頭・首・手指
のチェック

鎖骨の間に指を入れる

左右の鎖骨の間隔をチェックして、肩や鎖骨の関節のゆがみの有無を確認します。

ゆがみの部位

胸鎖関節
肩鎖関節
肩甲上腕関節

チェック方法

あごの下、左右の鎖骨の間に指が2本以上入るかチェックします。

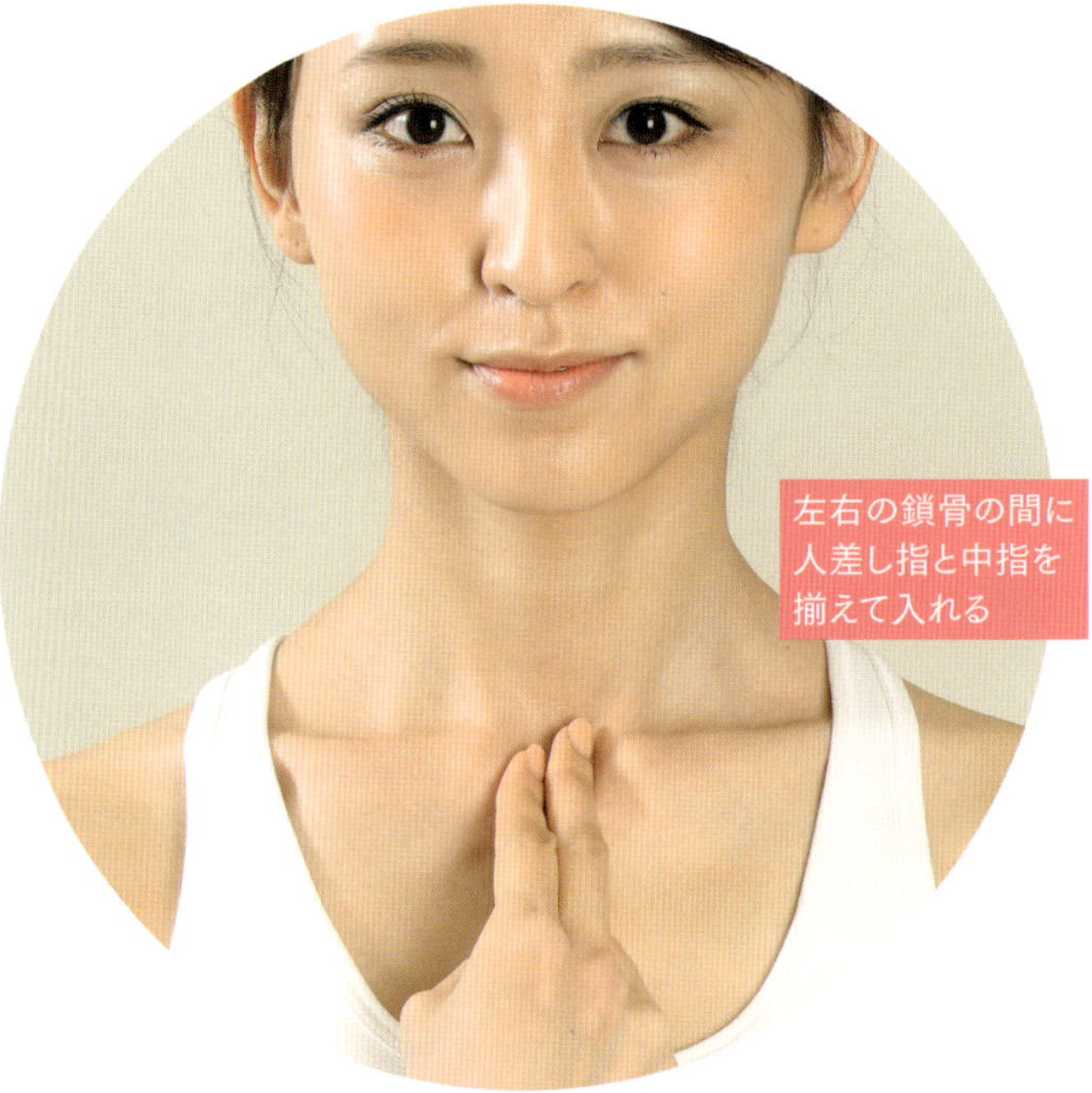
左右の鎖骨の間に
人差し指と中指を
揃えて入れる

指が2本入らない場合

左右の鎖骨は、指2本分ほど離れているのが正しい間隔です。鎖骨の間隔が狭く、指が2本入らない場合は、仙骨のゆがみから起こる代償姿勢によって背中が丸くなり、胸鎖関節、肩《けん》鎖《さ》関節《かんせつ》、肩甲上腕関節が内旋(内側に入っている)していると考えられます。

頭・首・手指のチェック

肘《ひじ》の外側を押す（親指側）

痛みや張りの有無で、頚椎（とくに1～3番）のゆがみを知ることができます。

ゆがみの部位

頚椎1～3番

チェック方法

左肘を軽く曲げ、曲げた肘の中心点から約1cm外側（親指側）を中指と薬指をそろえて押さえ、ぐりぐりと少しずつ指を移動させて押しながら、痛みや張りがないか確認します。右肘も同じように行います。

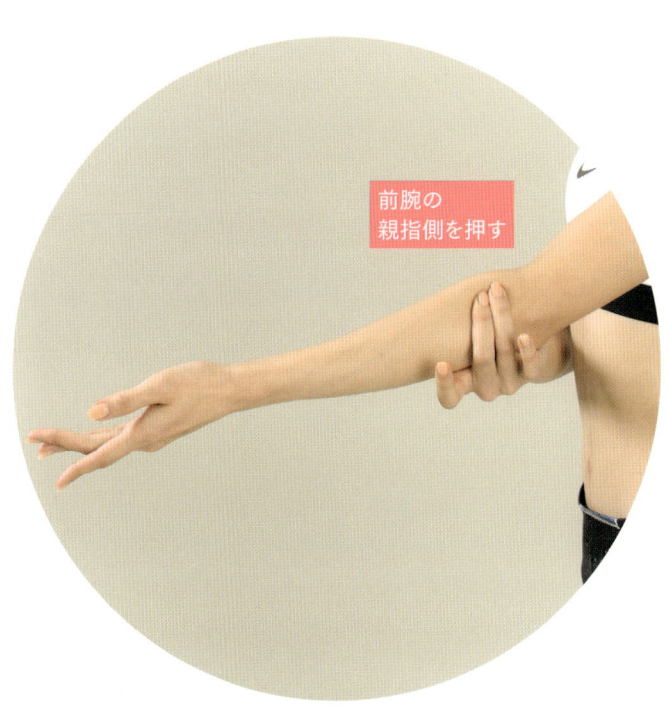

痛みや張りがある場合

頚椎1～3番にゆがみがあり、正中神経の伝導異常が起きていると考えられます。

首の痛みやこりなどのほか、肩・腕、指では親指・人差し指・中指に症状が現れることもあります。

頭・首・手指
のチェック

肘の内側を押す（小指側）

痛みや張りの有無で、頸椎7番・胸椎1～3番のゆがみを知ることができます。

ゆがみの部位

頸椎7番
胸椎
1～3番

チェック方法

右肘を軽く曲げ、曲げた肘の中心点から約1㎝内側（小指側）を親指で押さえ、ぐりぐりと少しずつ指を移動させて押しながら、痛みや張りがないか確認します。左肘も同じように行います。

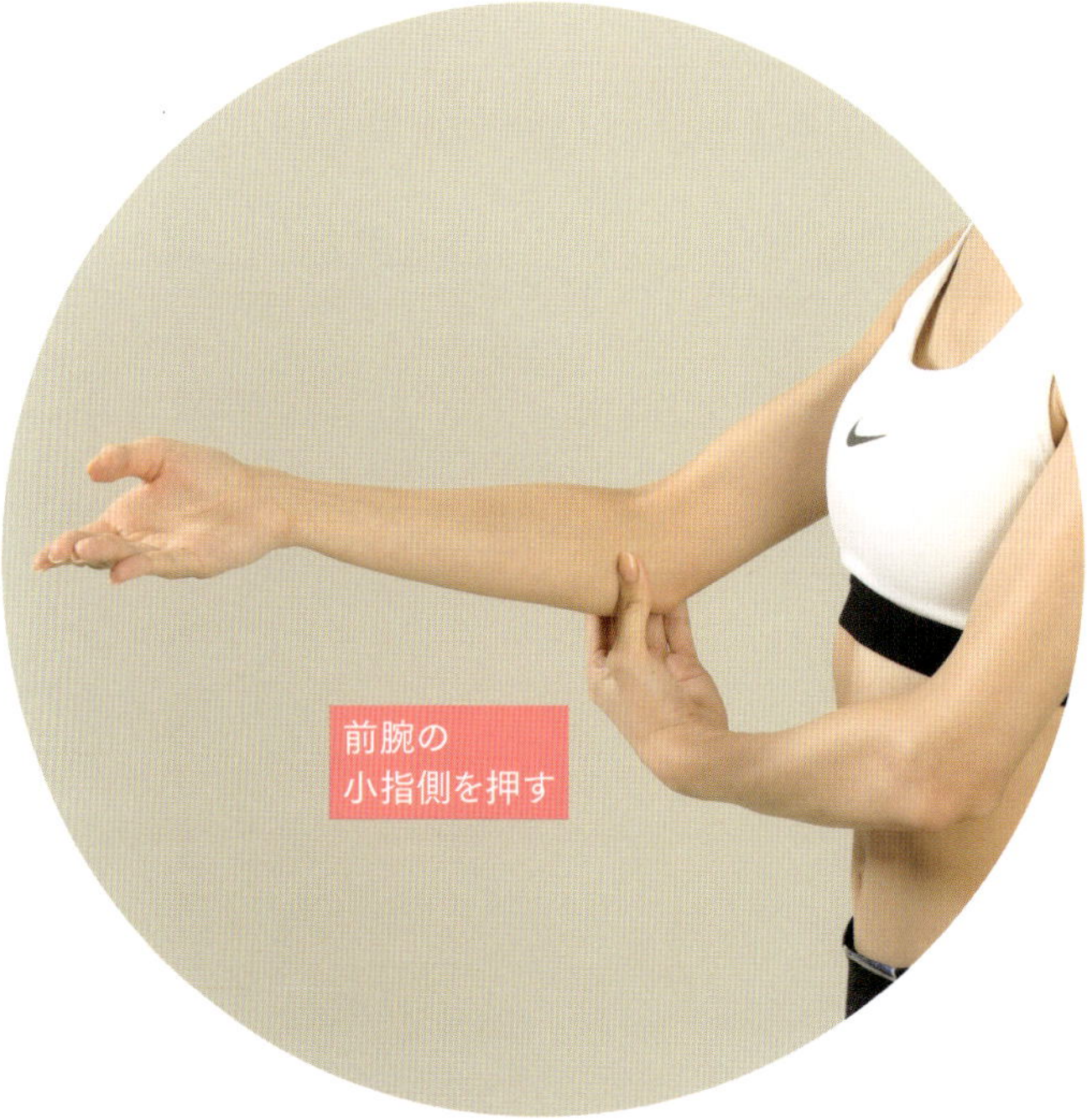

前腕の
小指側を押す

痛みや張りがある場合

頸椎7番・胸椎1～3番にゆがみがあり、尺骨神経の伝導異常を起こしていると考えられます。首の痛みやこりなどのほか、肩・腕、指では薬指・小指に症状が現れることもあります。

尺骨神経とは

腕神経叢から出て、上腕・前腕の内側を通って手関節部にいたり、手根管を経て手掌に達する神経で、薬指・小指に筋枝を出します（16ページ参照）。

肩甲骨《けんこうこつ》のゆがみは背中を丸くし 多くの症状の原因となる

肩甲骨は肩関節で鎖骨や上腕骨とつながり、内に寄せたり開いたり、上下に移動する自由な動きで上腕の大きな動きを助け、可動域を広げています。しかし、**代償姿勢によって肩が内旋し背中が丸まって猫背になると、肩甲骨が開いたり、上がったままになってしまうことがあります。**

さらに、肩甲骨がゆがみ始めると、肩甲骨についている僧帽筋や肩甲挙筋《けんこうきょきん》などの筋肉の動きも悪くなります。ひどくなると脊髄神経から指先にまでつながる尺骨神経や橈骨神経にも伝導異常を起こして、さまざまな症状を起こします。

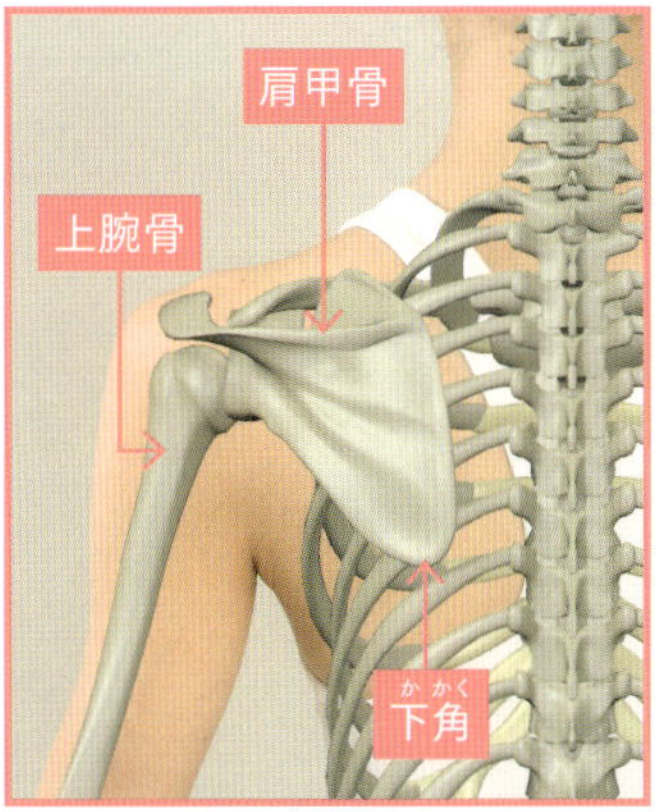

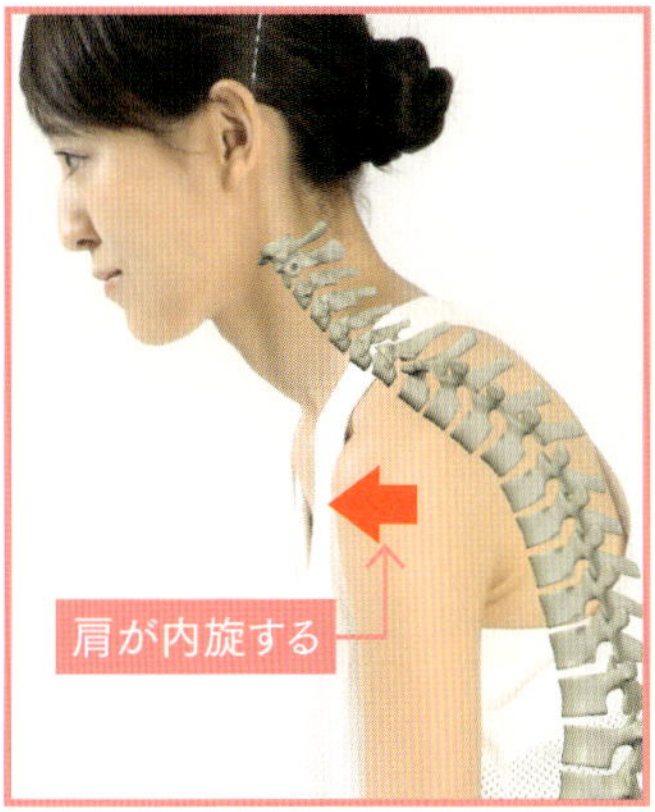

背骨のゆがみからくる主な症状

椎骨	主に関係する神経	関連する器官・部位	考えられる主な症状
頚椎4〜6	橈骨神経	首、肩、腕、中指	肩こり、腱鞘炎、中指のしびれ
頚椎7・胸椎1〜3	尺骨神経	首、肩、腕、小指・薬指	多汗症、小指・薬指のしびれ、鎖骨の痛み、自律神経失調症、呼吸障害、ぜん息

肩甲骨
のチェック

肩甲骨の下角《かかく》を触《さわ》れる

指で反対側の肩甲骨の下角を触れるかどうかで、肩や鎖骨の関節のゆがみを知ることができます。

ゆがみの部位
胸鎖関節
肩鎖関節
肩甲上腕関節

チェック方法

左手を背中に回し、人差し指で反対側の肩甲骨の下角（37ページ参照）に触れるか、確認します。右手も同じように行います。

左手で右肩甲骨の下角を触る

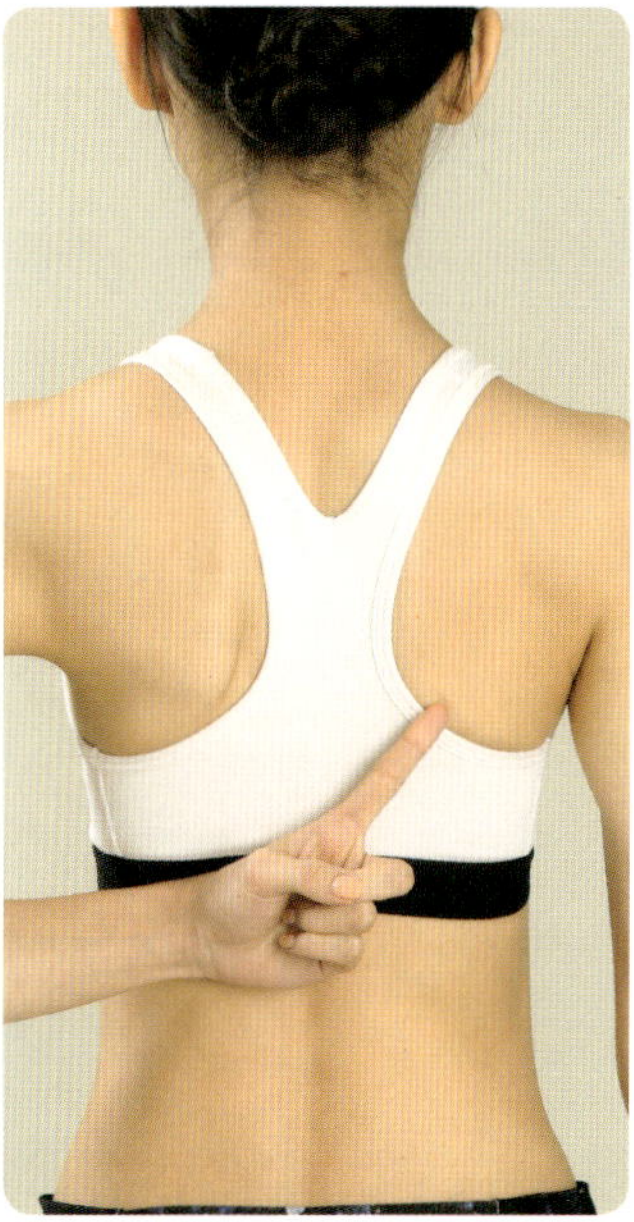

右手で左肩甲骨の下角を触る

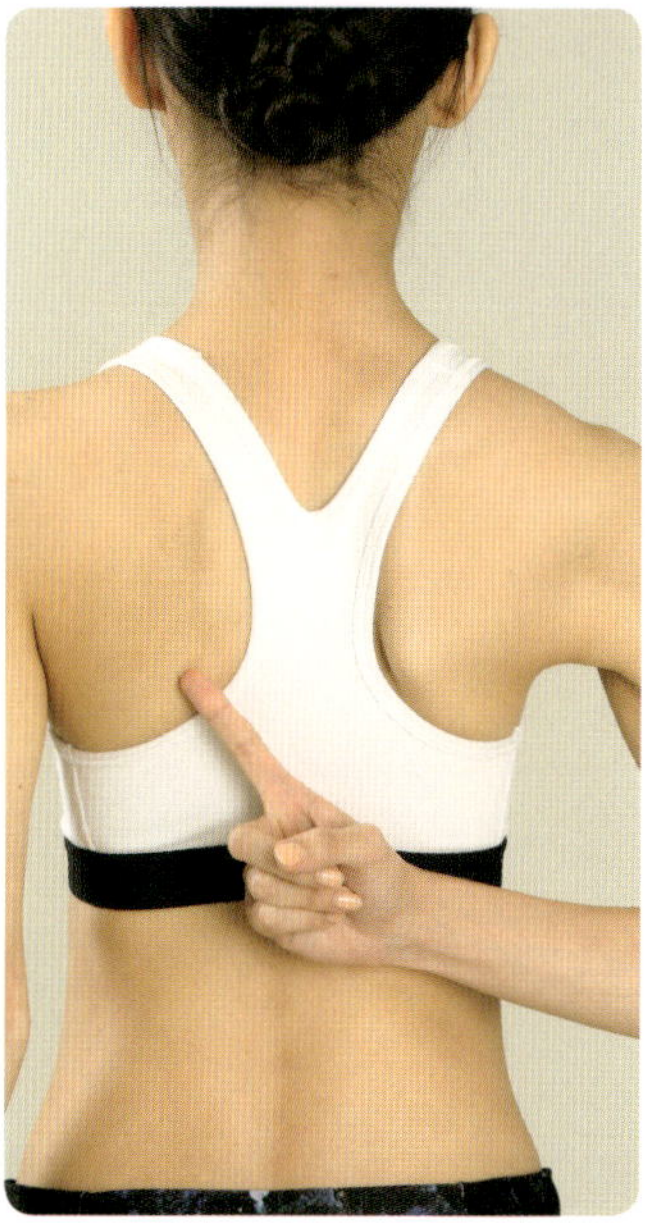

下角を触れない場合

仙骨のゆがみから起こる代償姿勢によって肩が内旋して背中が丸くなり、胸鎖関節・肩鎖関節・肩甲上腕関節が内側に入っていると考えられます。

肩甲骨のチェック

肩の屈曲《くっきょく》をチェック

仰向けになって伸ばした腕が床につくかどうかで、肩や鎖骨の関節のゆがみを知ることができます。

ゆがみの部位

胸鎖関節
肩鎖関節
肩甲上腕関節

チェック方法

仰向けになって右手をゆっくり上に上げ、肘を伸ばしたまま後ろに倒して手の甲を床につけます。肩・肘・手首が床についているか、チェックしましょう。左手も同じように行います。

肩を屈曲する

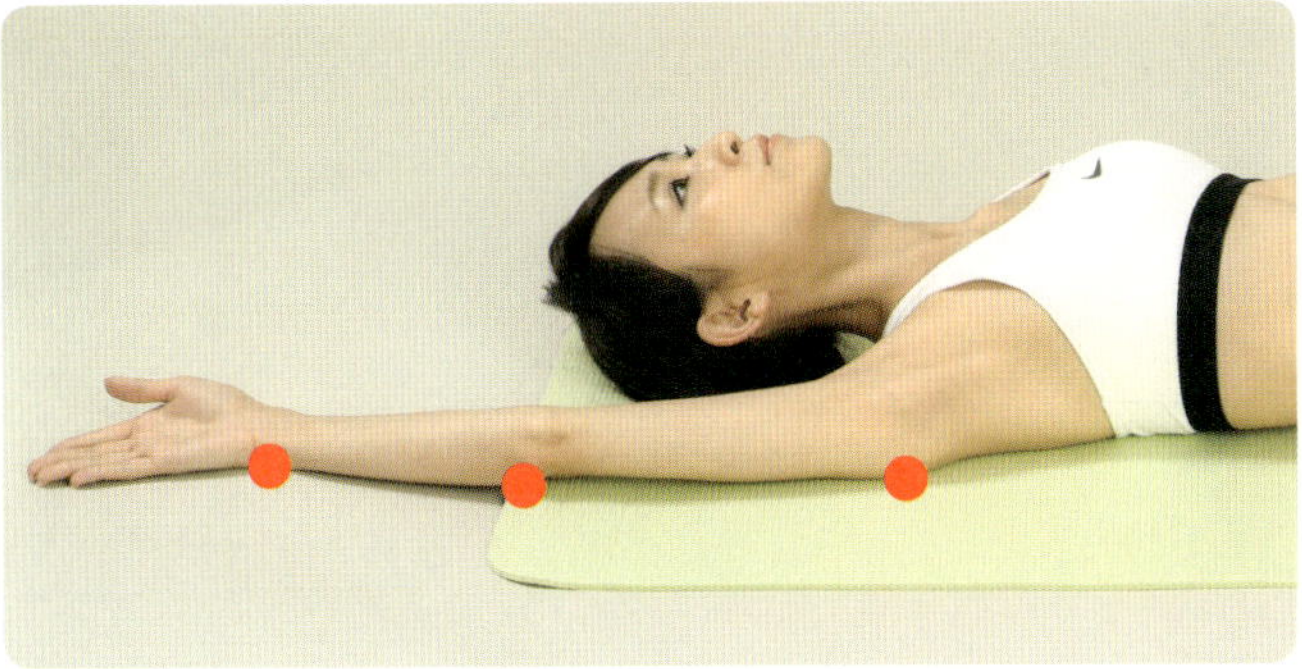

腕全体が床につかない場合

仙骨のゆがみから起こる代償姿勢によって肩が内旋して背中が丸くなり、胸鎖関節・肩鎖関節・肩甲上腕関節が内側に入っていると考えられます。

そのとき、肩甲骨の筋肉、棘上筋・棘下筋・小円筋・肩甲下筋の上腕部の停止部が拘縮《こうしゅく》していると考えられます。

肩甲骨
のチェック

肩甲骨の内側を押す

痛みやこりの有無で、胸椎2、3番のゆがみを知ることができます。

ゆがみの部位

**胸椎
2、3番**

チェック方法

右手の中指と薬指をそろえて、反対側の肩甲骨の内側(背骨側)を骨に沿って押します。左手も同じように行います。

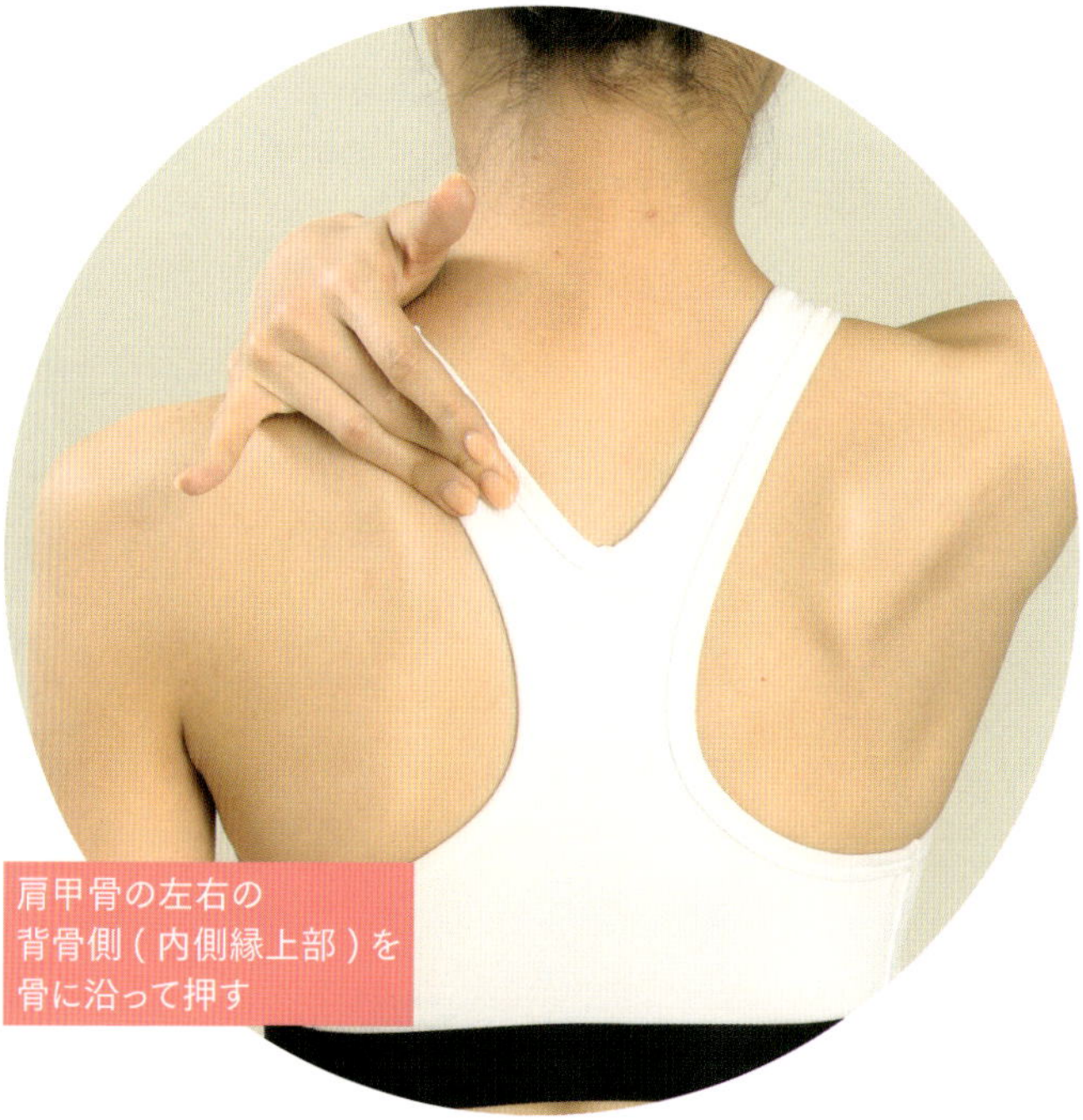

肩甲骨の左右の
背骨側(内側縁上部)を
骨に沿って押す

痛みがある場合

痛みやこりを感じる場合は、胸椎2、3番にゆがみがあり、星状神経節《せいじょうしんけいせつ》の伝導異常が起きていることが考えられます。

星状神経節

交感神経の第1胸神経節と下頚神経節と合わさってできたものをいいます。扁平な星状をしていることからこの名前がついたと、コトバンクか何かにありますが、現物とはイメージが合いません。(98ページ参照)。

胸椎のゆがみは内臓機能低下の原因となる

胸椎の6～8番の右側は肝臓と胆のう、左側は胃やすい臓とつながっているほか、胸椎10～12番は小腸や腎臓に、腰椎4、5番の前枝は大腸につながります。

胸椎がゆがむと、これらの臓器につながる神経に伝導異常が起こり、筋肉だけでなく、臓器を構成する組織全体が固くなり、内臓機能が低下してしまいます。

内臓壁が固くなっている場合、脇腹をたたくと痛みを感じます。

ずれている胸椎を矯正するだけで固さがほぐれ、血液検査の結果も改善します。

胸椎のゆがみ

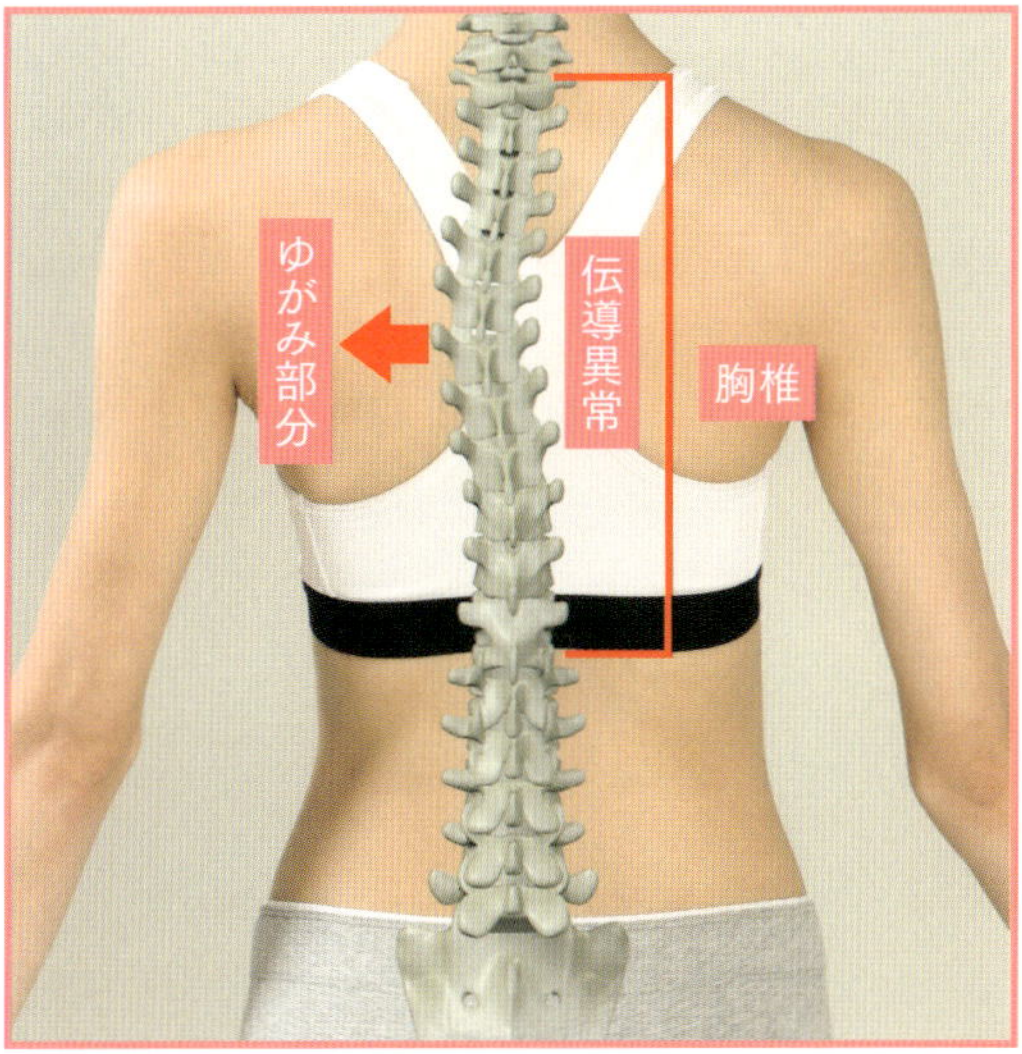

胸椎のゆがみからくる主な症状

椎骨	主に関係する神経	関連する器官・部位	考えられる主な症状
胸椎3～5	肋間神経	胴体、内臓	肋間神経痛、アトピー、乳がん、肺気腫、肺がん、弁膜症、狭心症、不整脈、ぜん息
胸椎1～4	胸心臓神経		
胸椎6～8	肋間神経	胴体、内臓	肝機能障害、胆のう障害、胃、十二指腸、すい臓の障害、糖尿病
胸椎5～9	大内臓神経		
胸椎9～12	肋間神経	胴体、内臓	腎臓・副腎・ひ臓障害、血小板・白血球造血不良、小腸障害、輸尿管障害
胸椎10～12	小内臓神経		

胴体のチェック

脇腹をたたく

左右の肋骨をたたいて、痛みや張りの有無で胸椎のゆがみをチェックします。

ゆがみの部位

胸椎 6〜8番

チェック方法

左手を軽く握り、脇の下の左脇腹(肋骨《ろっこつ》)を5、6回軽くたたき、痛みや張りがないかチェックします。右脇腹も同じように行います。

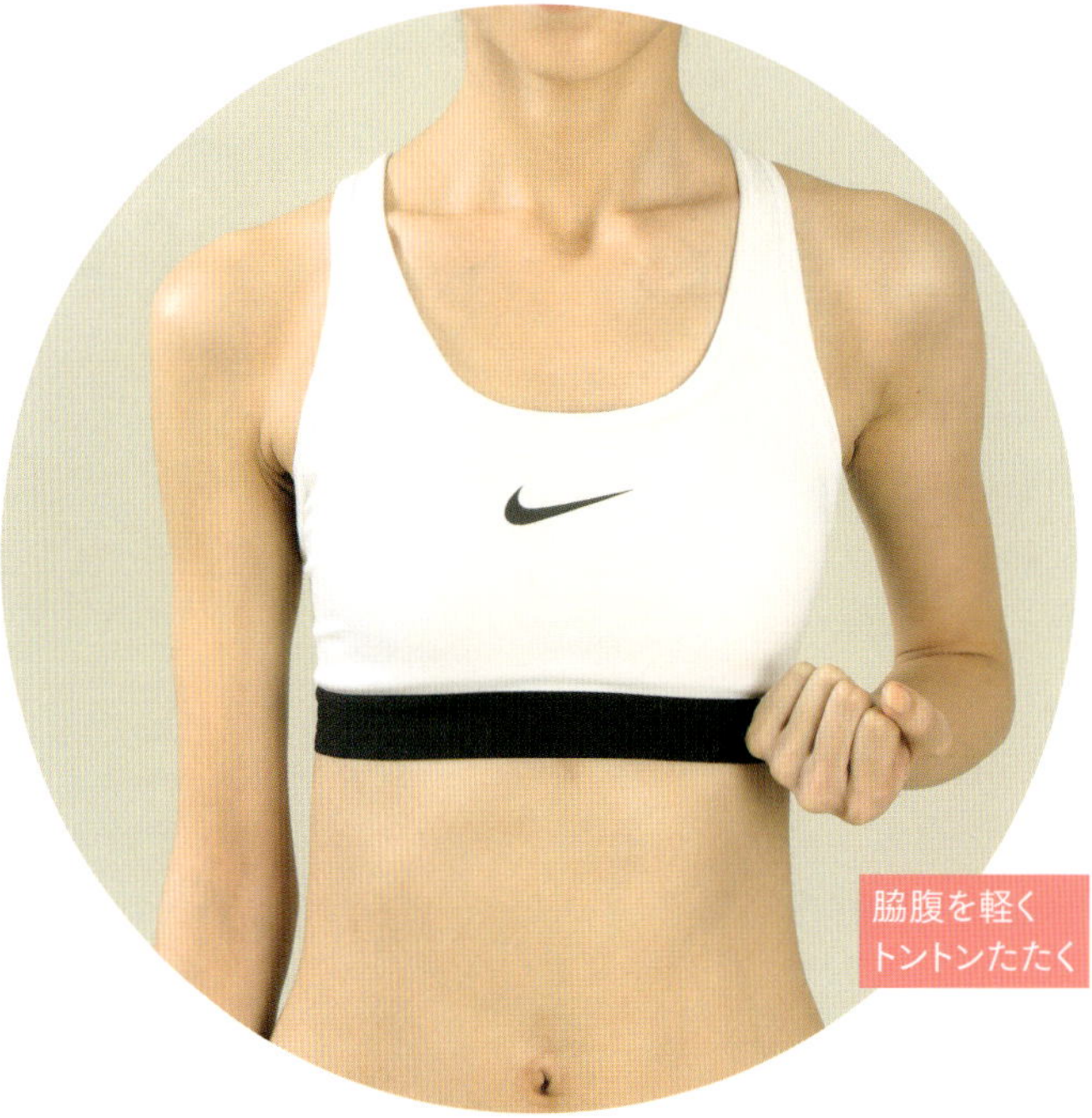

痛みや張りがある場合

胸椎の6~8番がゆがんでいると考えられ、胸椎が左にずれたり右捻転した場合は右側に、右にずれたり左捻転した場合は左側に痛みを感じます。

右脇腹が痛い場合は肝臓や胆のうに、左脇腹が痛い場合は胃や十二指腸、すい臓につながる神経の伝導異常を起こしていると考えられます。

仙骨のゆがみが腰痛の大きな要因となる

腰椎や仙骨がゆがむと、おもに腰や下半身などに症状が生じます。**国民病といわれる腰痛も仙骨の傾きにより、片側の神経が伝導異常を起こすと捉《とら》えています。**しかし、問題は、仙骨のゆがみは身体の多くの部位へ代償姿勢を引き起こすことで、不調の原因となっています。何らかの不調が現れたときには、**多くの場合で仙骨のゆがみがある、ということです。**

そのため、背骨コンディショニングでは、第2章で紹介しているROM運動と神経ストレッチ、矯正体操、筋力トレーニングを合わせた「基本運動」だけでも習慣化することをおすすめします。

骨盤の正しい位置

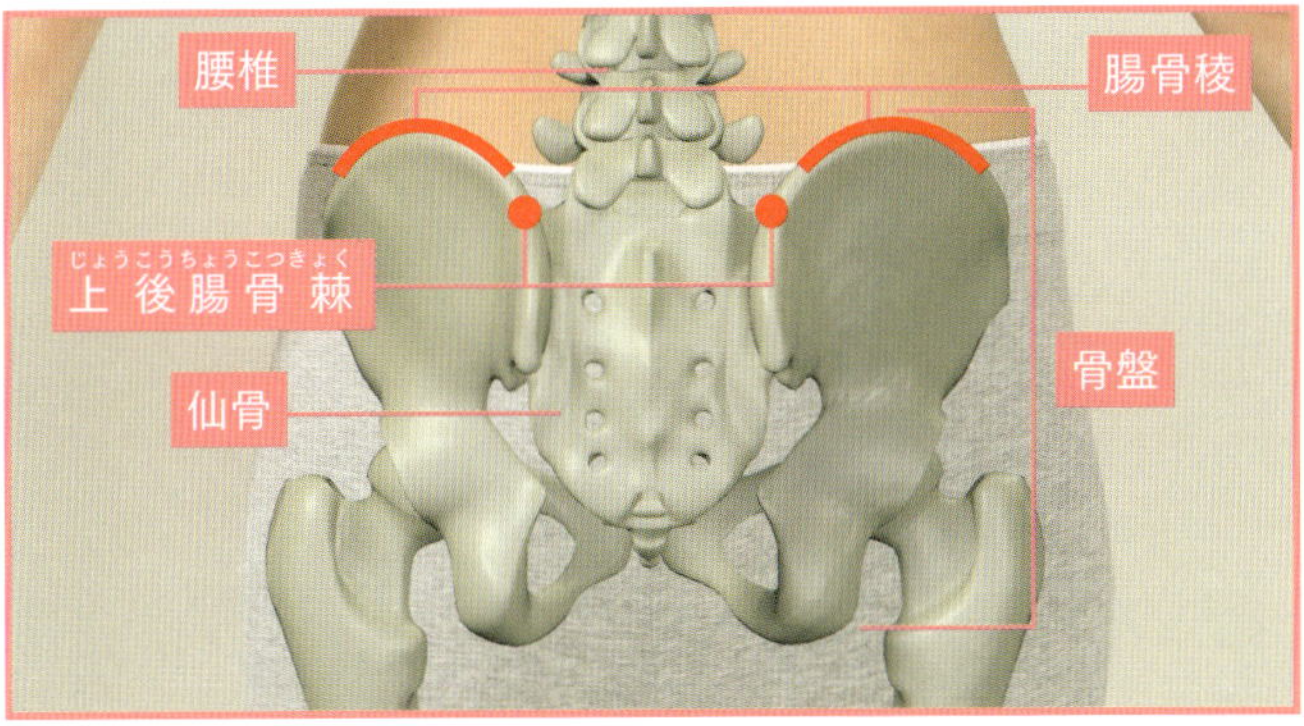

腰椎のゆがみからくる主な症状

椎骨	主に関係する神経	関連する器官・部位	考えられる主な症状
腰椎1〜3	大腿神経、伏在神経、閉鎖神経	大腿部前面、股関節、膝	大腿前部の張り、腰背部の鈍痛、そけい部・膝の痛み
腰椎4〜5・仙椎1〜3	坐骨神経、脛骨神経、総腓骨神経、上殿神経、下殿神経	腰部、殿部、骨盤、下肢全体	腰痛、坐骨神経痛、仙腸関節痛、排尿排泄障害、大腸・直腸障害、便秘、婦人科系疾患、前立腺の障害、静脈瘤、足がつる・しびれる、膀胱炎
仙椎2〜5	骨盤内臓神経、陰部神経		

腰のチェック

腰の高さをチェック

左右の腰の高さを確認して、骨盤にゆがみがないかチェックします。

ゆがみの部位

仙骨
腰椎

チェック方法

2人1組になり、チェックをする人は相手の後ろにまわって、目線を腰の高さに合わせます。腸骨稜（骨盤の上辺）に人差し指をあてて、左右の高さをチェックします。

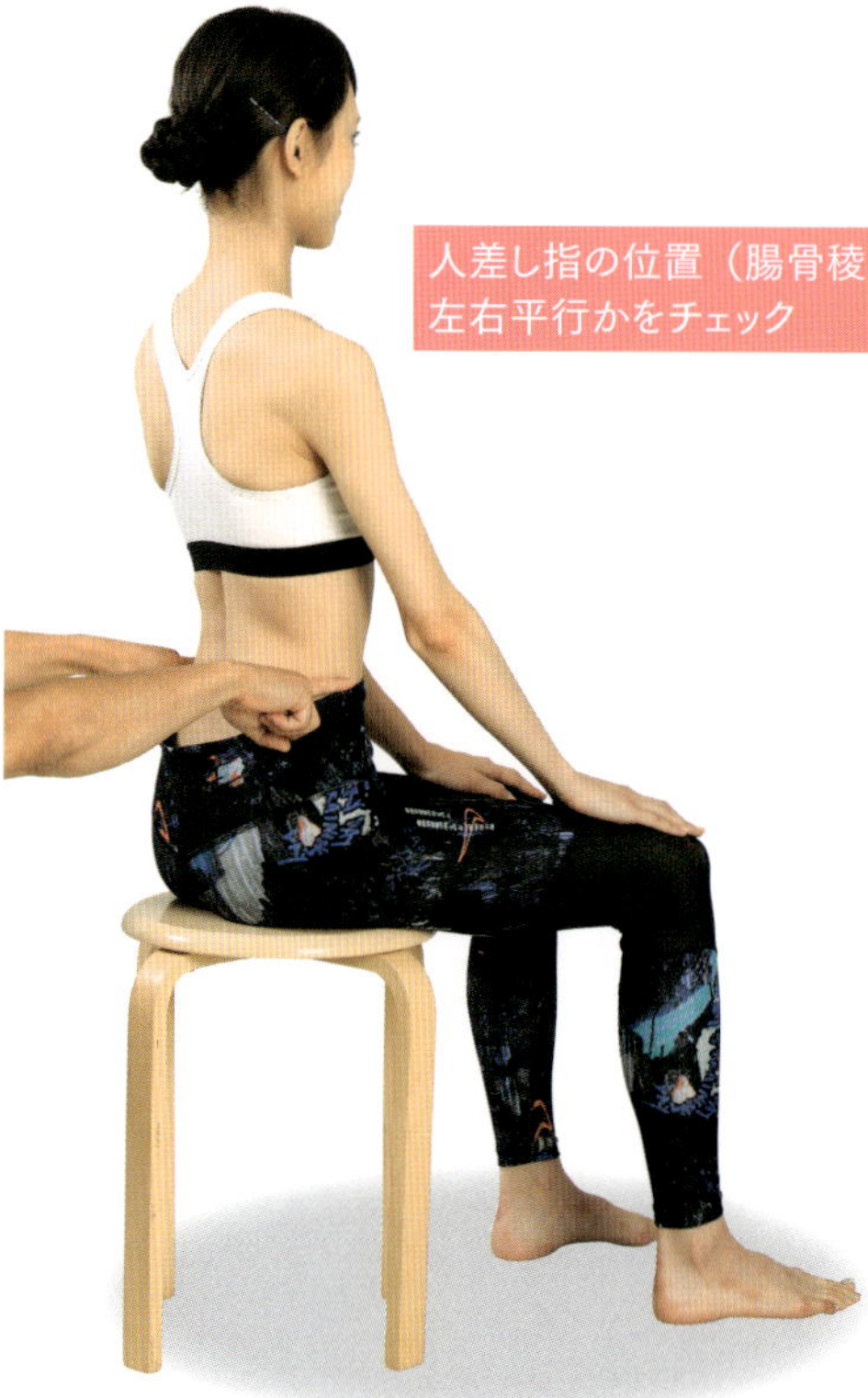
人差し指の位置（腸骨稜）が
左右平行かをチェック

左右に高さに違いがある場合

仙骨や骨盤部が斜めに傾いていると考えられます。仙骨は身体の要《かなめ》ですので、仙骨のゆがみは各所にいろいろな症状をもたらします。

仙骨が左に傾いた場合（左斜転）は、すぐ上にある腰椎が左にずれ、右側の神経が引っ張られて身体の右側に痛みが生じ、右斜転の場合は左側に痛みが生じます。

腰
のチェック

仙骨の横を押す

痛みや張りの有無によって、仙骨のゆがみを知ることができます。

ゆがみの部位
仙骨

チェック方法

両手を腰にあて、骨盤に沿って親指を内側に向かって動かすと、出っ張った骨(上後腸骨棘)にあたります。その骨のすぐ外側、ほぼ腰骨の高さで背骨をはさんだ仙骨の横の部分を、指を少しずつ動かしながら押して、痛みの有無を確認します。

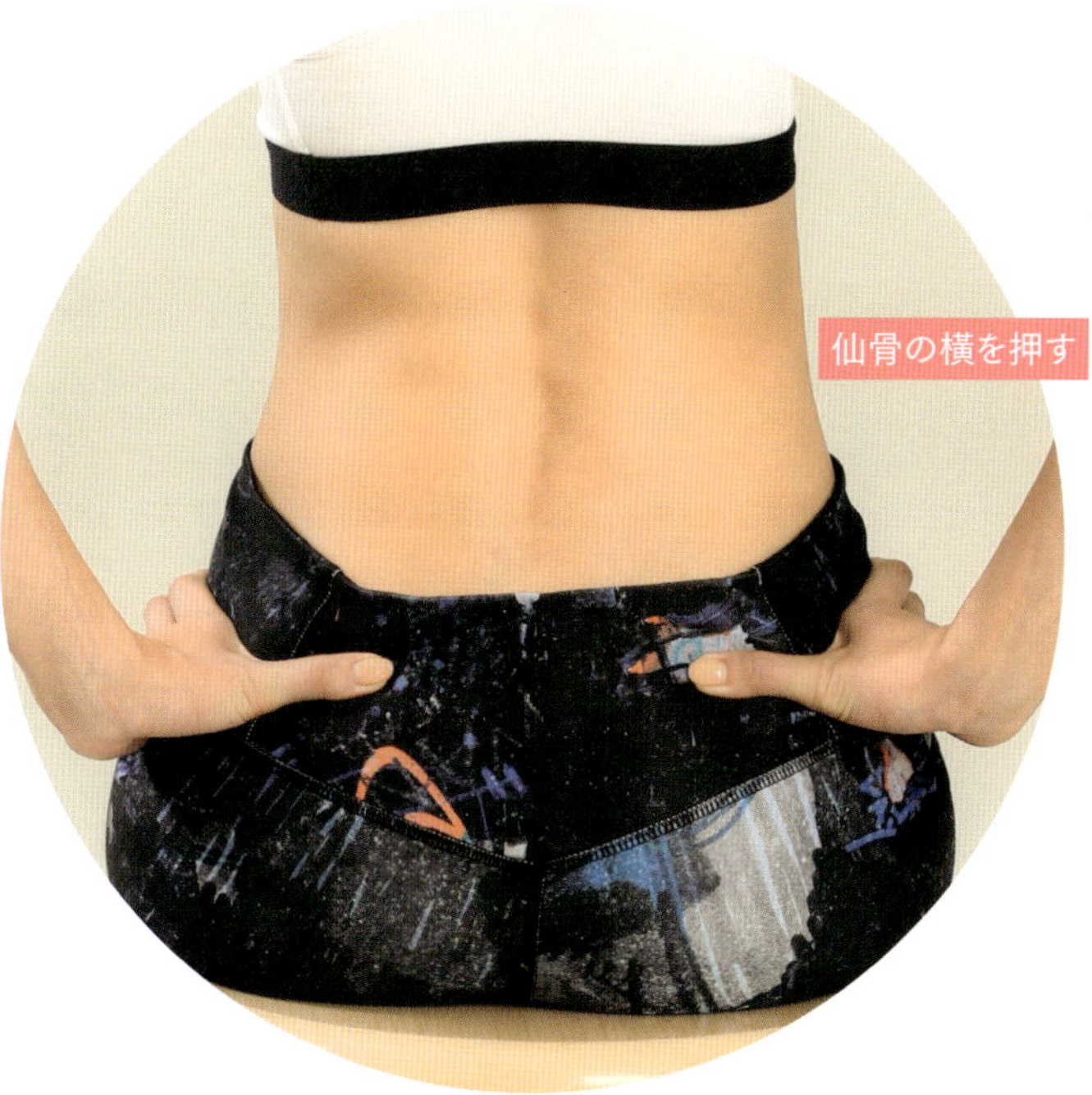

痛みや張りがある場合

仙骨にゆがみがあり、腰椎や仙骨から膝窩《しっか》(膝の後ろ側のくぼんだ部分)にいたり、総腓骨神経や脛骨神経につながる坐骨神経(17・46ページ参照)の伝導異常を起こしていると考えられます。

腰
のチェック

ゆがみの部位
腰椎4、5番
仙椎1〜3番

ふくらはぎを押す

ふくらはぎの痛みの有無で、腰椎や仙骨のゆがみを知ることができます。

チェック方法

両足の脛骨の脇を膝下からくるぶしまで、内・外側を3〜5ヵ所親指で押して痛みがないかチェックします。

脛骨の外側を押す
（3ヵ所の場合）

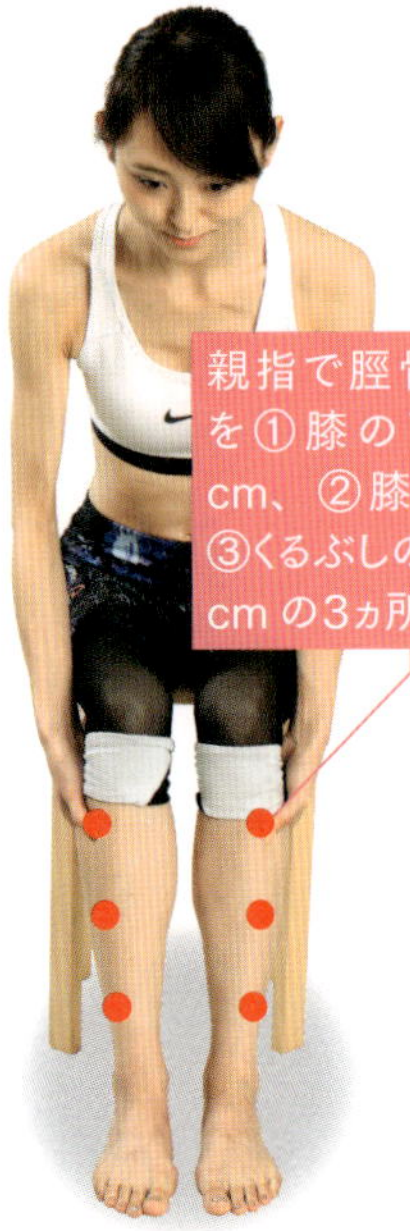

親指で脛骨の外側を①膝の下2〜3cm、②膝下中央、③くるぶしの上2〜3cmの3ヵ所を押す

脛骨の内側を押す
（5ヵ所の場合）

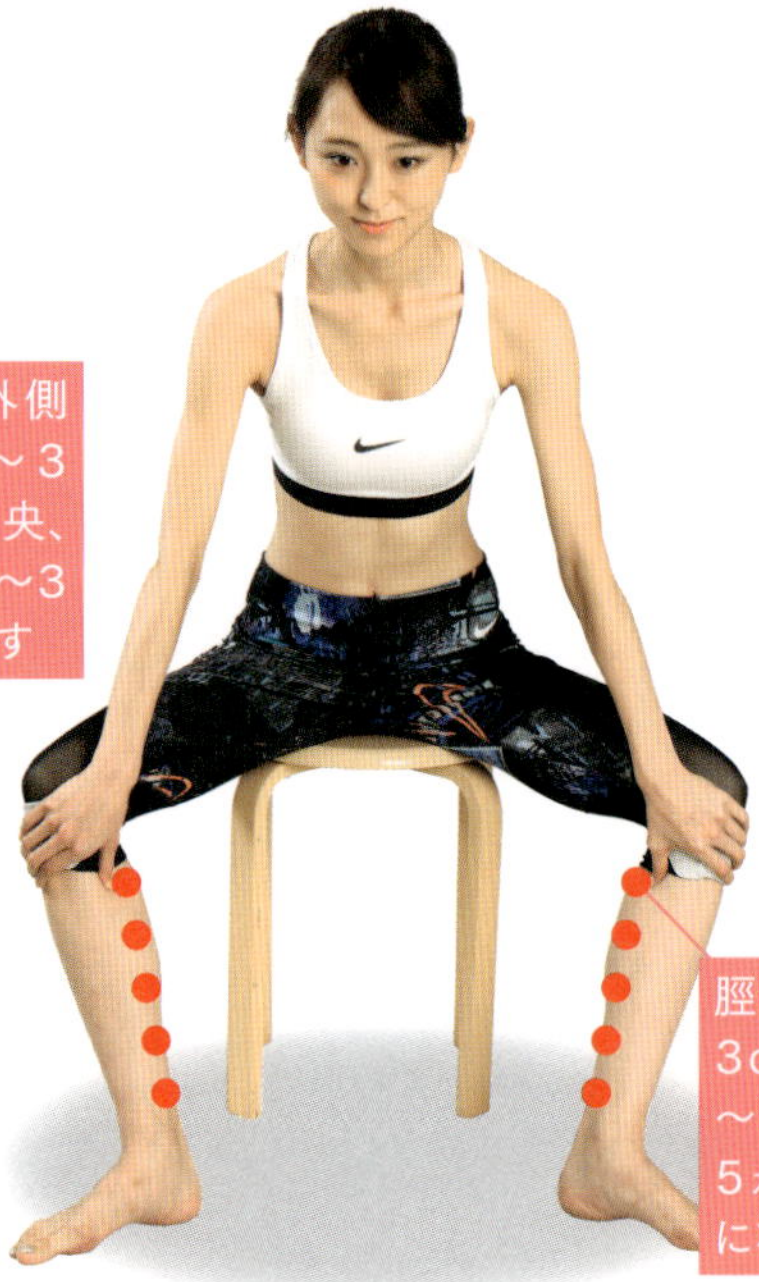

脛骨の内側、膝の下2〜3cmからくるぶしの上2〜3cmくらいまでの間を5ヵ所、だいたい等間隔になるように親指で押す

痛みや張りがある場合

骨格が正常な位置にあれば、押しても痛みを感じることはありません。1ヵ所でも痛みを感じた場合は、坐骨神経が出ている仙骨や腰椎がゆがんで、坐骨神経の伝導異常を起こしていると考えられます。

坐骨神経とは

腰椎の4・5番、仙椎の1〜3番から出ている、身体の中でもっとも長く太い神経の総称。腰仙骨神経叢が1本になってお尻から太ももの裏側を経て、膝から先は内側が脛骨神経、外側が総腓骨神経に分かれ、もっとも太い部分では、小指ぐらいの太さになります（17ページ参照）。

腰のチェック

骨盤のチェック

横になったときの腰部の隙間で、仙骨や腰椎のゆがみを知ることができます。

ゆがみの部位

仙骨
腰椎

チェック方法

仰向けになって腰の隙間に手を入れ、どれくらいの隙間があるかチェックします。

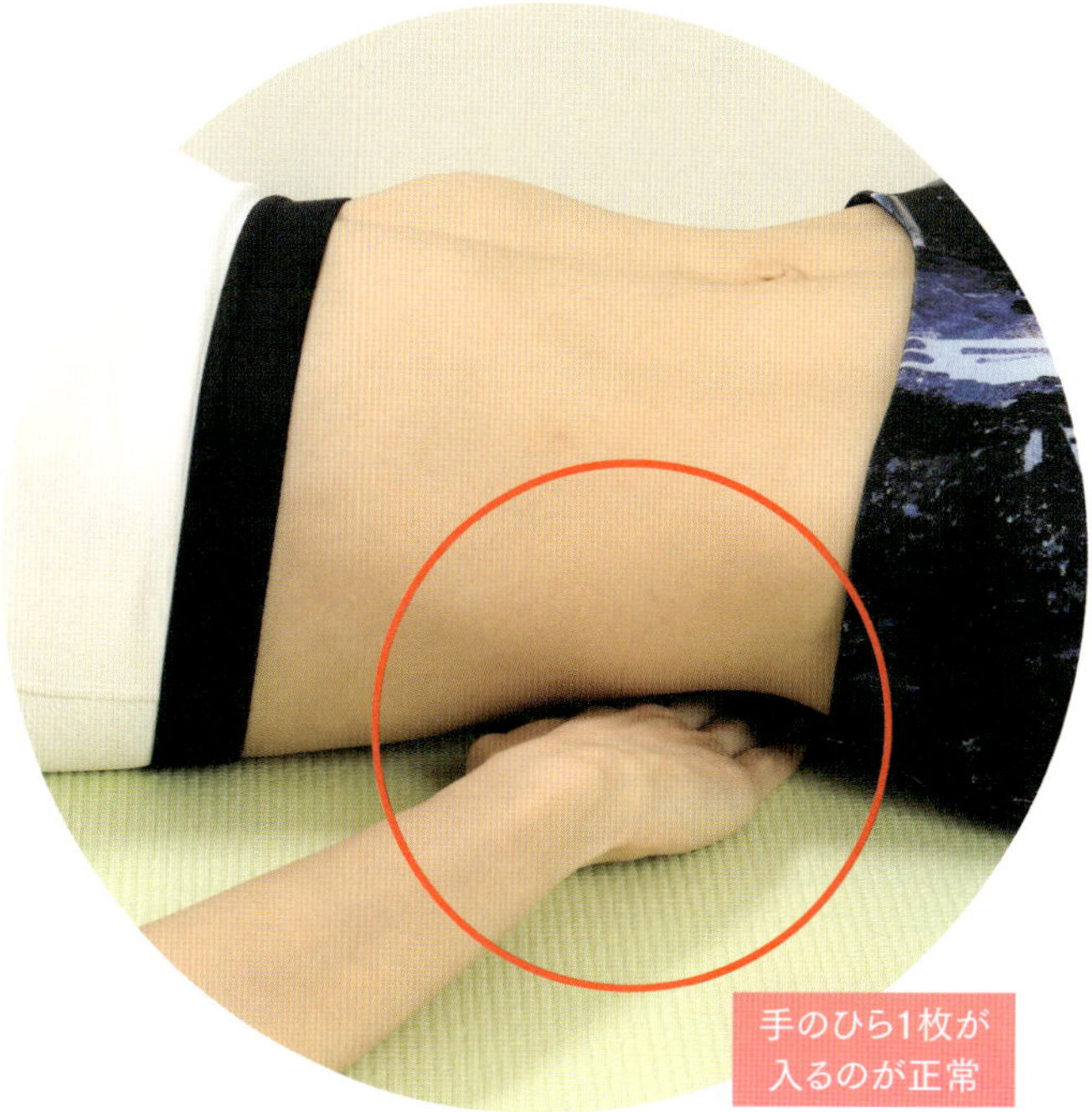

手のひら1枚が入るのが正常

手のひらが入らない場合

床と腰の間に隙間がない（あっても狭い）場合は、仙骨や腰椎が後ろにずれていることが考えられます（後方変位）。反対に、隙間が広くこぶしが入る場合は骨盤前傾が考えられます。

腰
のチェック

前屈・後屈をチェック

前屈や後屈をすることで、仙骨や腰椎のゆがみを知ることができます。

ゆがみの部位
仙骨
腰椎

チェック方法

足を軽く開いて真っすぐに立ち、身体を腰から前に倒します。上体を元に戻したら、今度は膝を伸ばしたまま、天井を見るように身体を後屈し反らせます。

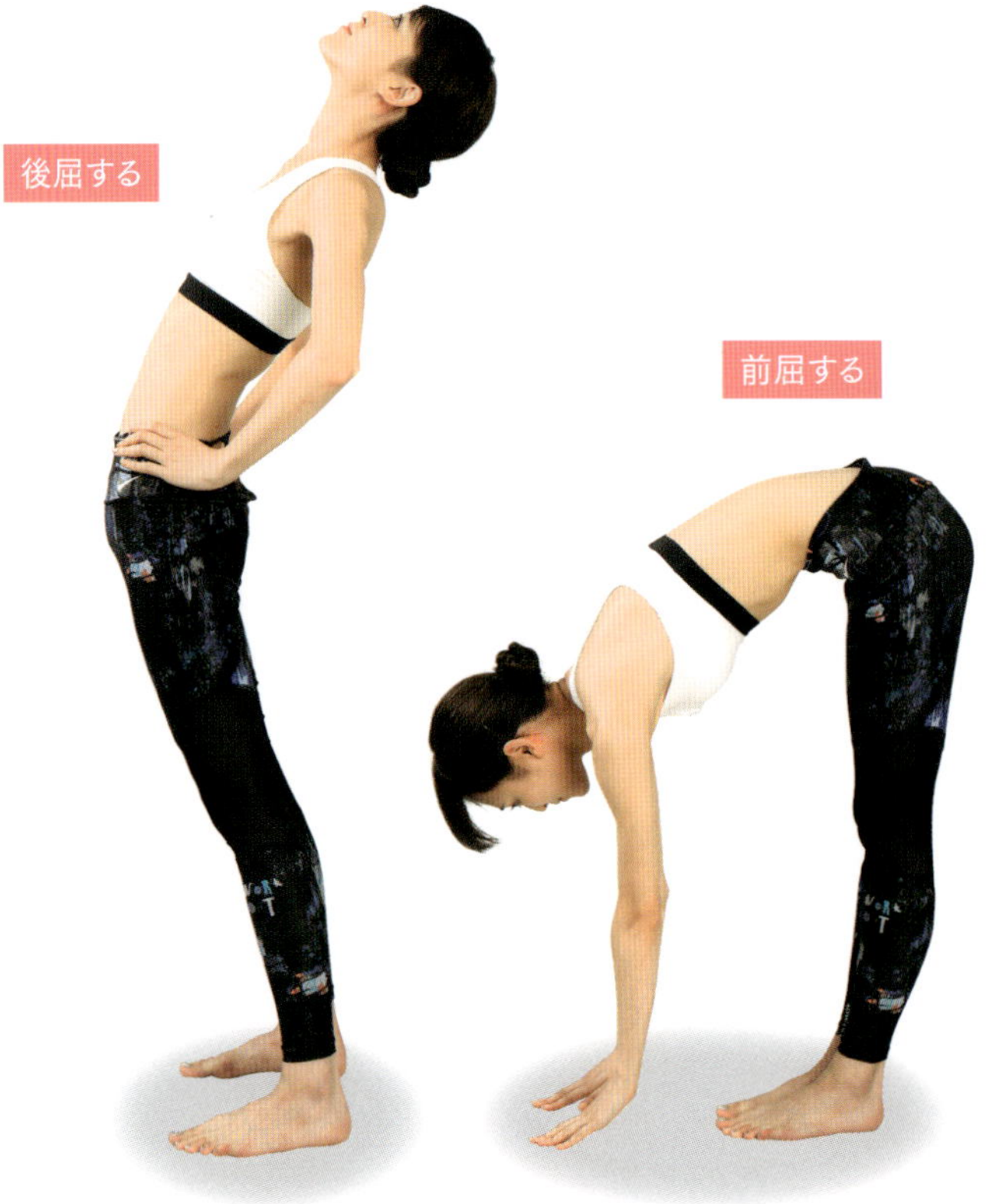

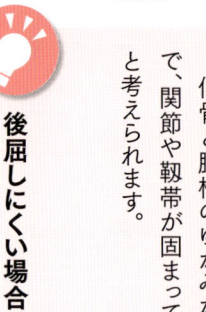

前屈しにくい場合

仙骨と腰椎のゆがみが原因で、関節や靭帯が固まっていると考えられます。

後屈しにくい場合

仙骨や腰椎が後ろにずれたことで、続く腰椎や腰椎下部も後ろにずれていることが考えられます。

腰
のチェック

上体を反《そ》らす

うつ伏せになって上体を反らすことで、仙骨や腰椎のゆがみを知ることができます。

ゆがみの部位
仙骨
腰椎

チェック方法

うつ伏せになって肘を曲げ、真っすぐ前を見て、肘が床から離れないよう、上体を押し上げるようにして反らせます。

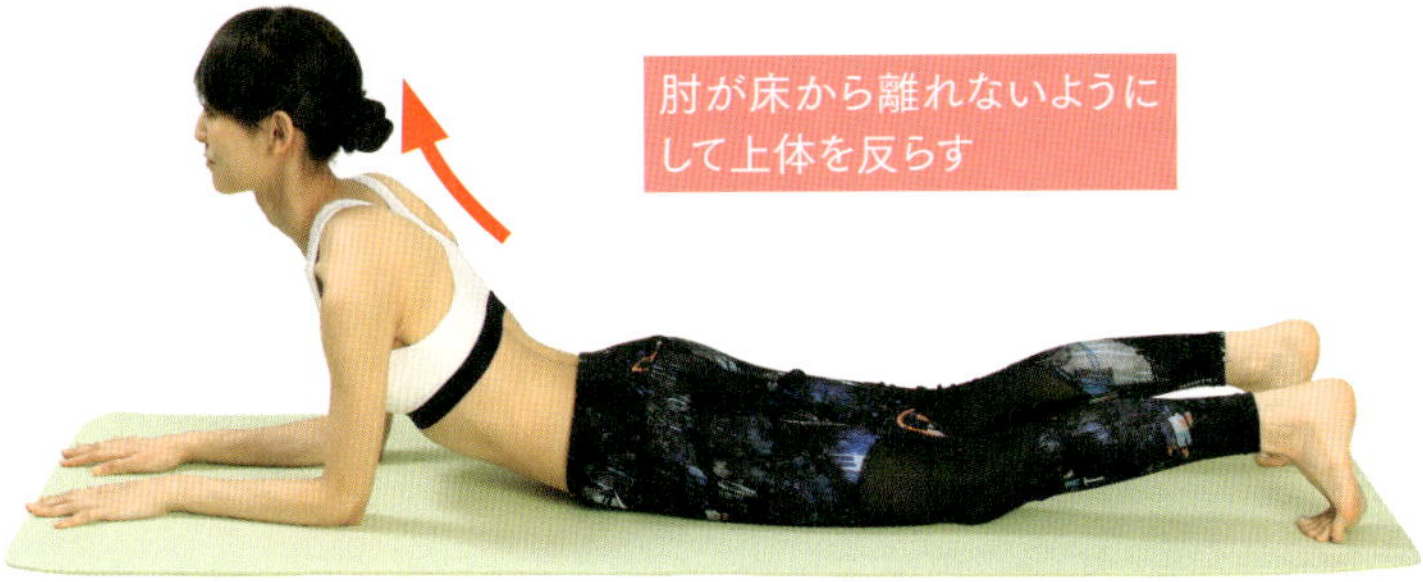
肘が床から離れないようにして上体を反らす

反らせにくい場合

仙骨が後ろにずれ、腰椎の前弯が少なくなり、腰椎の靭帯が拘縮していることが考えられます。

仙骨や腰椎が後ろにずれると、バランスをとるために背中が丸まる（猫背）代償姿勢によって背骨の神経を引っ張り、痛みや不調の原因となります。

腰
のチェック

膝の屈曲のチェック

膝の曲げ伸ばしによって、腰椎のゆがみや大腿神経の伝導異常の有無を知ることができます。

ゆがみの部位

腰椎
1〜3番

チェック方法

うつ伏せになって片足ずつ膝を曲げ、踵《かかと》がどれくらいお尻に近づくかをチェックします。2人1組になって行う場合は、膝を曲げることで腰が浮かないよう、補助者は手でしっかり腰を押さえながら踵をお尻に近づけ、痛みの有無を確認します。

膝を曲げる

1人の場合

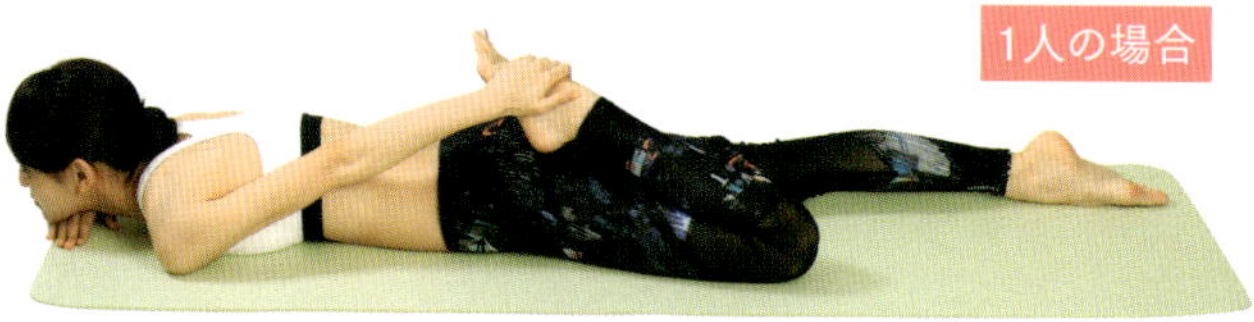

2人の場合

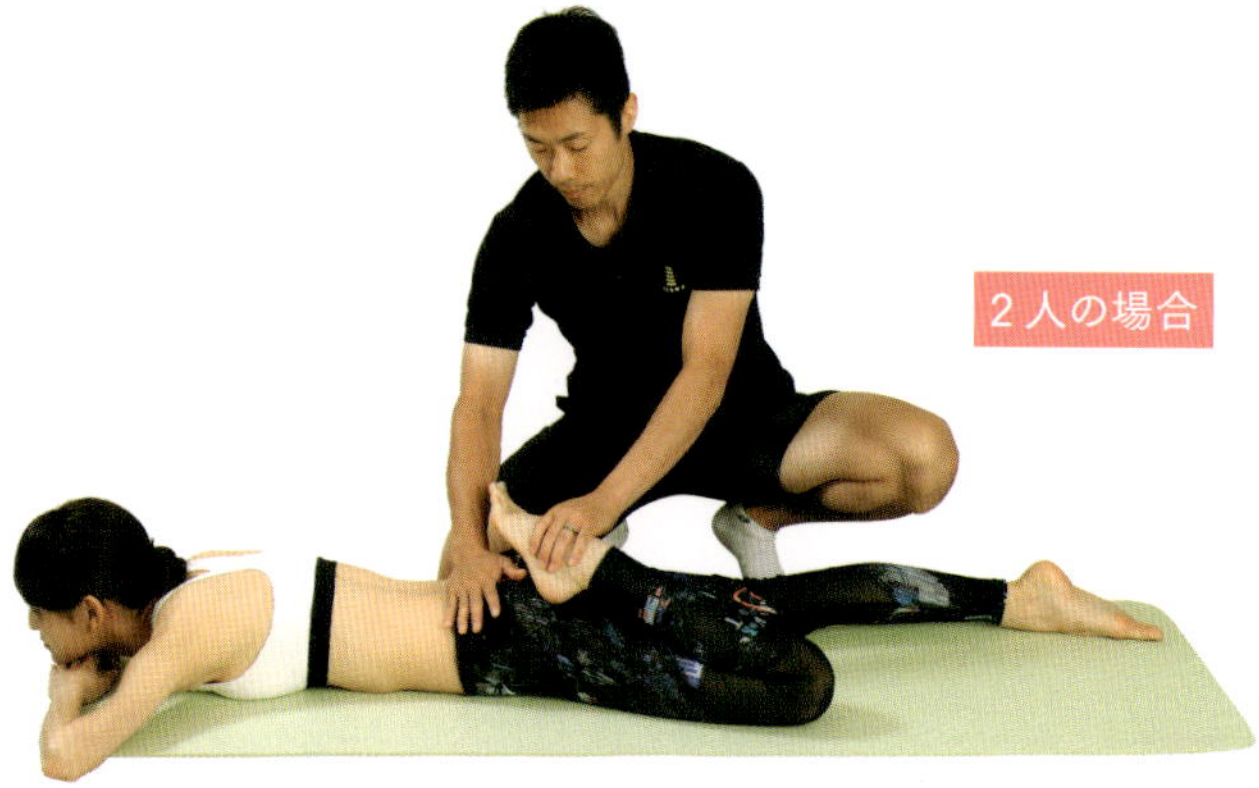

踵がお尻につかない場合

大腿部前側、股関節や膝のあたりに痛みや張りを感じる場合は、仙骨が後方変位して腰椎も後方変位し、大腿神経が牽引され伝導異常が起きていることが考えられます。

大腿神経とは

第2〜第4腰神経の腹側から分枝する、腰神経叢の中ではもっとも太い神経。大腿四頭筋や大腿前側に分布したのち、伏在神経《ふくざいしんけい》となります(17ページ参照)。

腰のチェック

SLRテスト

腰椎4、5番・仙椎1〜3番のゆがみや坐骨神経の伝達異常の有無をチェックするテストです。

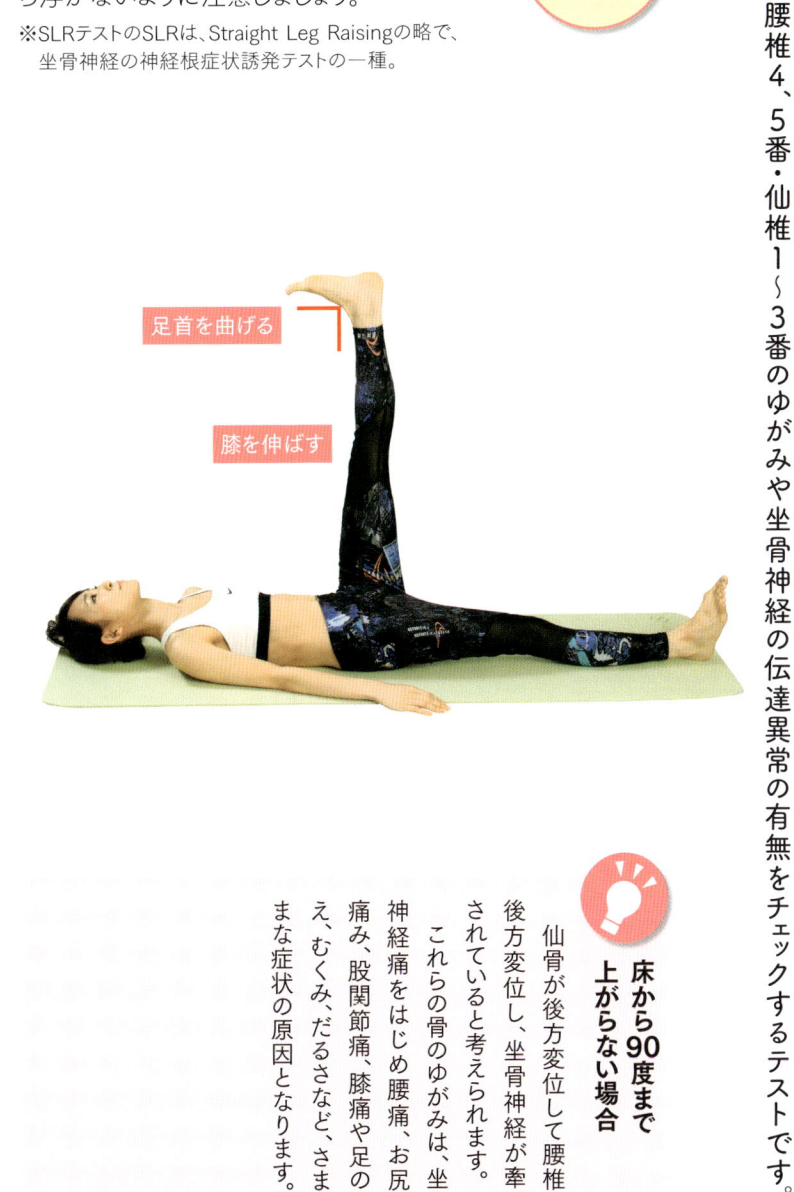

ゆがみの部位

腰椎4、5番
仙椎1〜3番

チェック方法

仰向けになり、膝を伸ばして片足ずつ足を上げます。足首は曲げ、反対側の足が床から浮かないように注意しましょう。

※SLRテストのSLRは、Straight Leg Raisingの略で、坐骨神経の神経根症状誘発テストの一種。

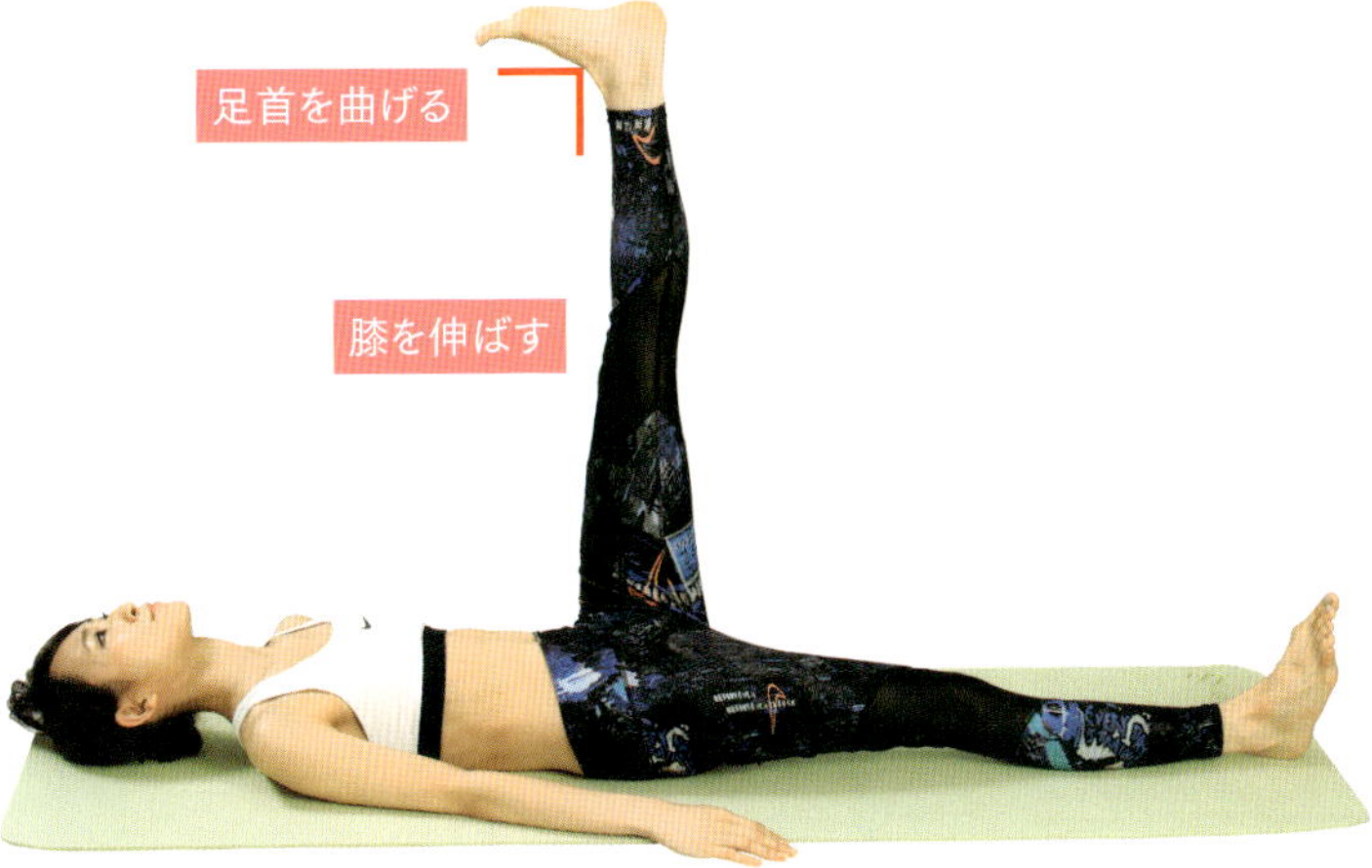

床から90度まで上がらない場合

仙骨が後方変位して腰椎も後方変位し、坐骨神経が牽引されていると考えられます。

これらの骨のゆがみは、坐骨神経痛をはじめ腰痛、お尻の痛み、股関節痛、膝痛や足の冷え、むくみ、だるさなど、さまざまな症状の原因となります。

股関節のずれは膝痛を起こす

股関節とは寛骨と大腿骨《だいたいこつ》の関節部のことで、大腿骨は外側か内旋位しかしない関節です。大腿骨が大きく外側に変位してその代償で脛骨が内側に入る（O脚）、大腿骨が内旋して代償で脛骨が外旋する（X脚）と膝の一部の関節面に負担がかかり、神経の伝導異常により、滑液が出ない状態で炎症を起こし痛みが出て変形します。当然、股関節も同じように痛み変形しますが、変形しているために痛いのではなく、**あくまでも一部分が滑液が出ない状態ですれて炎症を起こしているのです。どちらも大殿筋が弱いのが原因です。**

股関節（横）の構造

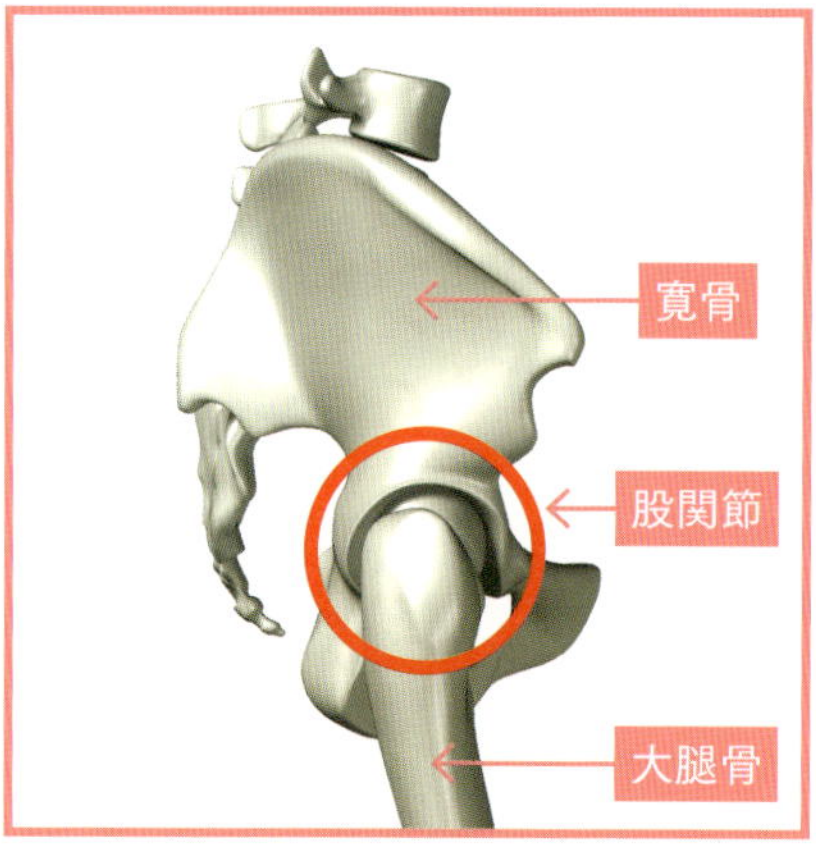

腰椎・仙椎のゆがみからくる主な症状

椎骨	主に関係する神経	関連する器官・部位	考えられる主な症状
腰椎1〜3	大腿神経、伏在神経、閉鎖神経	大腿部前面、股関節、膝	大腿前部の張り、腰背部の鈍痛、そけい部・膝の痛み
腰椎4〜5・仙椎1〜3	坐骨神経、脛骨神経、総腓骨神経、上殿神経、下殿神経	腰部、殿部、骨盤、下肢全体	腰痛、坐骨神経痛、仙腸関節痛、排尿排泄障害、大腸・直腸障害、便秘、婦人科系疾患、前立腺の障害、静脈瘤、足がつる・しびれる、膀胱炎
仙椎2〜5	骨盤内臓神経、陰部神経		

股関節のチェック

股関節を開く

股関節を開いて、仙骨のゆがみや股関節の亜《あ》脱《だっ》臼《きゅう》がないかチェックします。

ゆがみの部位
仙骨 股関節

チェック方法

2人1組になって1人が仰向けになり、片足を横に開いて曲げ、踵をもう一方の膝の横に添えます。補助者は、腰が浮かないように片手で押さえ、曲げた膝と床の間がどれくらい離れているかチェックします。床と膝の隙間は握りこぶし1個以下が標準です。反対の足も同じように行います。

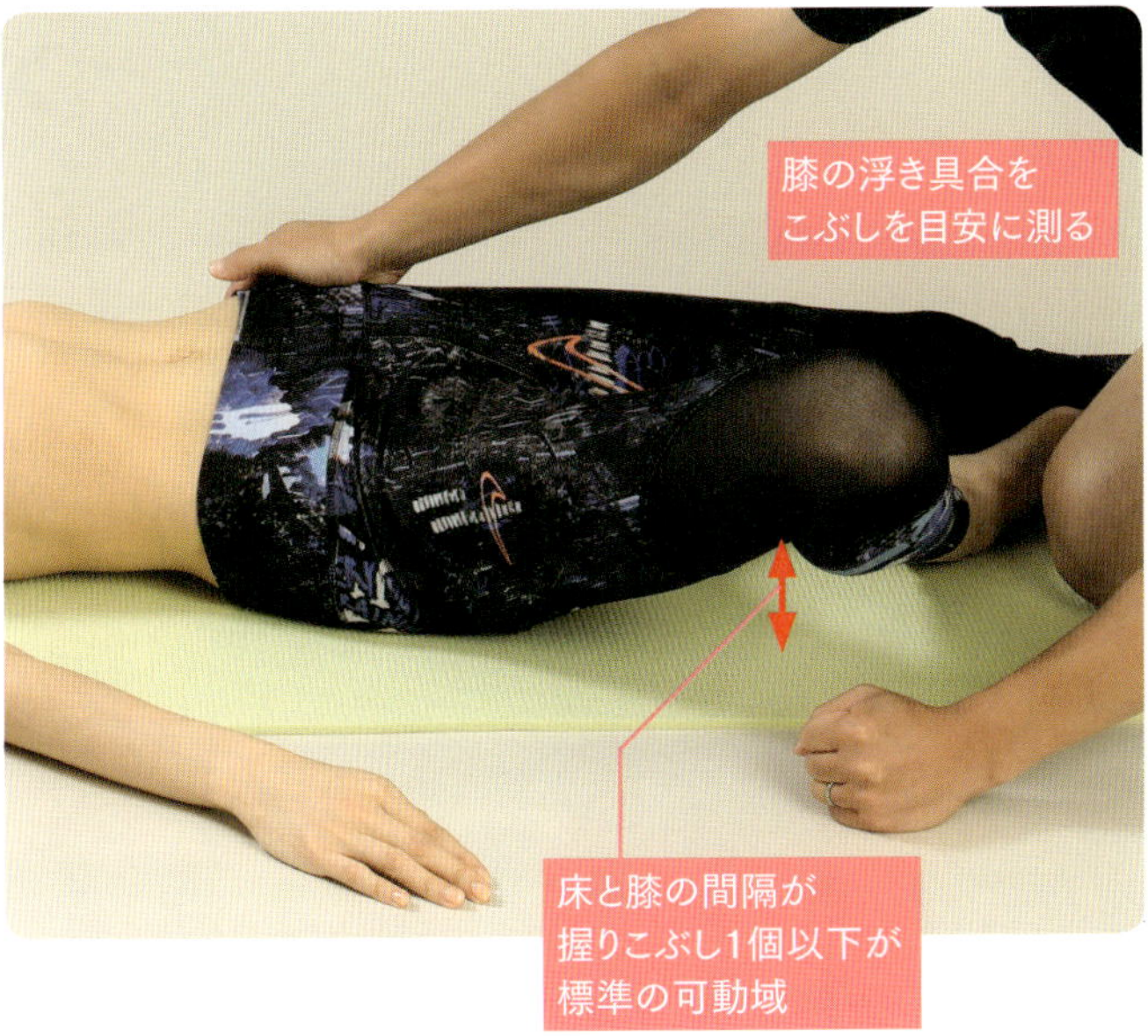
膝の浮き具合を
こぶしを目安に測る
床と膝の間隔が
握りこぶし1個以下が
標準の可動域

床から膝までが握りこぶし1個以上の場合

仙骨のゆがみや股関節の亜脱臼が考えられます。

亜脱臼（不完全脱臼）とは、関節から骨の関節面がはずれかかっている状態のことです。

仙骨は前述の通り後方にしかずれません。その場合、腸骨は内旋し、関節している大腿骨も内旋するので、股関節を開こう（外旋）としても関節で引っかかり開けなくなります。

股関節のチェック

片足ずつ上げる、開く

足を上下左右に動かして、仙骨や腰椎のゆがみや股関節の亜脱臼の有無をチェックします。

ゆがみの部位

股関節

チェック方法

イスに座り、もも上げをします。片足ずつ5、6回繰り返して行い、楽に上がるか、上げた足の高さに違いがないかをチェックします。足を上げるときは、足首に力が入らないよう注意します。

　つぎに、片足ずつ足を少し持ち上げて横に広げ、左右の足が同じように開くかをチェックします。

左右の足を片足ずつ横に開く

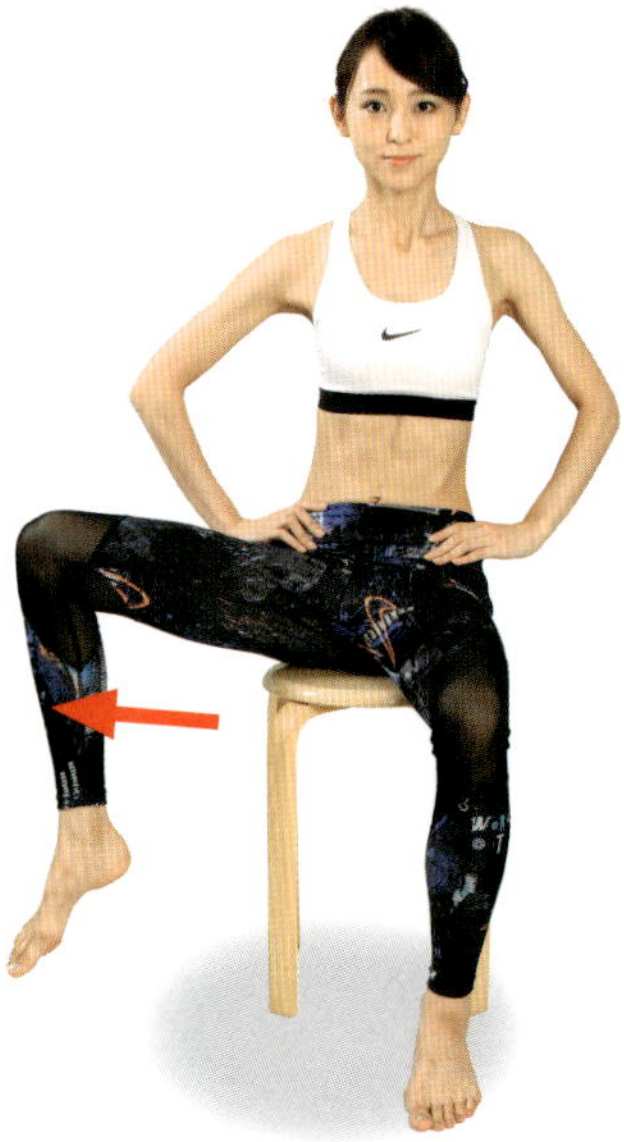

左右の足を片足ずつ上げる

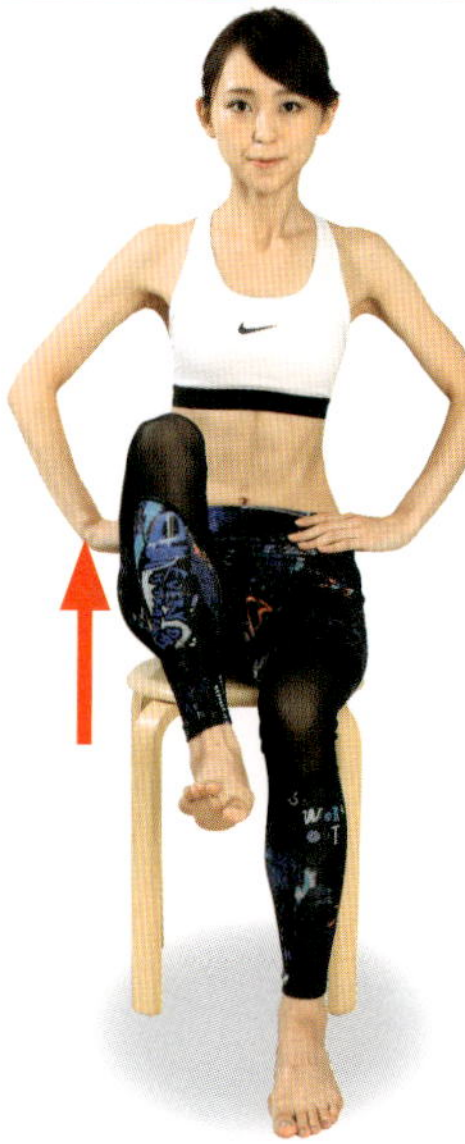

足が上がりにくい、左右に開きにくい場合

足に痛みがあったり、つまり感があって足をスムーズに動かせない場合は、仙骨のゆがみや股関節が亜脱臼している可能性があります。

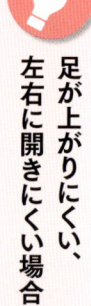

仙骨のゆがみは足のアーチを崩す

腰椎から出た神経と仙骨から出た神経はまとめて坐骨神経と呼ばれますが、膝窩のやや上方で総腓骨《そうひこつ》神経と脛骨神経に分かれます。総腓骨神経は浅腓骨神経と深腓骨神経に分枝し、さらに下腿《かたい》を下行し、足の甲側の指に分布します。

脛骨神経も下行し、内側足底神経と外側足底神経に分かれ、足底の皮膚と筋に分布します。

これらの神経が伝導異常を起こすと、筋肉が拘縮を起こし、正常なアーチが保てなくなり姿勢にも影響をだすことがあります。

足の構造

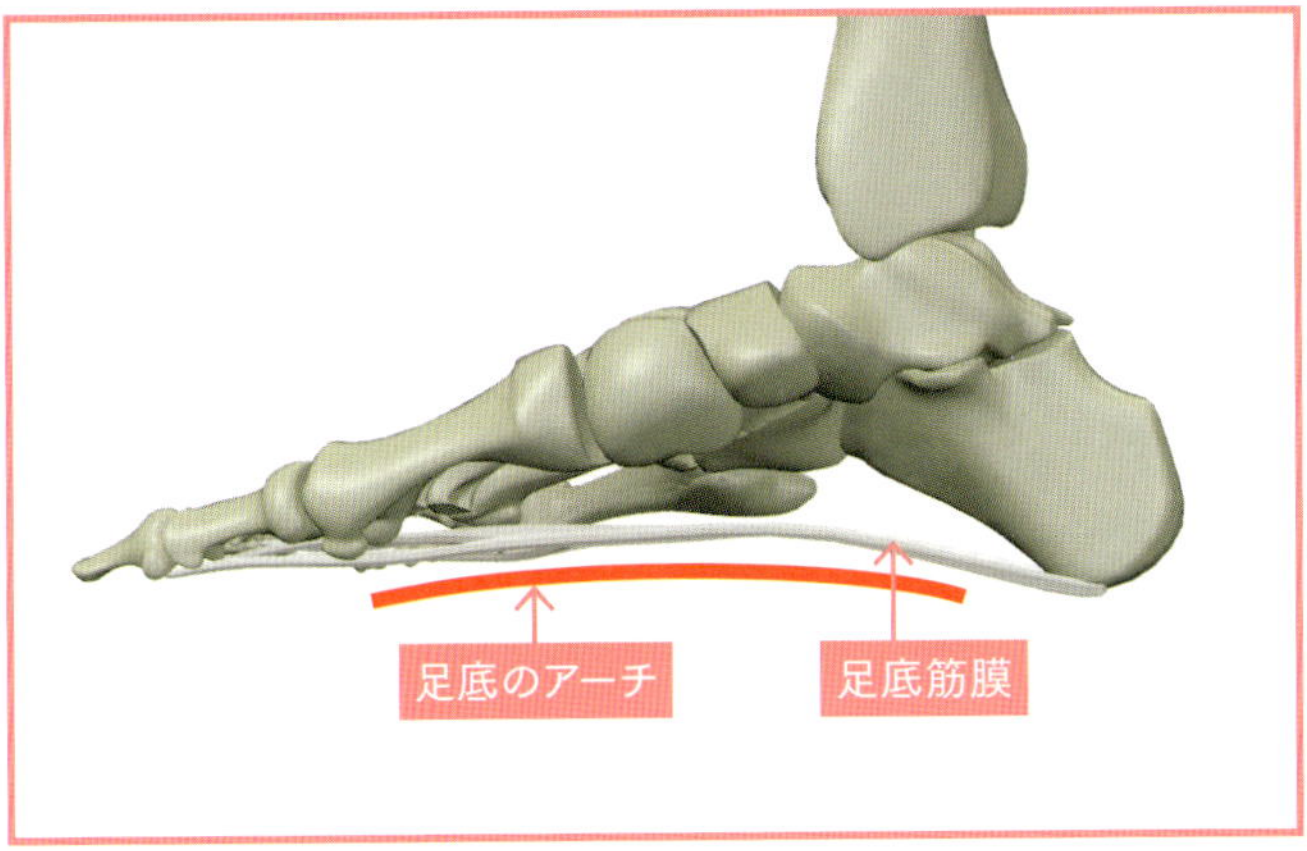

腰椎・仙椎・尾骨のゆがみからくる主な症状

椎骨	主に関係する神経	関連する器官・部位	考えられる主な症状
腰椎4～5・仙椎1～3	座骨神経、脛骨神経、総腓骨神経、上殿神経、下殿神経	腰部、殿部、骨盤、下肢全体	腰痛、坐骨神経痛、仙腸関節痛、排尿排泄障害、大腸・直腸障害、便秘、婦人科系疾患、前立腺の障害、静脈瘤、足がつる・しびれる、外反母趾、膀胱炎
仙椎2～5	骨盤内臓神経、陰部神経		
尾骨	尾骨神経	尾骨部	尾てい骨痛

足
のチェック

足踏みチェック

その場で足踏みをすることで、股関節のゆがみや足の状態を知ることができます。

ゆがみの部位

股関節

チェック方法

つま先を前に向けて真っすぐに立ち、その場で20回ほど足踏みをします。足踏みを終えたら、そのままの姿勢でつま先の向きをチェックします。

その場で20回足踏みを行う

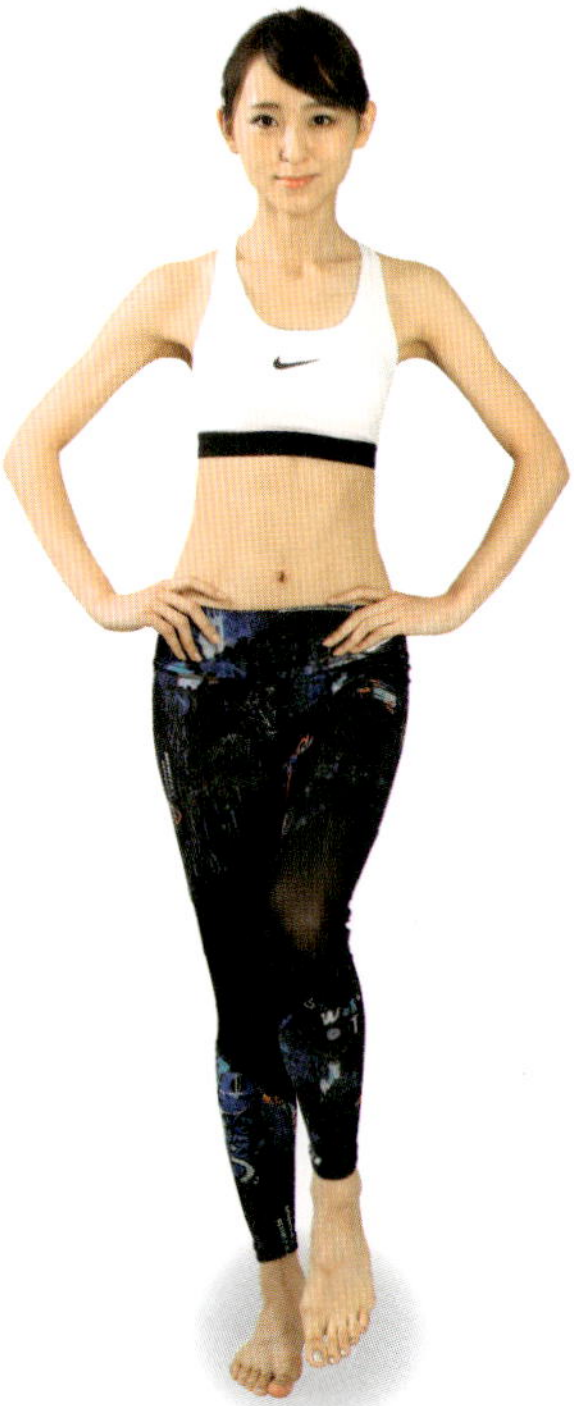

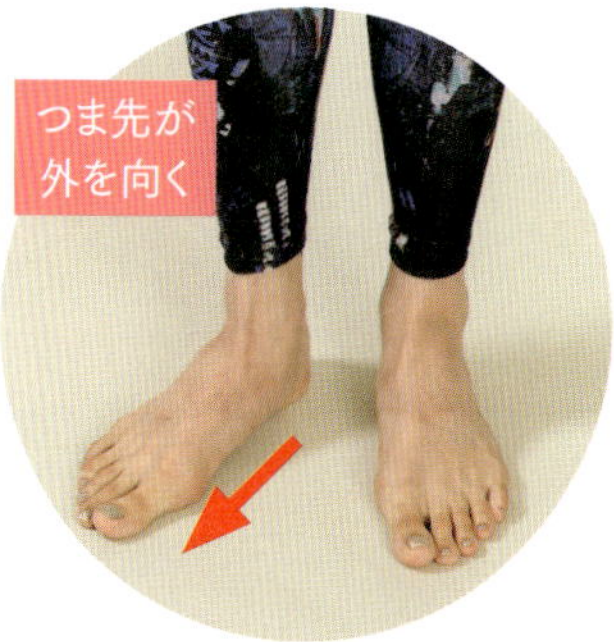

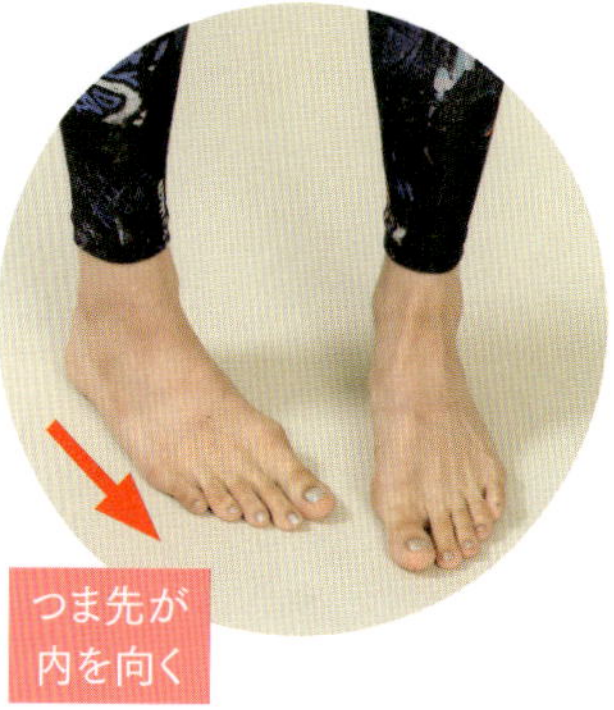

つま先が外側、もしくは内側を向いている場合

通常は、つま先は前を向いたままですが、外側を向いている場合は大腿骨を支える大殿筋が弱く、大腿骨が外旋している状態であったり、大腿骨が内旋して脛骨が代償を受けて外旋している場合などが考えられます。いずれにしても大殿筋の筋力低下が原因です。

また、足の裏や指にタコやマメができている場合は、股関節の亜脱臼か足裏のアーチの崩れが原因です。

第2章

背骨コンディショニングの基本運動

毎日続けて、健康な身体をつくる

背骨コンディショニングでは、はじめに関節をゆるめる**ROM運動**（＝ゆるめる体操）と神経をゆるめる**神経ストレッチ**、2つのアプローチでゆがんだ身体をほぐしていきます。

ROM（Range of Motion）とは関節可動域を示す言葉で、**関節をゆるめて可動域を広げるための運動のことです。背骨コンディショニングのROM運動では、仙腸関節や肩鎖関節、胸肋関節など、医学的にはほとんど動かないとされる関節もゆるめることができるのが特徴です。**

もうひとつの**神経ストレッチは、神経の柔軟性を取り戻し、つぎのステップであるゆがみの矯正をしやすくするための運動です。**筋肉を伸ばすことで柔軟性を高め、可動域を広げる一般的なストレッチとは異なり、筋肉を支配している神経に直接働きかけて伝導異常を改善します。

痛みがあったり、可動域が狭いためにうまくできない場合は、痛みと上手につきあいながら無理をせず少しずつ可動域を広げていきましょう。

筋トレには頻度《ひんど》に制限がありますが、ゆるめる体操や矯正する体操は毎日または、日に2回3回行ってもかまいません。痛みやこりなど、すでに症状が出ている場合には週に3、4回以上行って、習慣化しましょう。

第2章では、背骨のゆがみをゆるめる→矯正する→筋力アップという、背骨コンディショニングの基本運動を紹介しています。

これだけでも毎日（筋力向上トレーニングは週2回）行うことでいままで不調を感じていた身体が見違えるようによみがえるはずです。身体のゆがみは誰もが抱えているものですから、たとえいま症状がなくても、正しいメンテナンスで症状を予防することも大切です。

運動するときの注意事項

- 痛みがある場合は無理に続けようとせず、できる範囲で行いましょう。
- 動作は勢い（反動）をつけずにゆっくり行い、まずは、動かしている場所を意識してください。
- 原則としてROM運動は片側30回（30往復）、神経ストレッチはひとつの動作を30〜60秒とします。
- ゆるめる体操と矯正する体操は毎日、何セット行ってもかまいません。

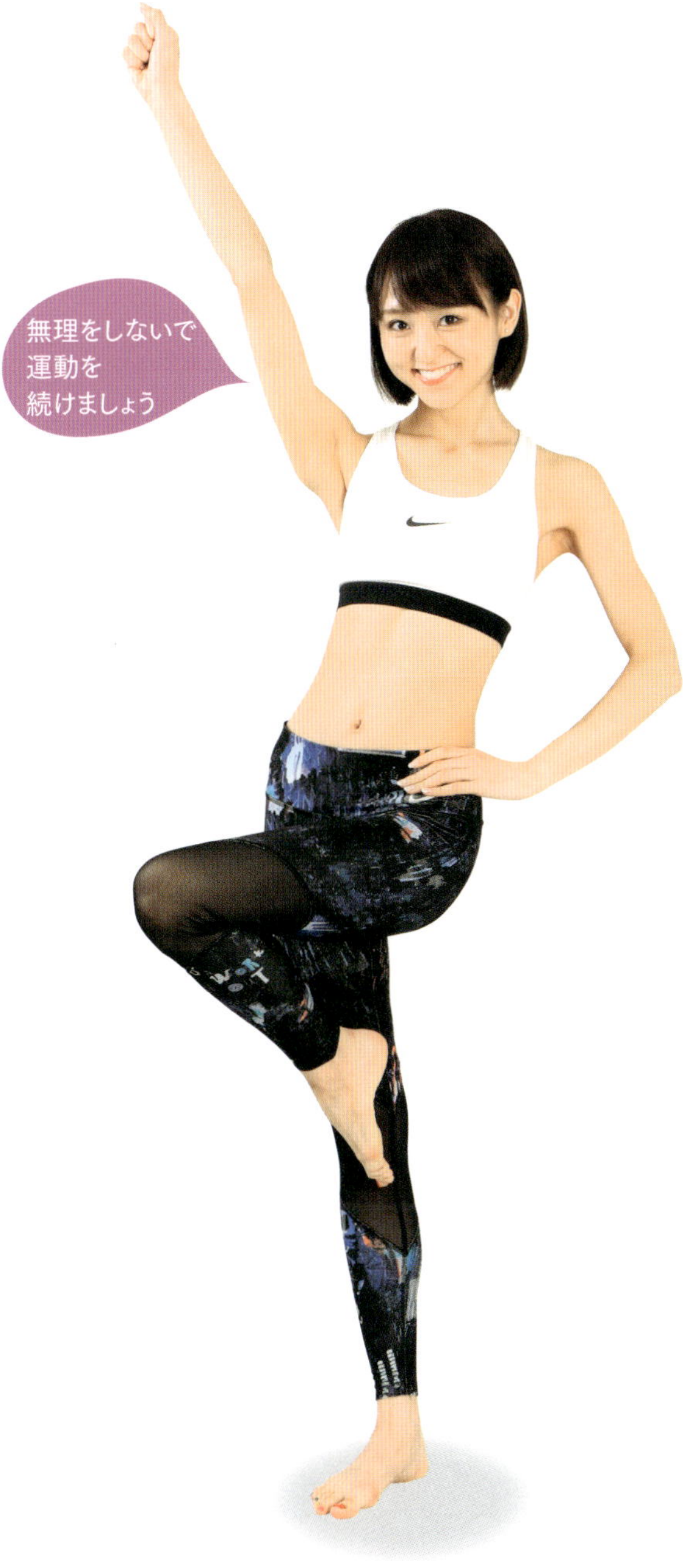

ゆるめる体操 1

毎日続けるROM運動

足まわし

ゆるめる部位
仙骨
腰椎

足を回して仙骨まわりの固まった関節をほぐし、ゆるめます。

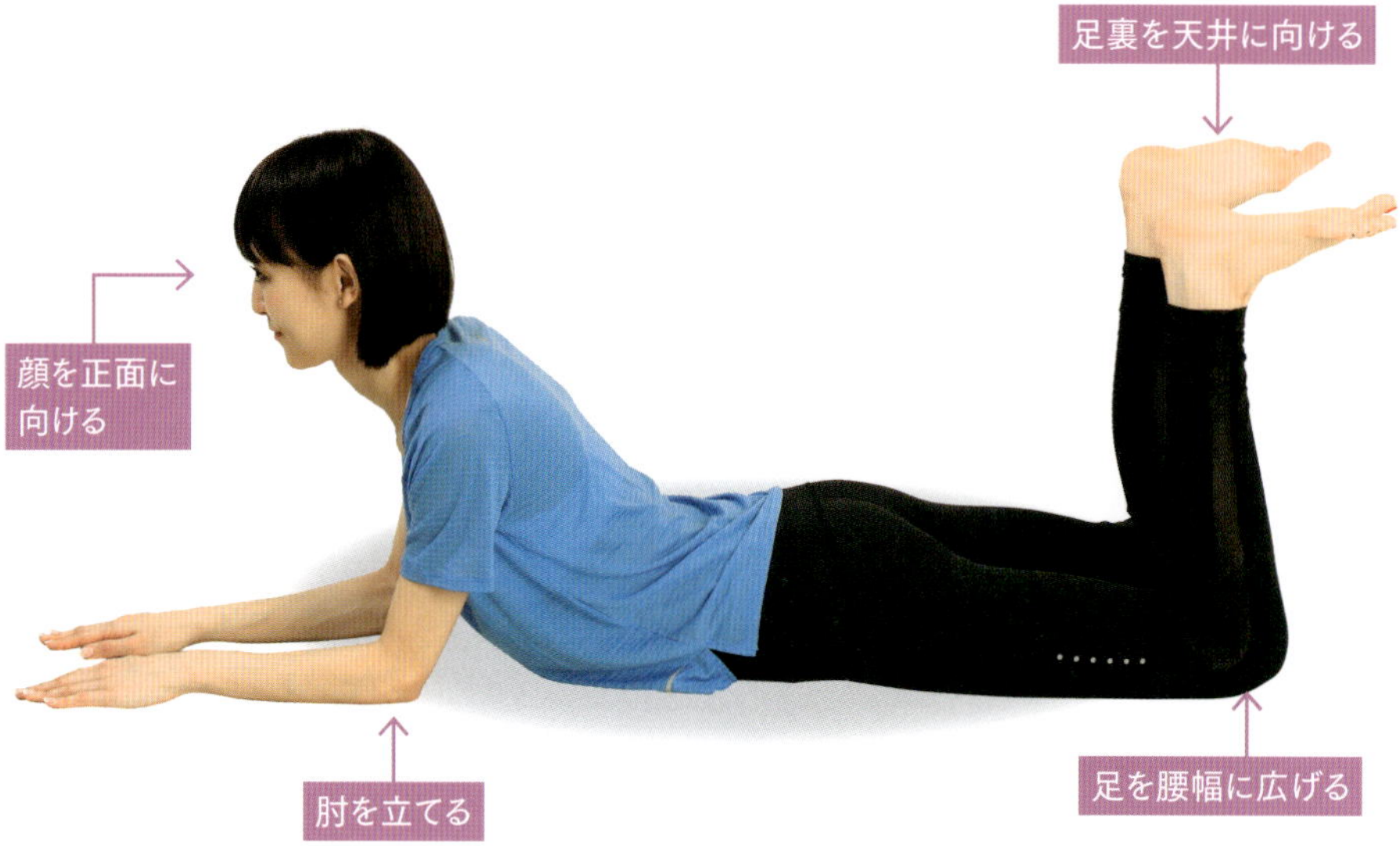
足裏を天井に向ける
顔を正面に向ける
肘を立てる
足を腰幅に広げる

1 うつ伏せになって肘を立て、上体を反らします。
膝を曲げ、足裏を天井に向けます。

Point

- はじめはうまく円が描けなくても、できる範囲で続けましょう。続けているうちに徐々にスムーズになります。
- 仙腸関節を意識しながら行うと効果的です。

2 片足ずつ膝を中心に踵で円を描くように回します。

内回し・外回しを各30回ずつ行う。
反対の足も同じように行い、慣れてきたら両足同時に行う。

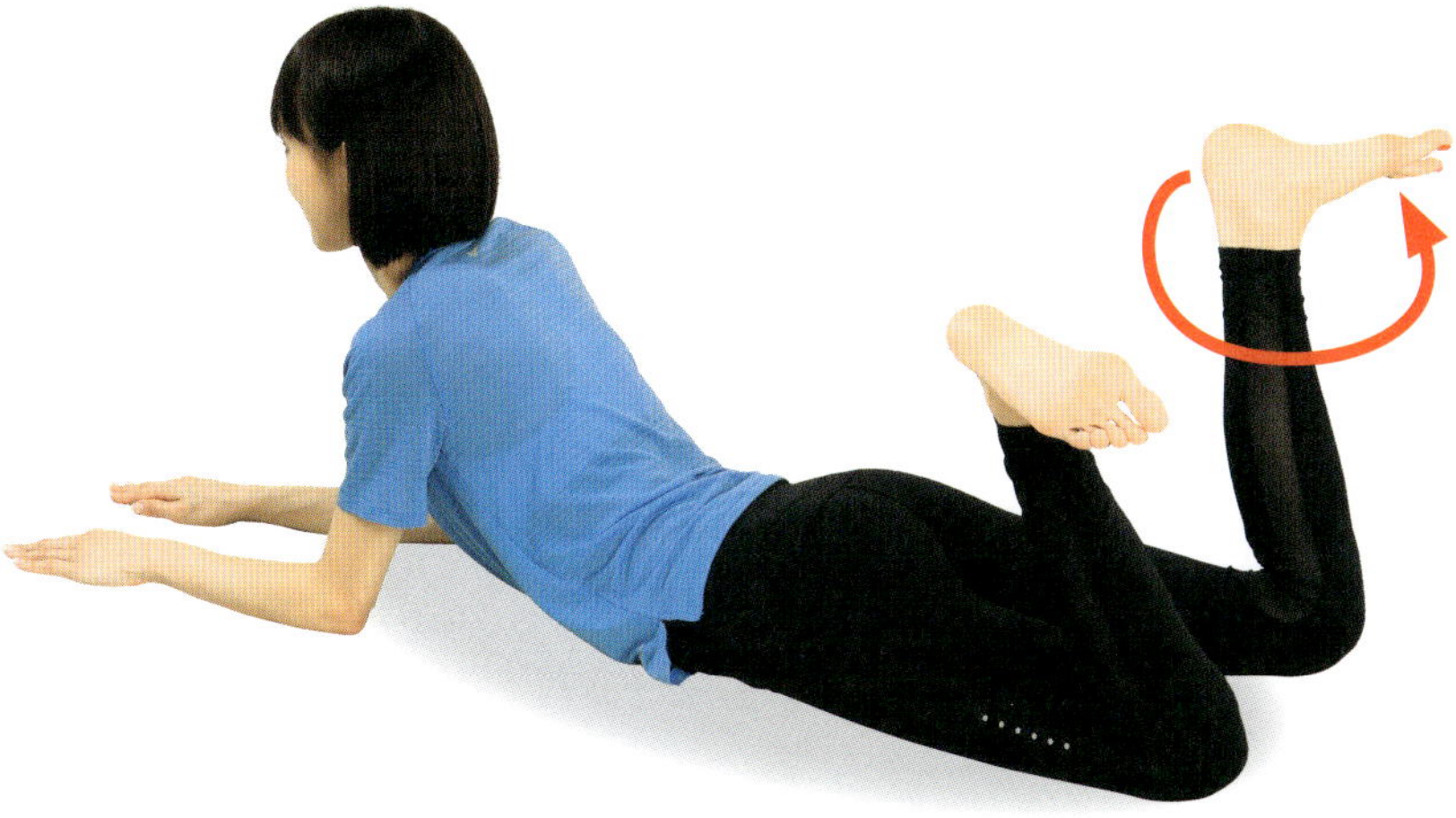

Variation

腰に痛みがある場合は、
上体を伏せたままでもかまいません。

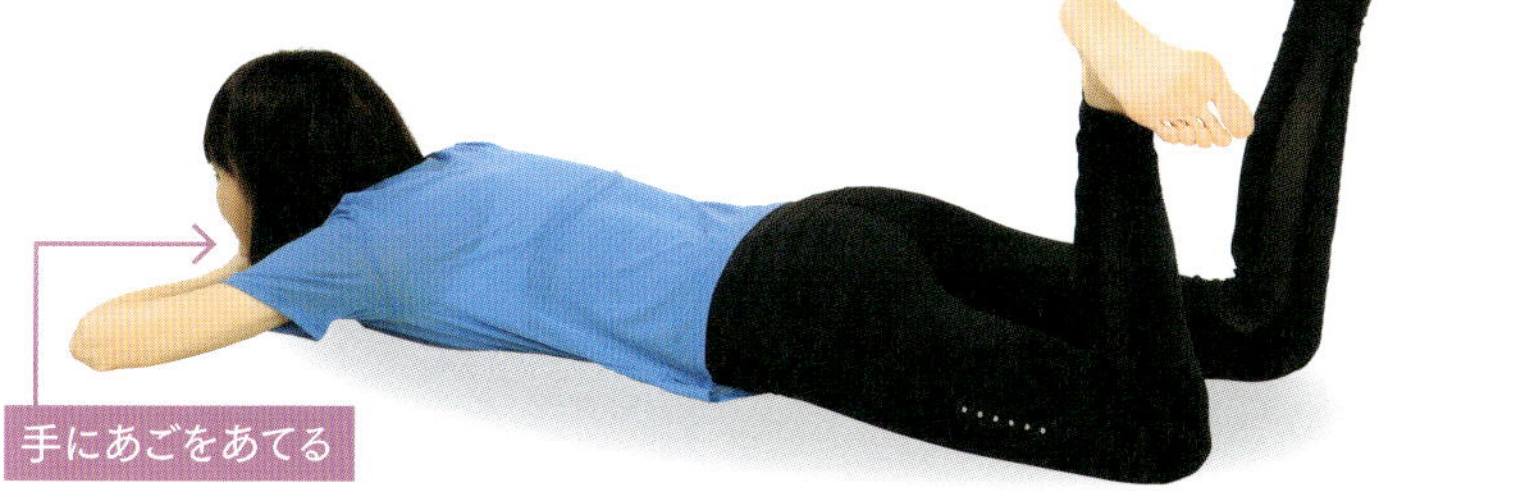
手にあごをあてる

それでもキツイ人は、お腹の下に
タオルやクッションを入れて行いましょう。

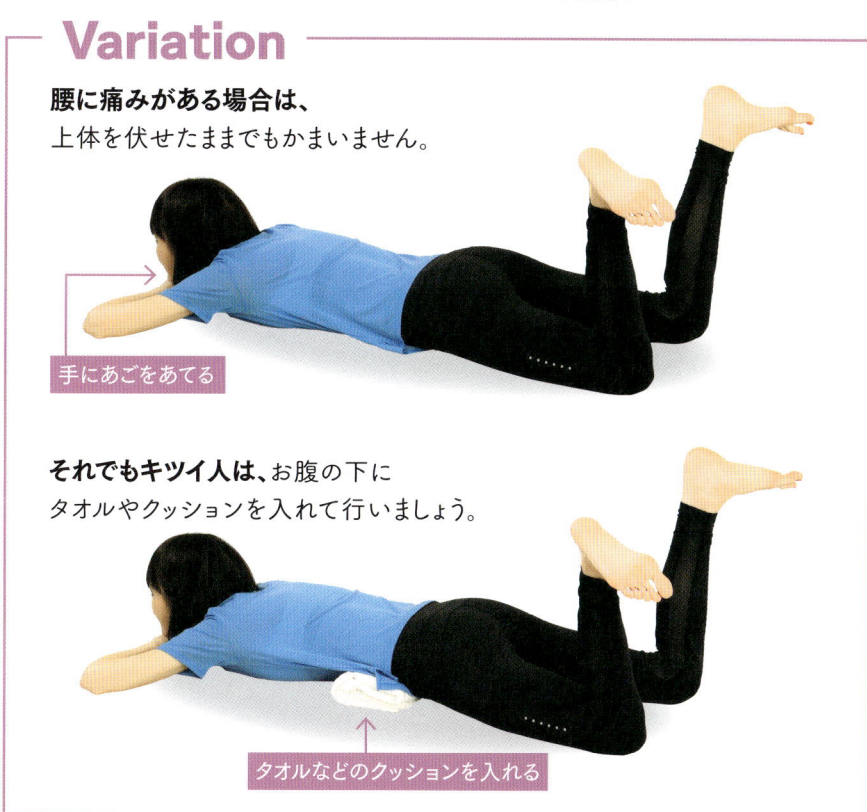

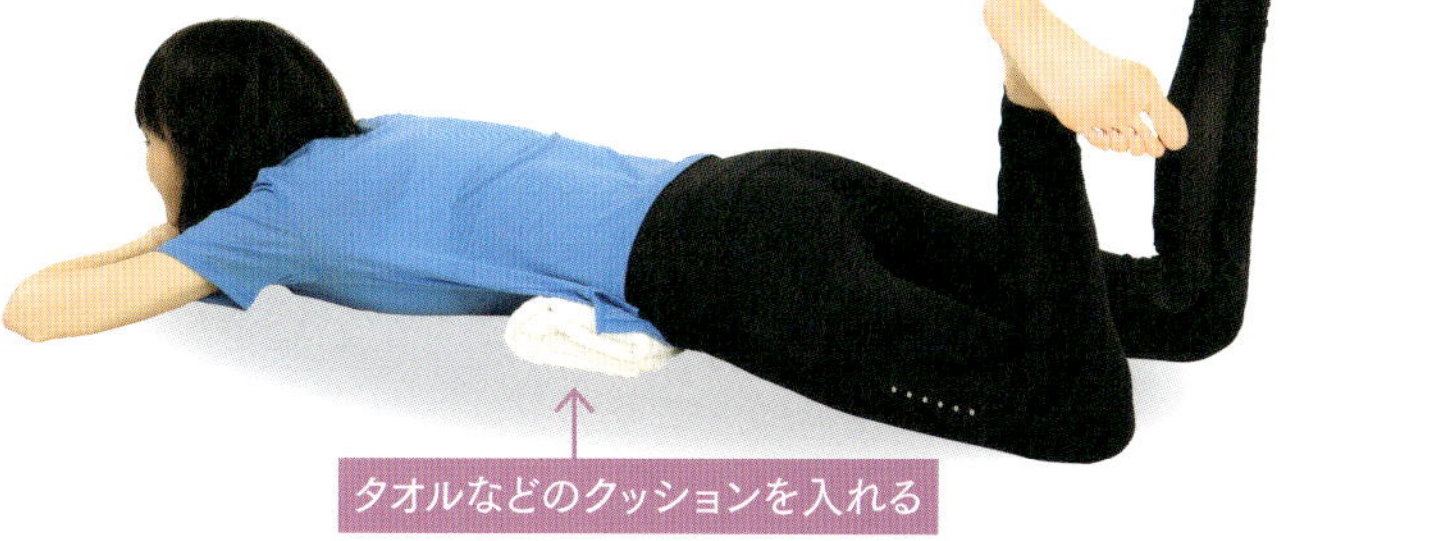
タオルなどのクッションを入れる

ゆるめる体操 2

毎日続けるROM運動

胸開き

ゆるめる部位

胸椎

胸椎をねじるようにして胸を開き、胸椎をゆるめます。

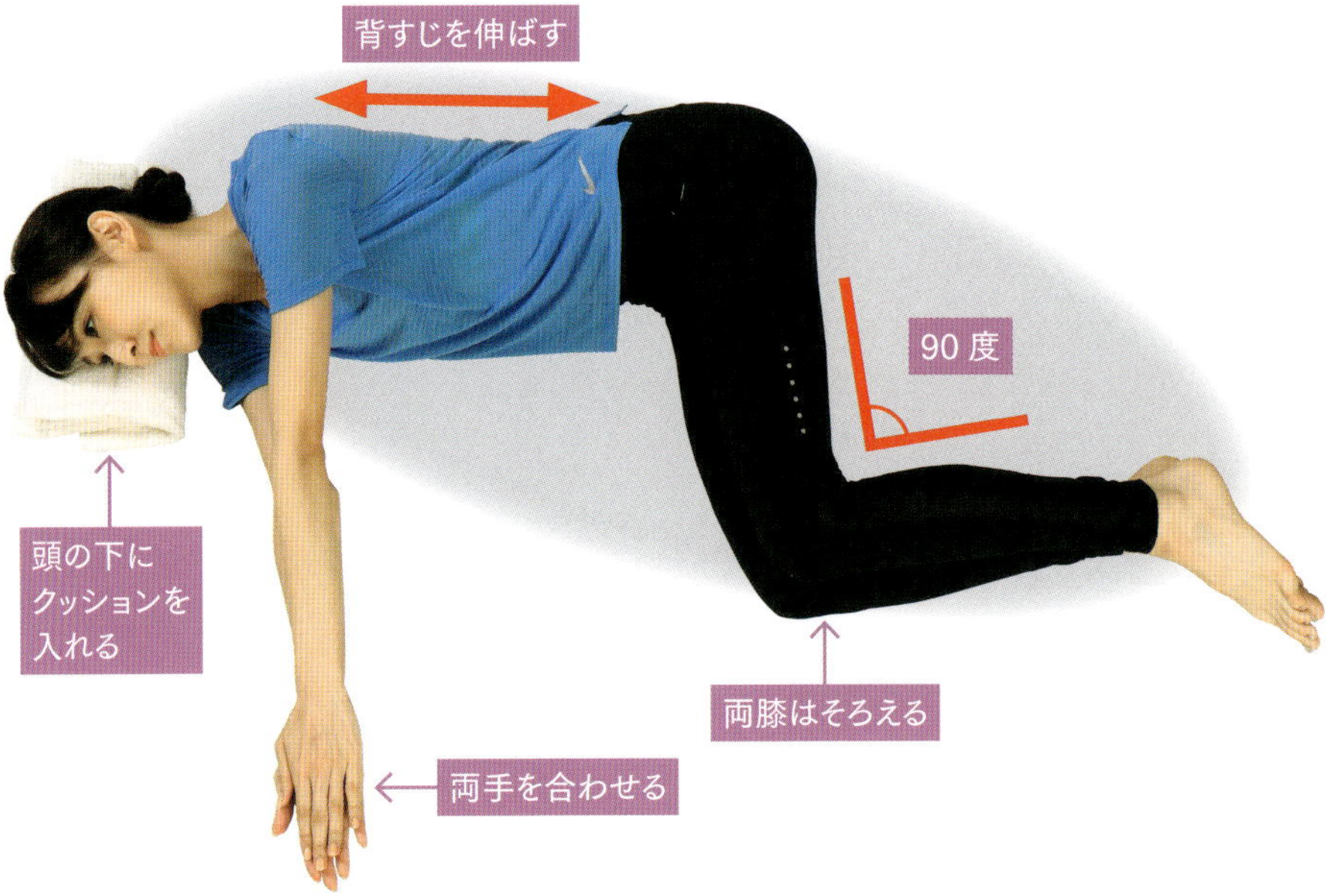

背すじを伸ばす
90度
頭の下にクッションを入れる
両膝はそろえる
両手を合わせる

1 頭の下にクッションを入れて
横向きに寝て、両膝をそろえて90度に曲げます。
両手を合わせて前に出し、背すじを伸ばします。

2

顔は前に向けたまま、
胸椎をねじるようにして
上側の手を
肩から後ろに開きます。

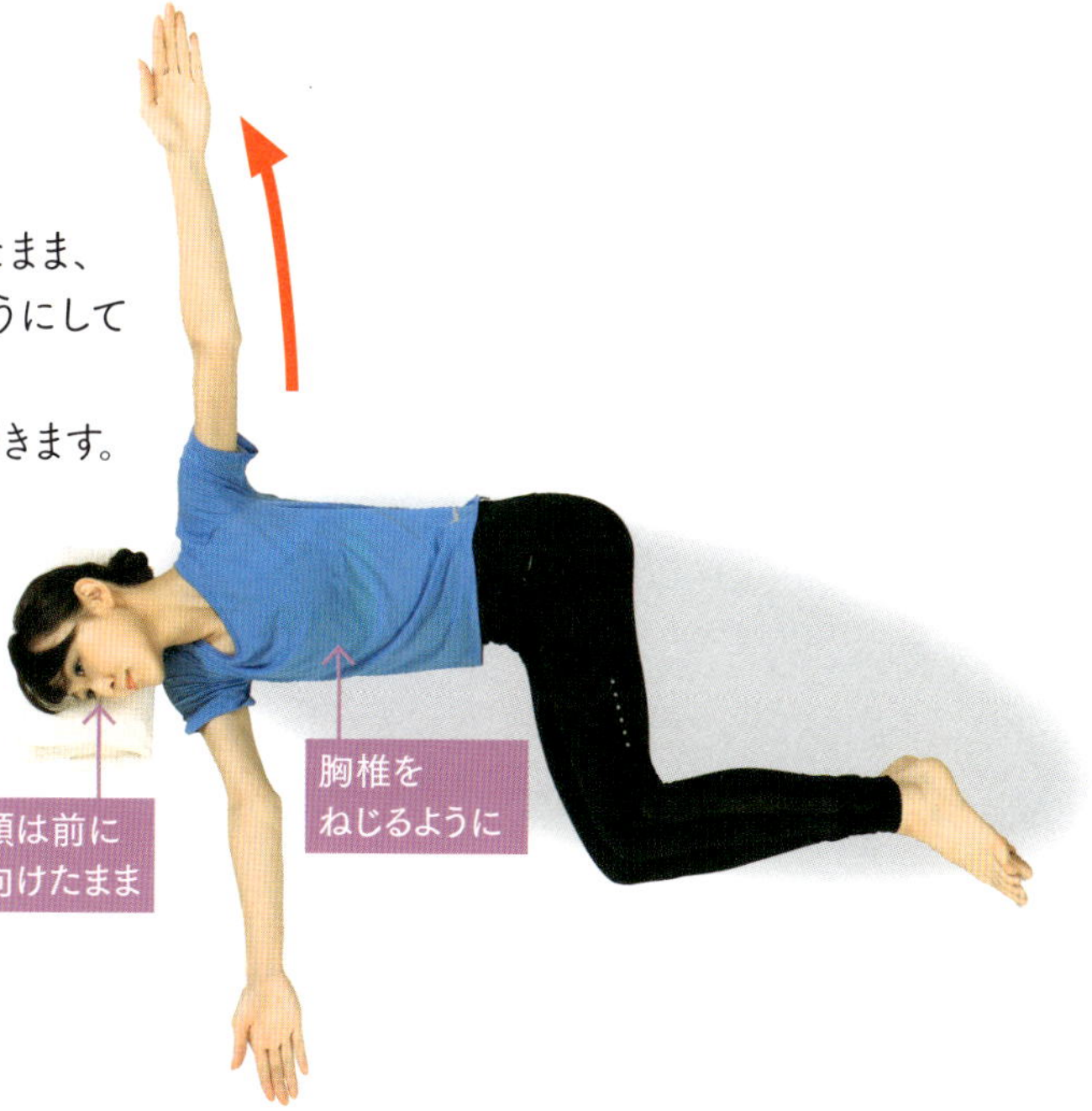
顔は前に
向けたまま
胸椎を
ねじるように

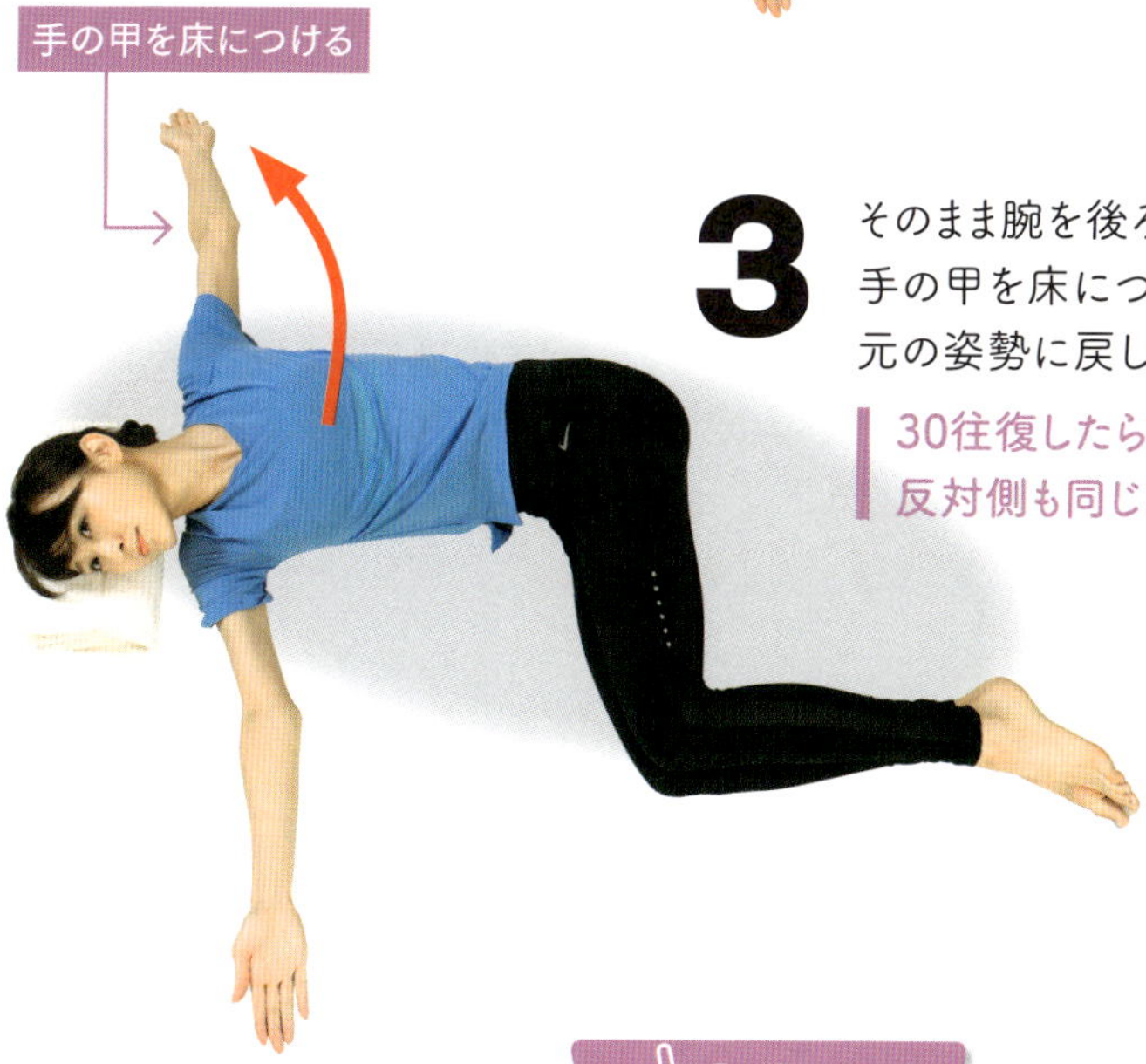
手の甲を床につける

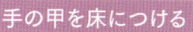

3

そのまま腕を後ろに倒して
手の甲を床につけたら、
元の姿勢に戻します。

30往復したら、
反対側も同じように行う。

Point

- 両膝をそろえ、腕を開くときに上側の膝が浮かないようにします。
- 手の重みで少しずつ大きく開くのを感じるようにします。

ゆるめる体操
3

毎日続けるROM運動

首ゆるめ

ゆるめる部位
頸椎

首の重みを使い、ゆがんで固くなった正中神経、
橈骨神経、尺骨神経の出所である頸椎全体をゆるめます。

基本の姿勢

うつ伏せに寝て、片手でこぶしをつくり、あごを乗せます。

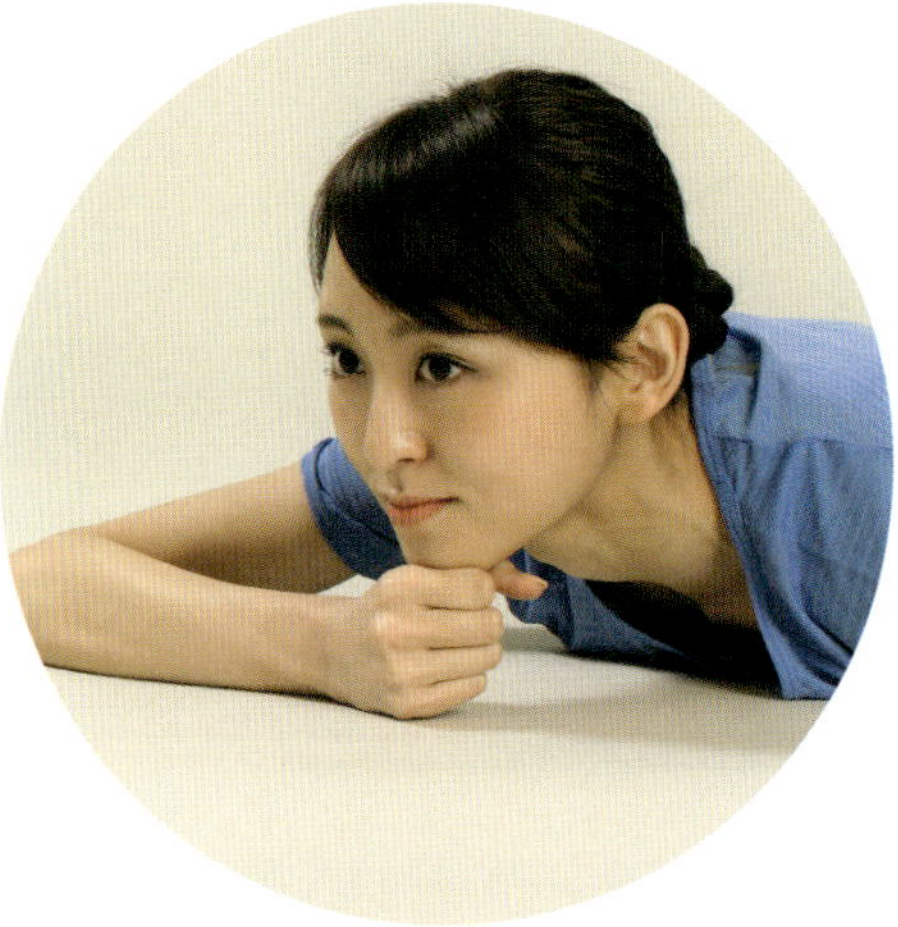

Variation

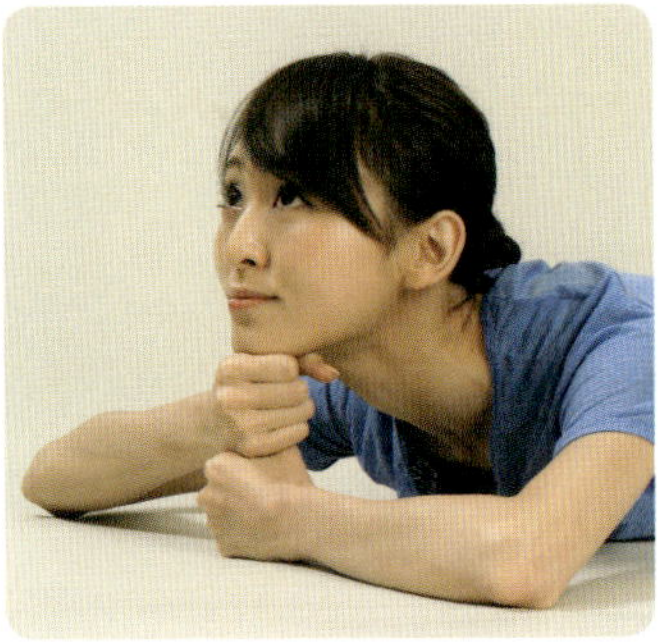

慣れてきたらこぶしを重ねてあごを高くして行います。

1 首ねじり

こぶしの位置を少し前に出し、首をかしげるようにしてあごを中心に首を倒します。

左右に
30往復倒す。

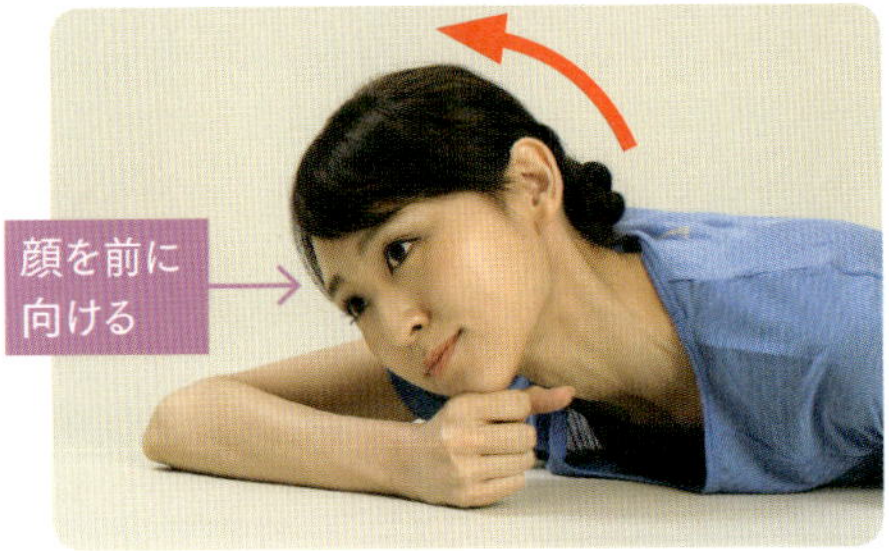

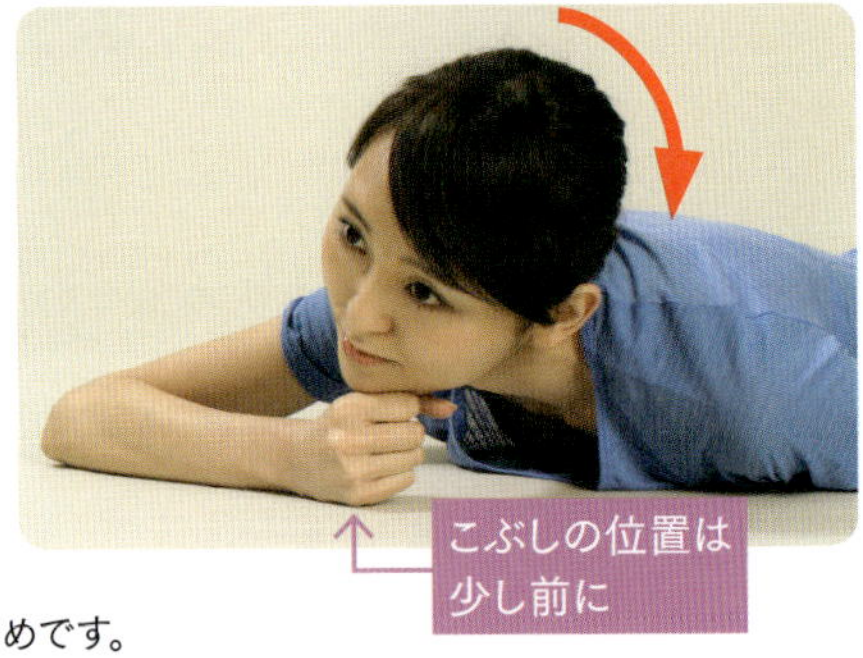

＊こぶしを前に出すのはねじれ動作をしやすくするためです。

2 首左右

こぶしの位置をやや手前にしてあごを引き、
耳を肩につけるように首を動かします。

左右に
30往復する。

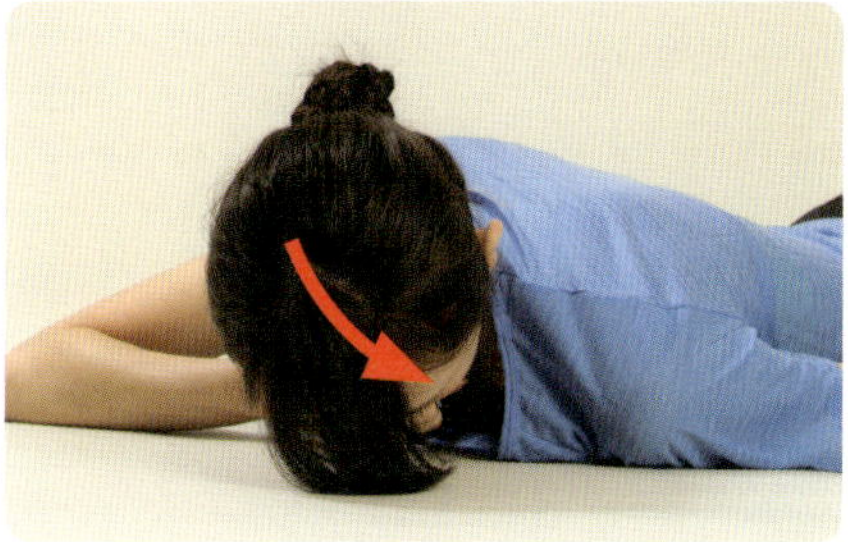

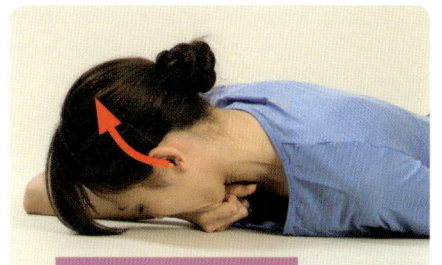

こぶしの位置を
やや手前に、あごを引く

3 首上下

こぶしの上に乗せたあごを前に出したり、
引いたり（顔を上に向けたり、下に向けたり）します。

上下に
30往復する。

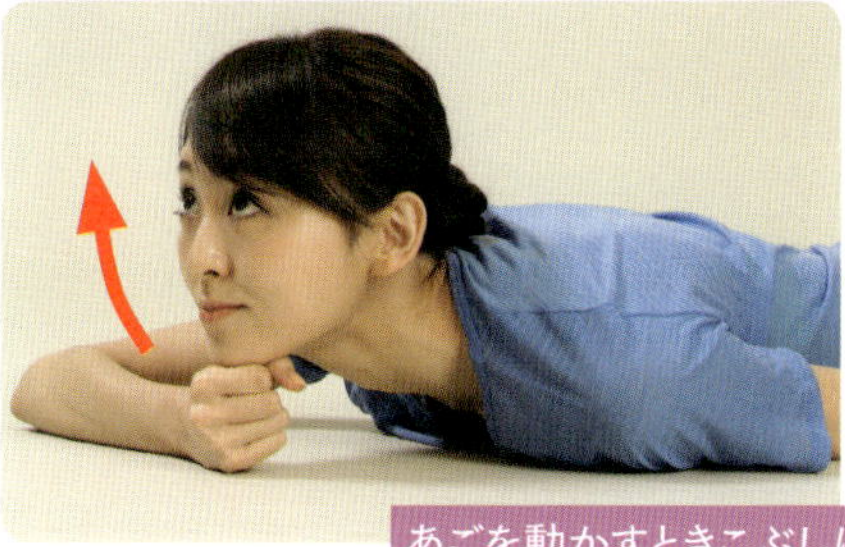

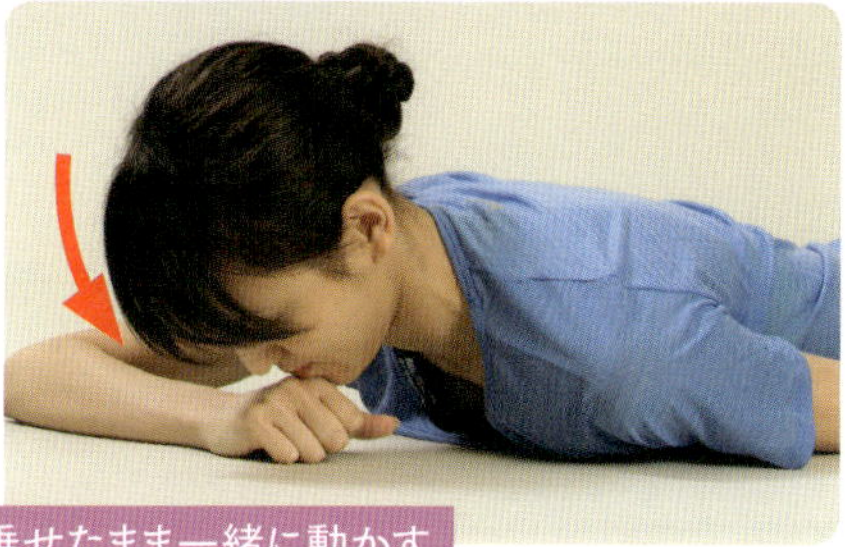

あごを動かすときこぶしに乗せたまま一緒に動かす

Point

- 首の力を抜き、頭の重さをこぶしにあずけ、痛みのない範囲でゆっくり行います。

ゆるめる
体操
4

毎日続ける神経ストレッチ

坐骨神経ストレッチ

ゆるめる部位
坐骨神経

タオルを使って坐骨神経に働きかけ、
坐骨神経痛や腰痛などの原因となる神経の
伝導異常の改善を目指します。

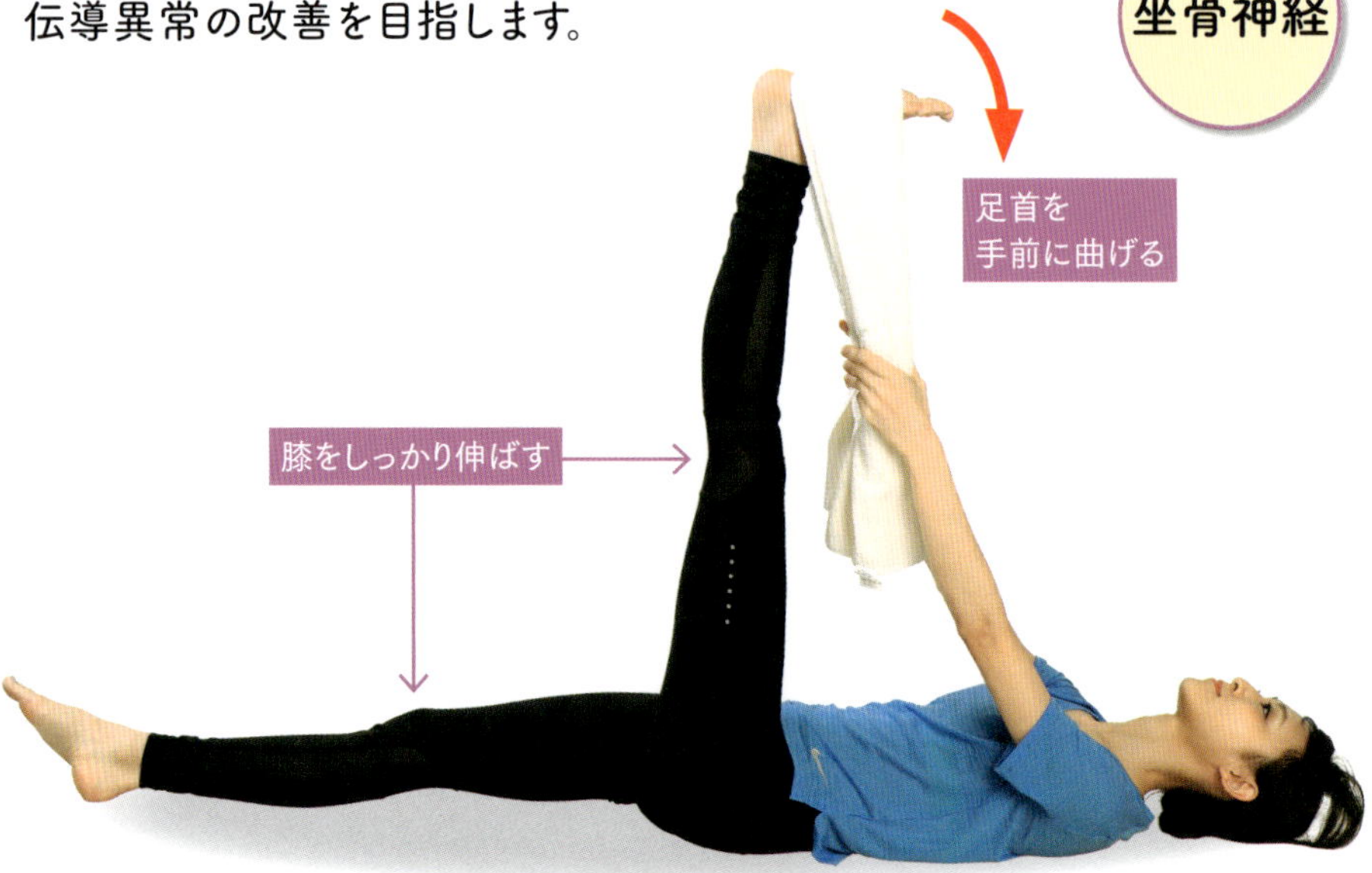

1 仰向けになって片方の足の裏にタオルをかけ、
足を上げて膝を伸ばします。足首を手前に曲げ、
膝が無理なく伸ばせるところまでタオルを引っ張ります。

30秒キープしたら、元に戻す

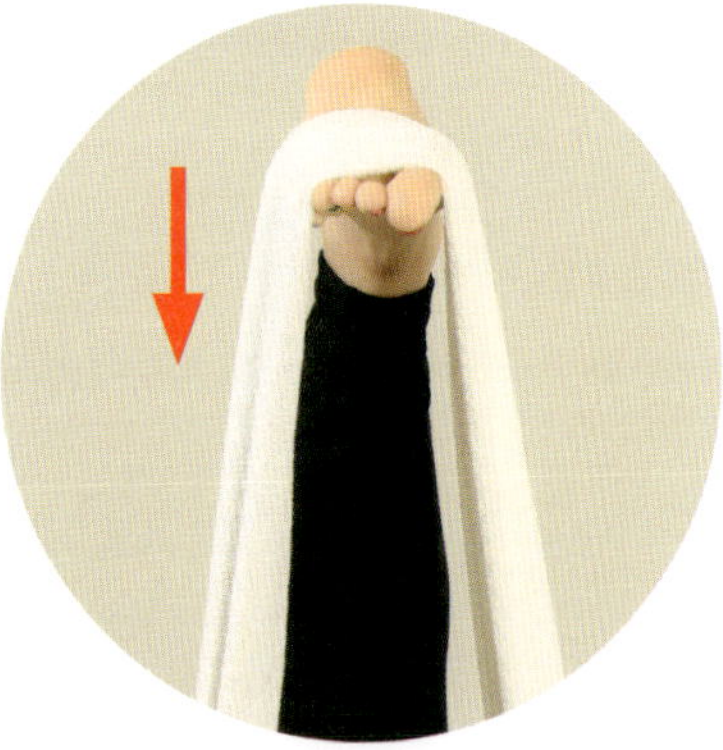

2 総腓骨神経ストレッチ

足裏が内側を向くように足首を倒し、
タオルを引っ張ります。
ふくらはぎの
外側（総腓骨神経）と
足の甲を伸ばします。

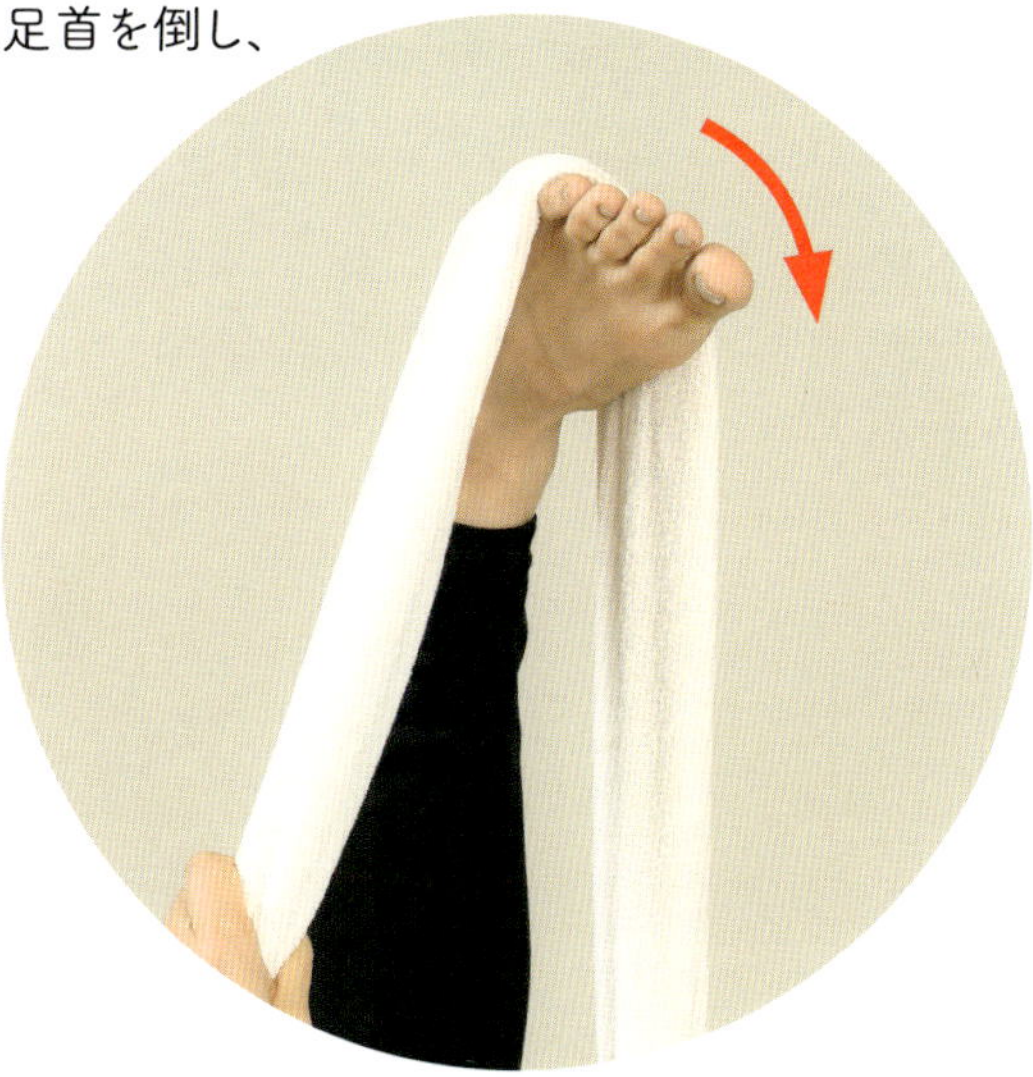

30秒キープしたら、
元に戻す。

3 脛骨神経ストレッチ

足裏が外側を向くように
足首を倒し、
タオルを引っ張ります。
ふくらはぎの
内側（脛骨神経）と
足の裏を伸ばします。

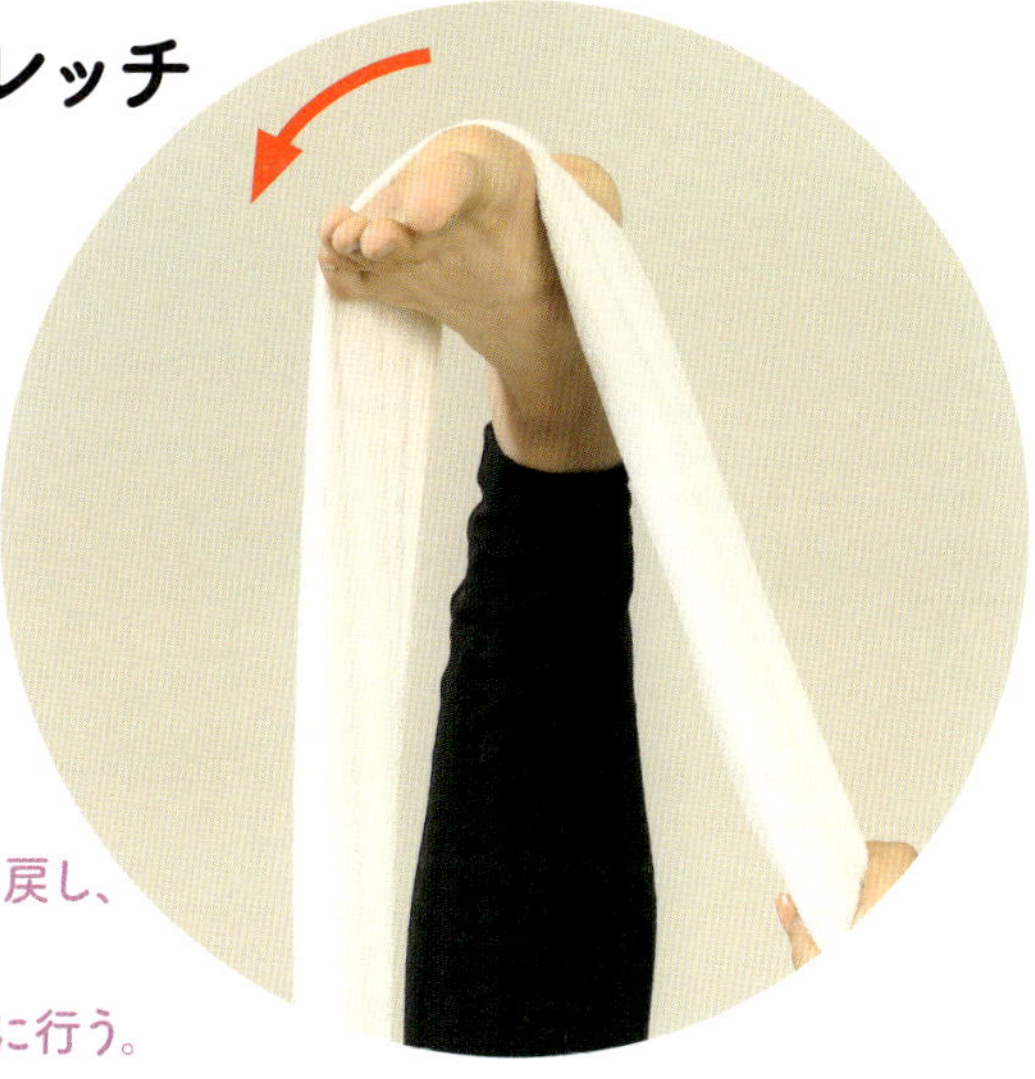

30秒キープしたら元に戻し、
続けて1、2、3を
反対の足でも同じように行う。

Point

- タオルは伸縮しない、長めのものを用意します。
- 膝が無理なく伸ばせる角度までタオルを引っ張ります。

ゆるめる体操 5

毎日続ける神経ストレッチ

肩こり神経ストレッチ

首を傾けることで頚椎から腕や手指につながる神経に働きかけ、肩こりの原因となる神経の伝導異常の改善を目指します。

ゆるめる部位
腕神経叢
正中神経
橈骨神経
尺骨神経

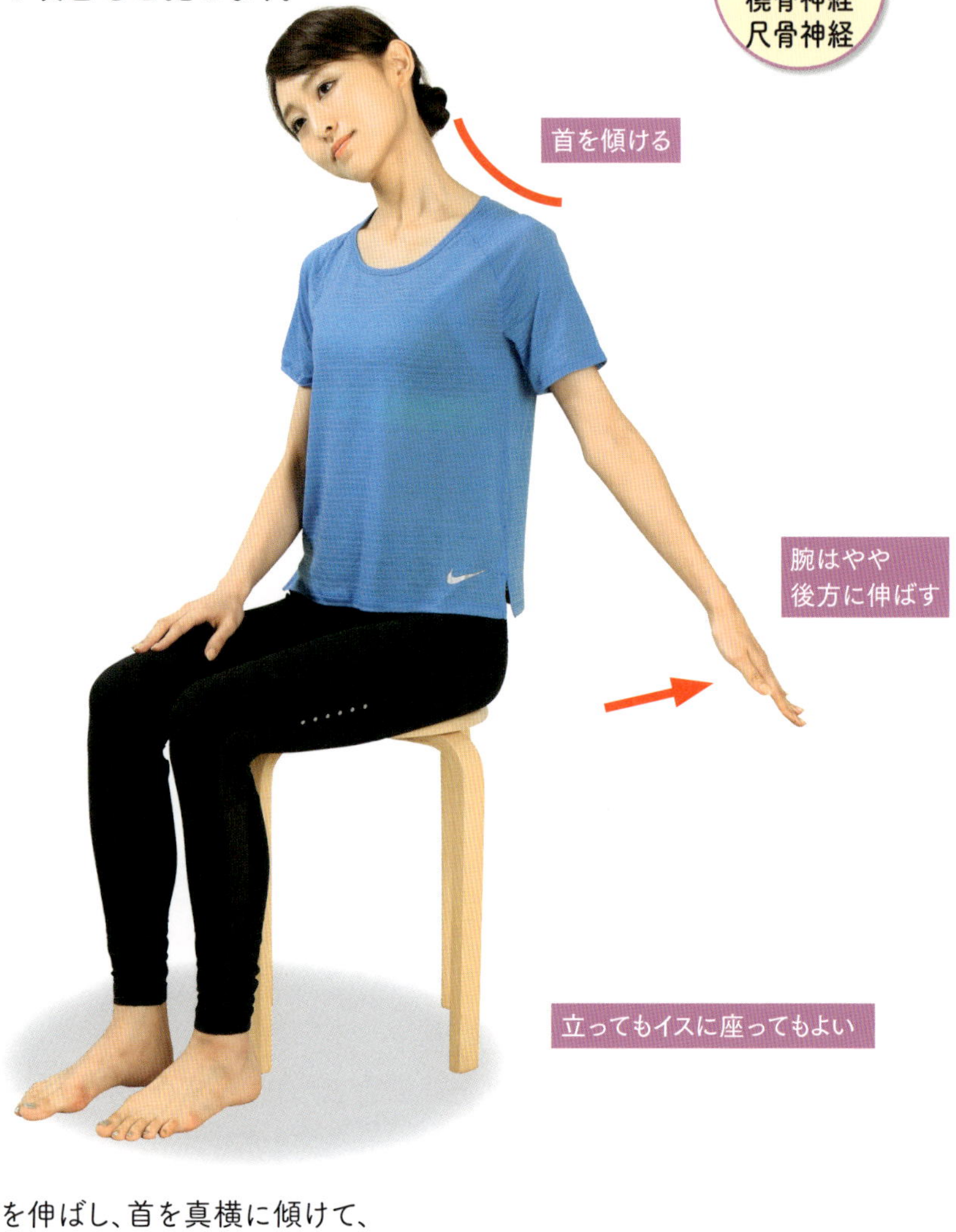
首を傾ける
腕はやや
後方に伸ばす
立ってもイスに座ってもよい

1 肘を伸ばし、首を真横に傾けて、
反対側の手を身体の横からやや後方に伸ばします。

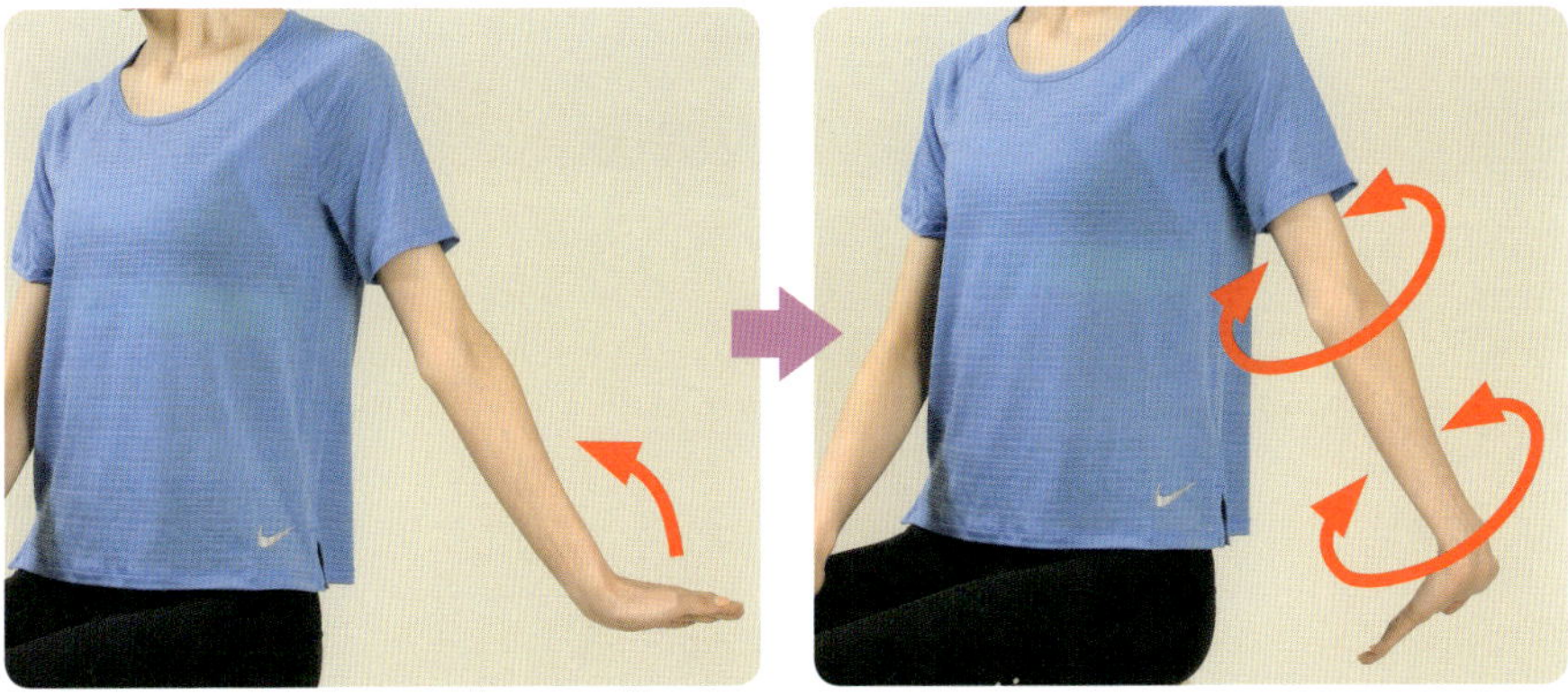

2

手のひらを床に向け、
腕のつけ根から左右にねじり切るように回します。

30往復回したら、反対の手も同じように行う。

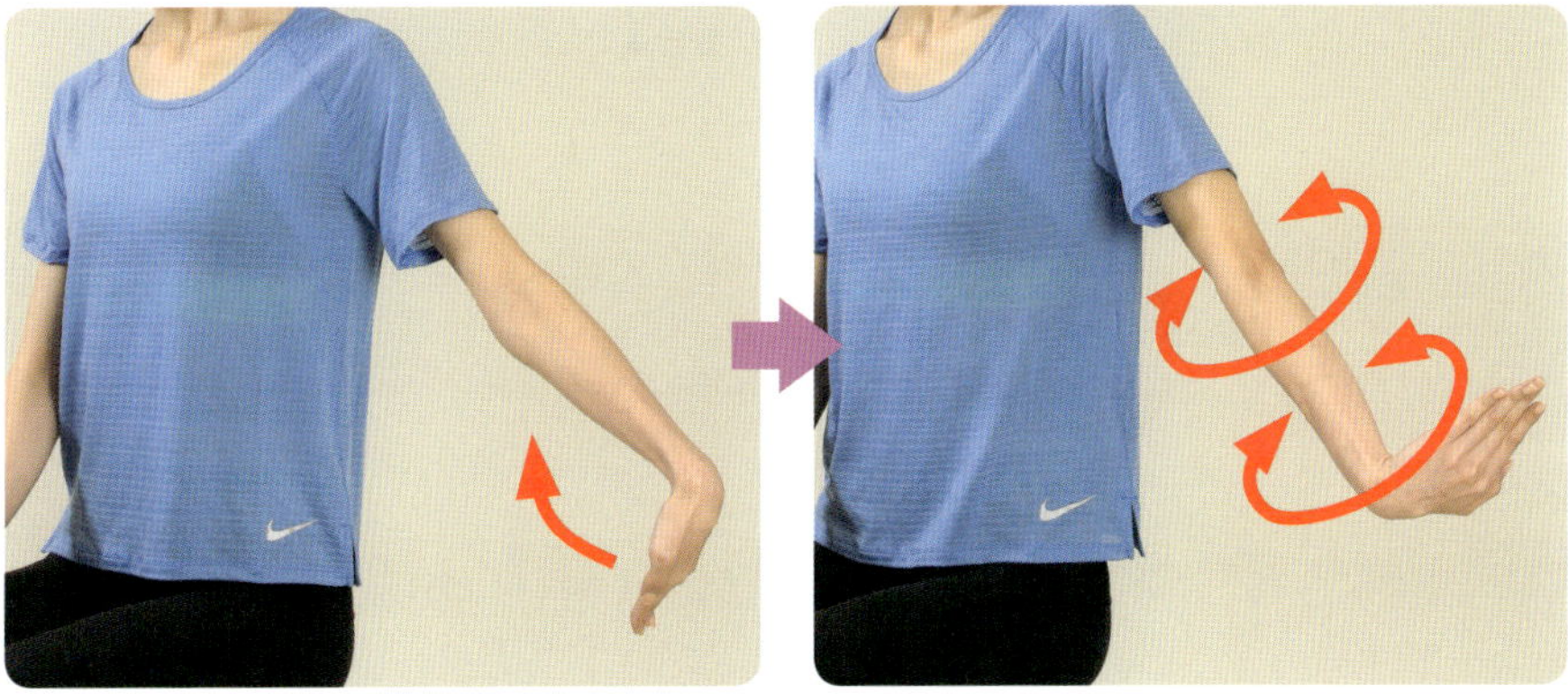

3

手の甲を床に向け、
腕のつけ根から左右にねじり切るように回します。

30往復回したら、反対の手も同じように行う。

Point

- 肘を伸ばし、腕のつけ根からねじり切るようにすると多くの神経に働きかけられます。

矯正する
体操
1

毎日続ける矯正体操

上体たおし

矯正する部位

仙骨
腰椎
股関節

骨盤の仙腸関節や股関節をゆるめて、
仙骨の斜転や股関節のゆがみを矯正します。

1 うつ伏せになり、両肘を合わせて肘を立てます。
片足の膝を90度曲げて外側に広げ（カエル足）ます。

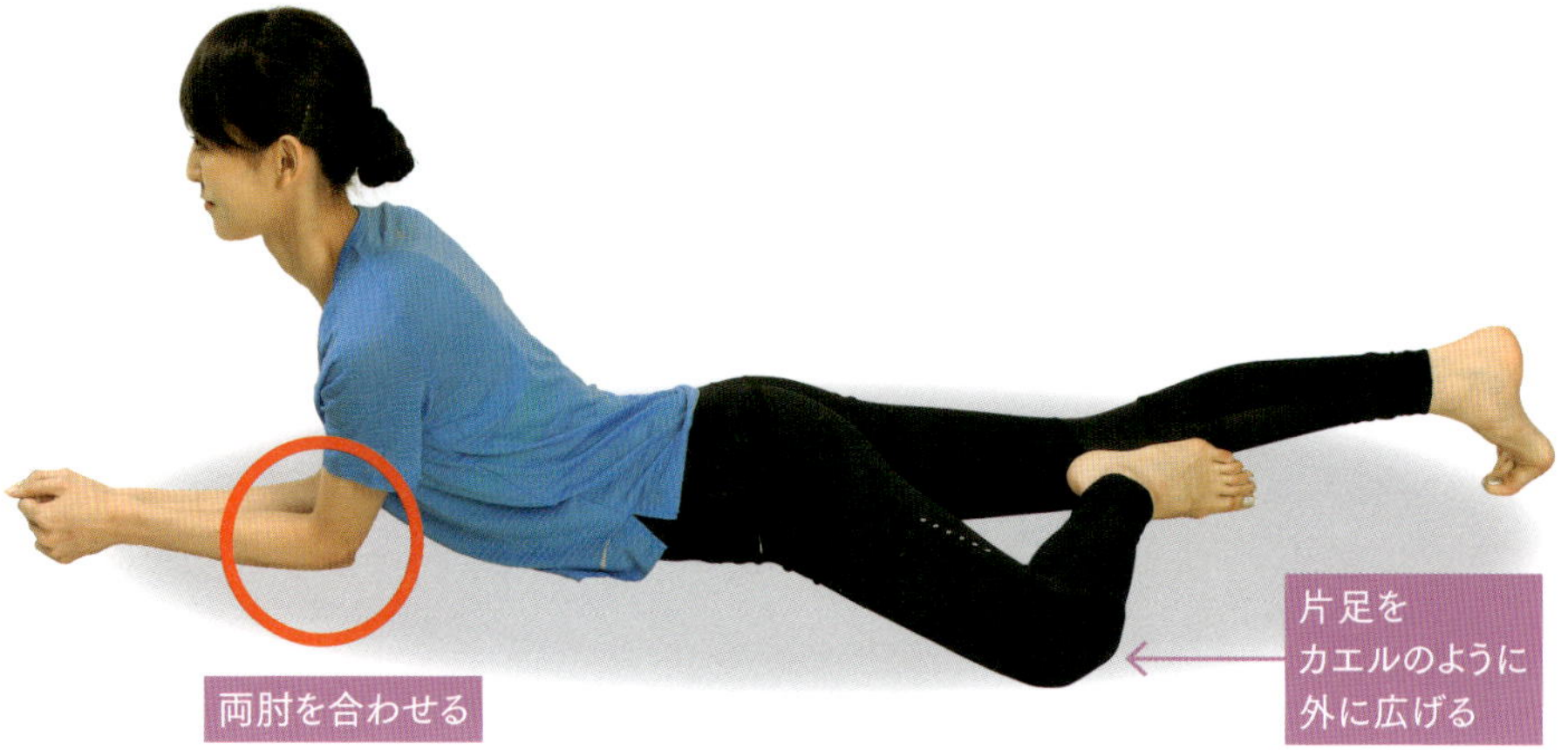
両肘を合わせる
片足を
カエルのように
外に広げる

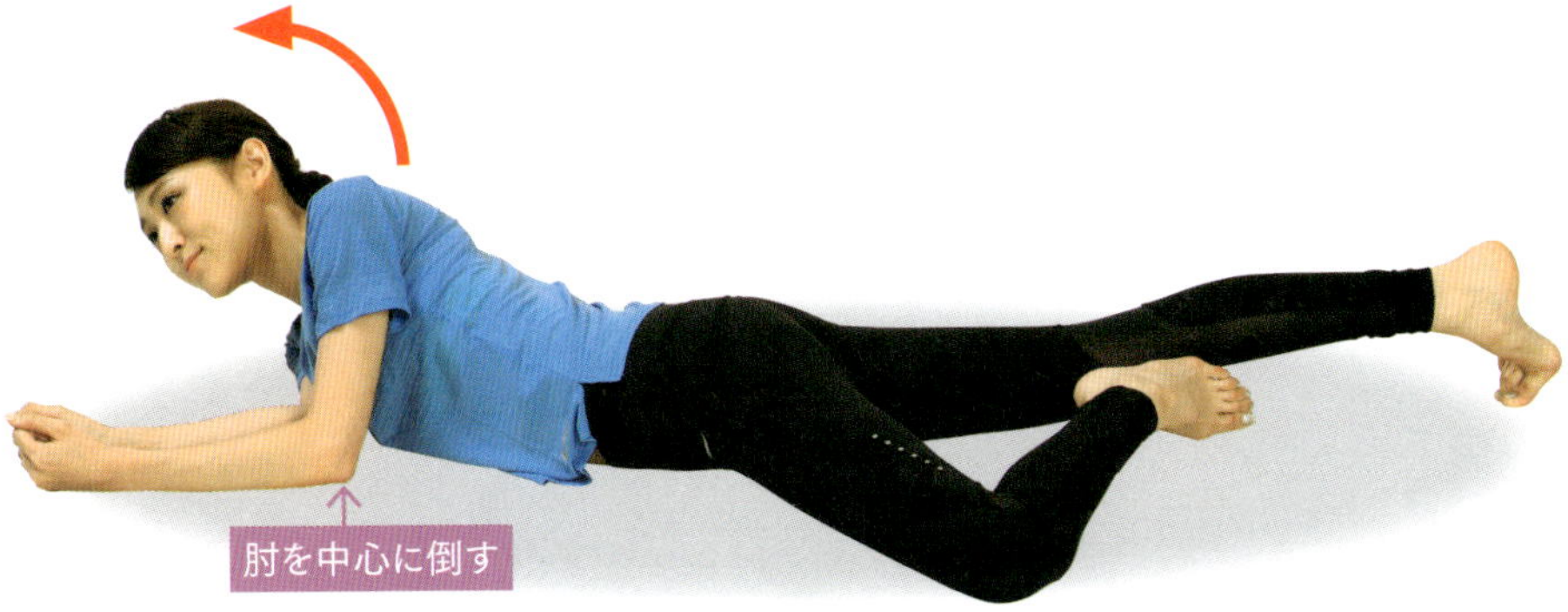

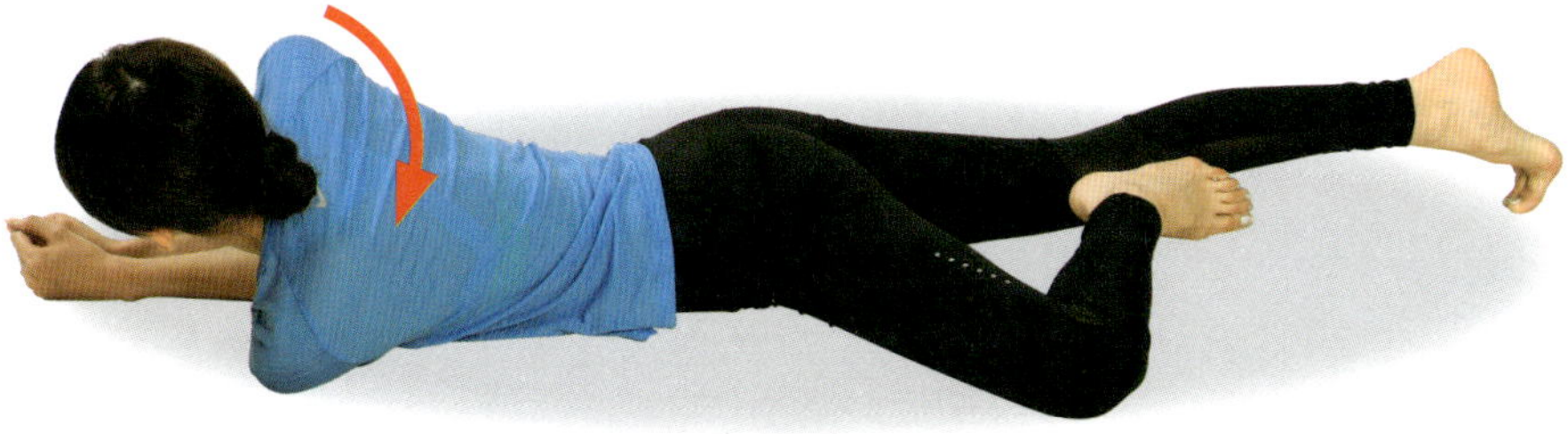

2 肘を中心にして、肩を床につけるように上体を左右に倒します。

30往復したら、足の位置を変え反対側も同じように行う。

Point

- 左右に倒したときに両肘が床から離れないようにします。
- 肩が痛い方は、肘の位置を変え、徐々に倒す範囲を広げていきます。

矯正する体操
2

毎日続ける矯正体操

アトラス矯正

矯正する部位
頸椎1番
（アトラス）

頭蓋骨のすぐ下にある第1頸椎（アトラス）に働きかけて、頸椎の後方変位や左右のねじれを矯正します。

1

仰向けになって両膝を肩幅程度に開いて立て、手のこぶしを首のつけ根（頸椎1番）の下に入れます。

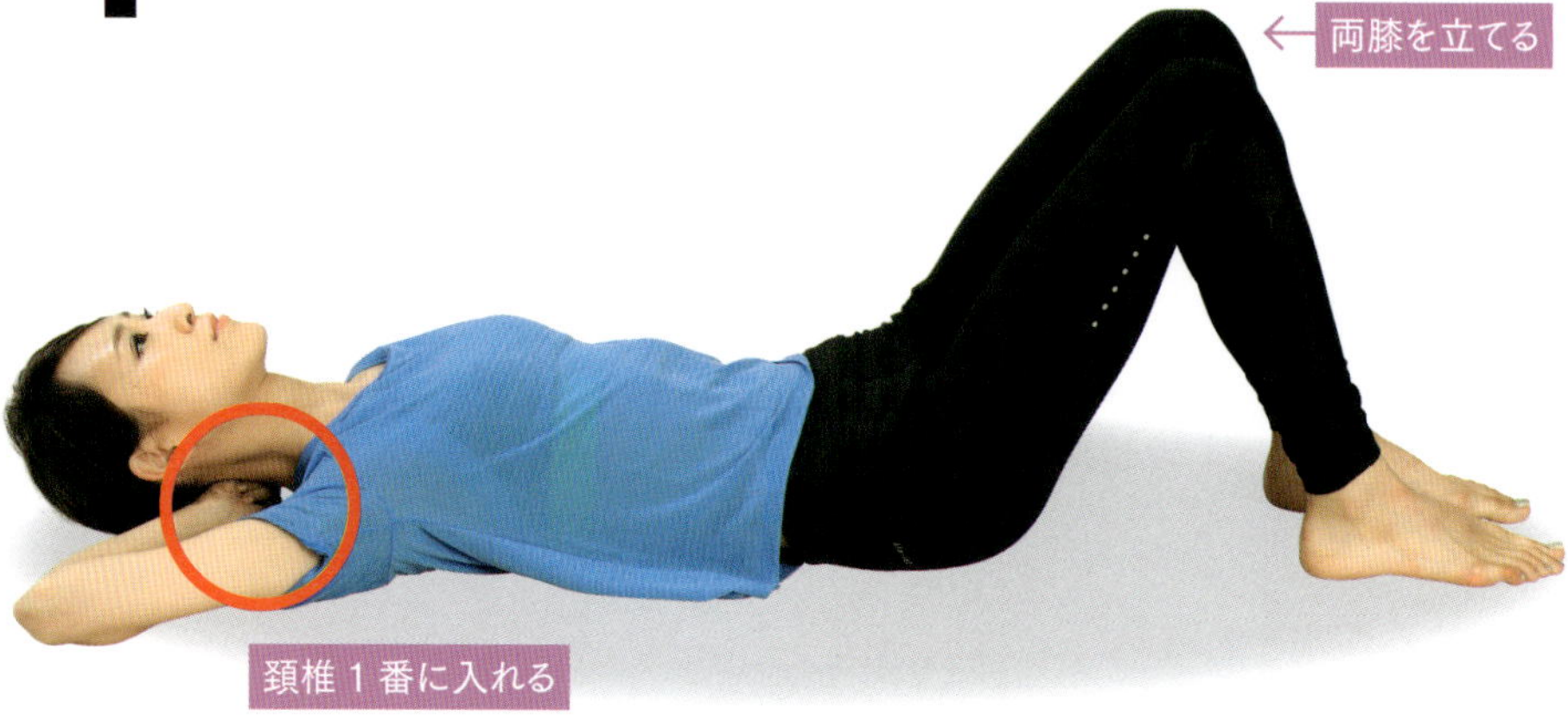

こぶしをひとつ入れる場合

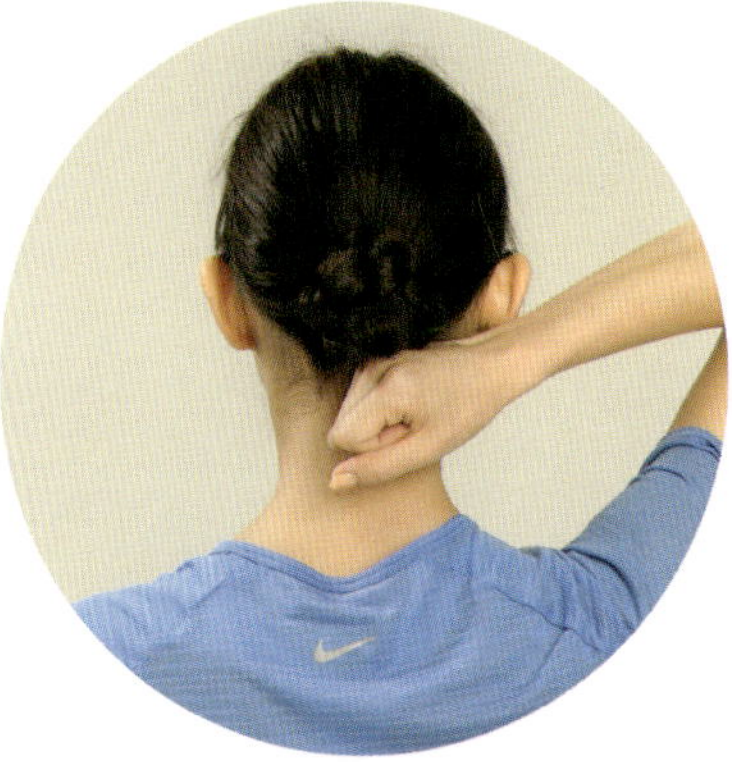

後方変位の矯正

両手のこぶしを入れる場合

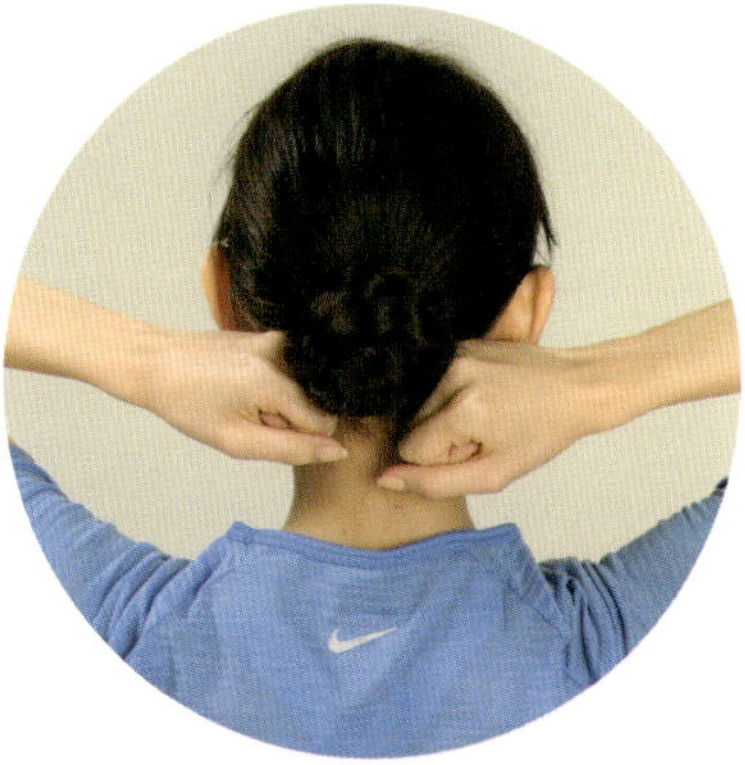

左右のねじれを矯正

こぶしひとつを入れる

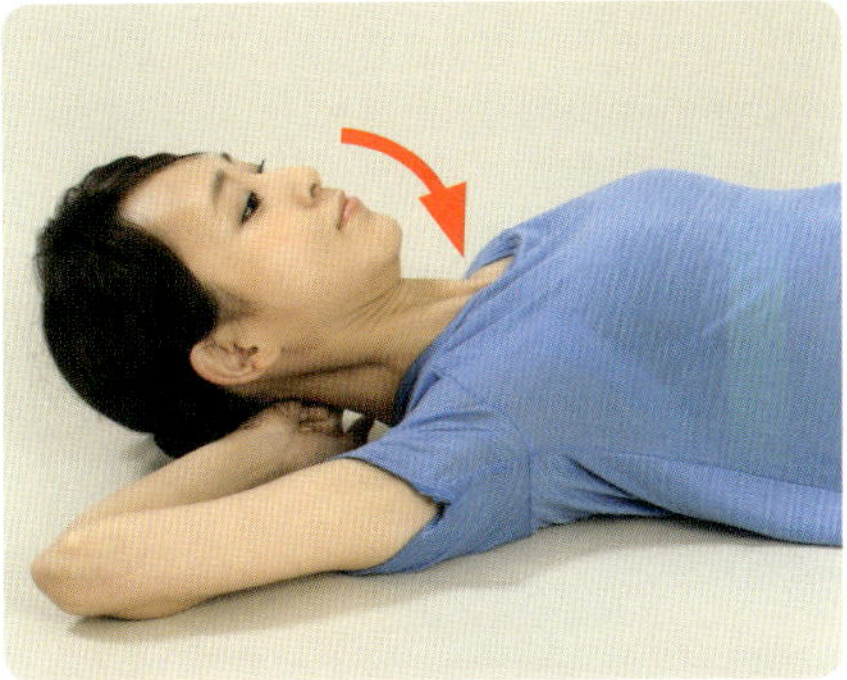

2

第1頸椎でこぶしひとつを押しつけるようにしてあごを上下に動かします。

あごを30往復上下させる。

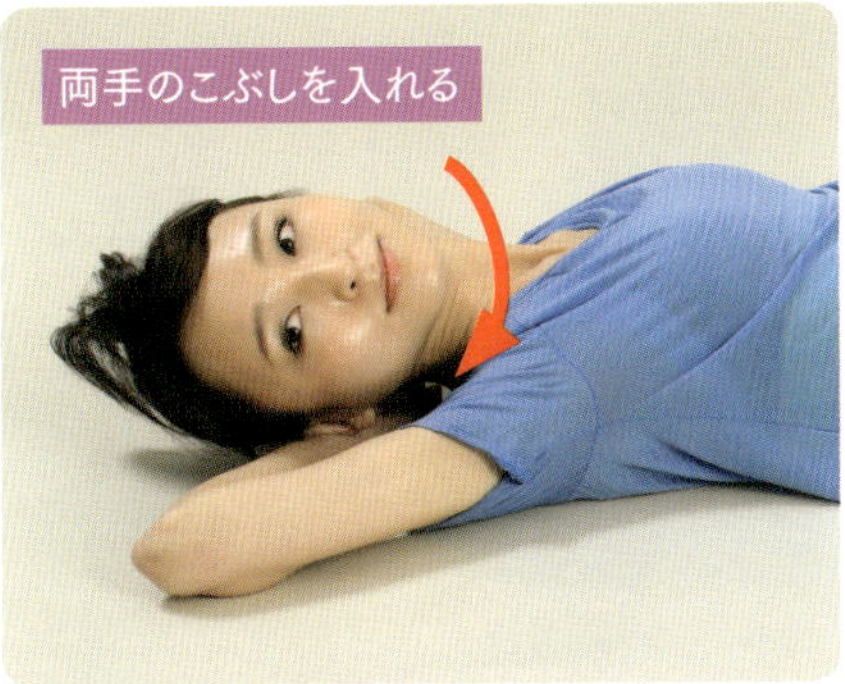
両手のこぶしを入れる

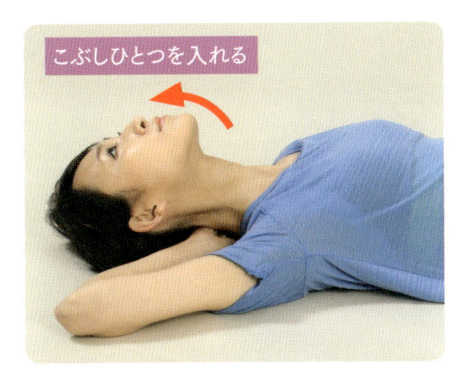

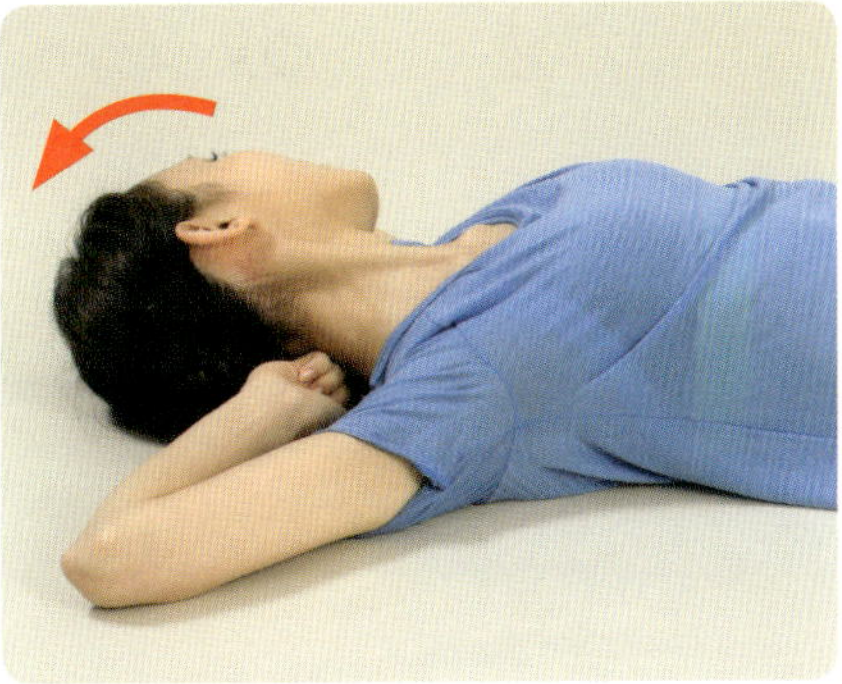

3

第1頸椎で両手のこぶしを押しつけるようにして頭を左右に動かします。

頭を30往復左右に動かす。

Point

●背骨コンディショニング協会では、こぶしを入れる代わりになる仙骨枕®を使用しています。仙骨枕は骨に効果的に直接働きかけ矯正します。また、タオルを丸めて入れてもかまいません。タオルを使う場合は、後頭部が床から少し浮く程度に厚みを調整します。 https://www.sebone-c.org/

仙骨枕

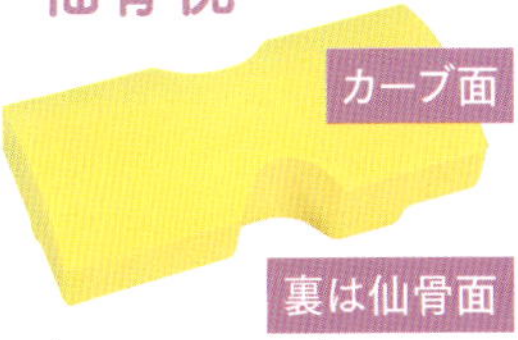
カーブ面
裏は仙骨面

筋力
トレーニング
1

週2回の筋力向上トレーニング

バックキック

鍛える部位

大殿筋

強度と頻度を守らないと効果は出ません。仙骨を支える大殿筋を鍛えて、仙骨のゆがみやずれを予防し、安定させます。

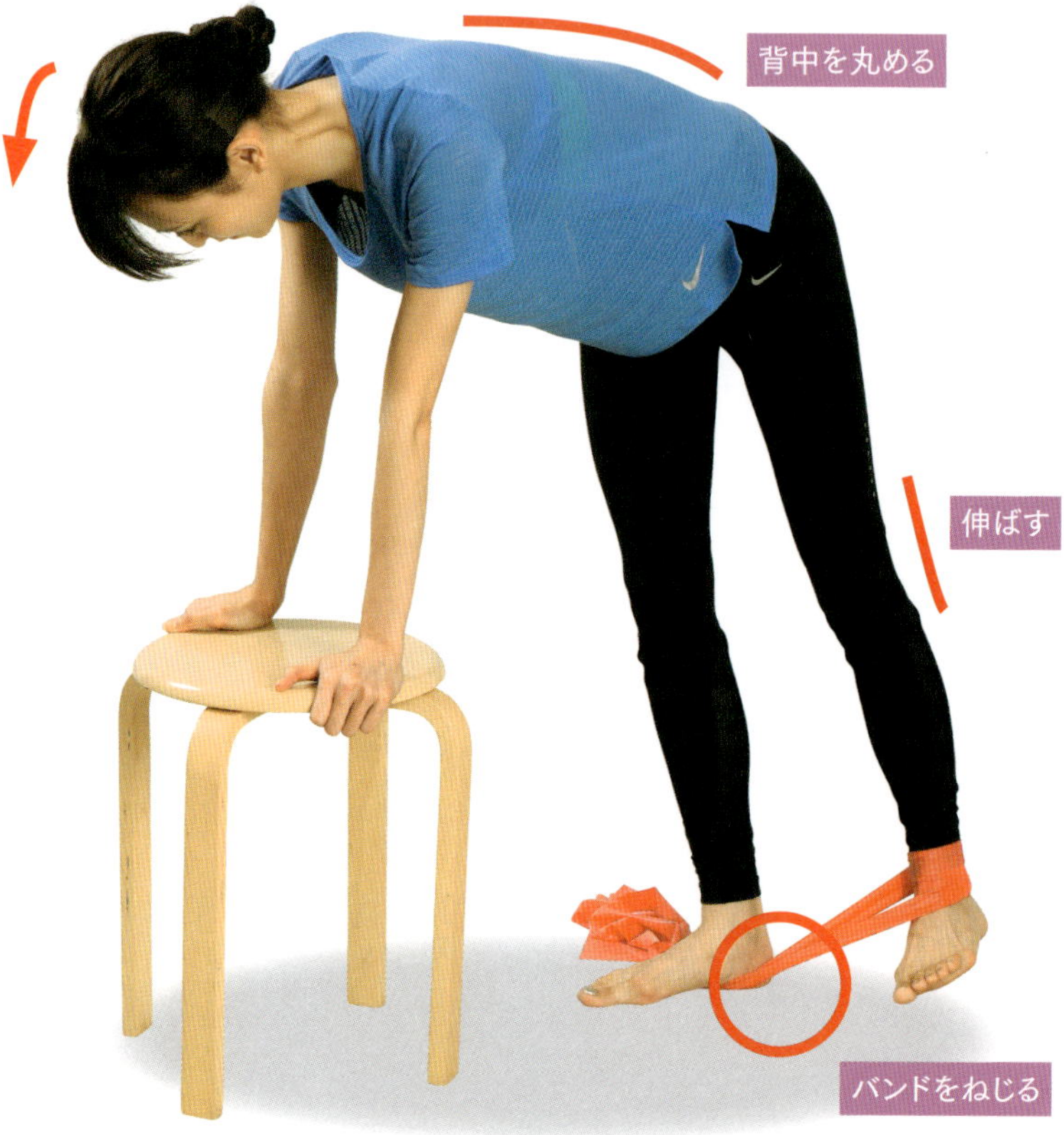

1 バンドを足首にかけ、軸足となるもう一方の足で踏みます。
イスの座面に手をついて、背中を丸めて頭を下げます。
背中を丸めて行うことで、仙骨の後方へのずれを防ぎます。

エクササイズバンド（チューブ）

エクササイズバンドはいろいろな強度があります。
必ず自分の筋力に合ったものを使ってください。

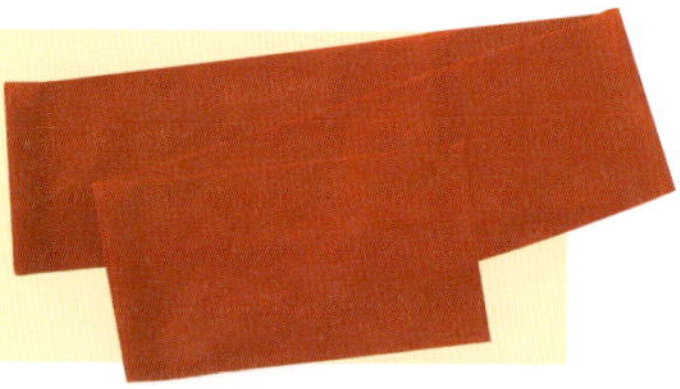

2

バンドをかけた足を後ろに引き上げ、3秒ほどキープし元に戻します。足を後ろに引くときは腰を反らさないように注意します。

左右の足10回ずつ行ったら
必ず、ストレッチを行う。

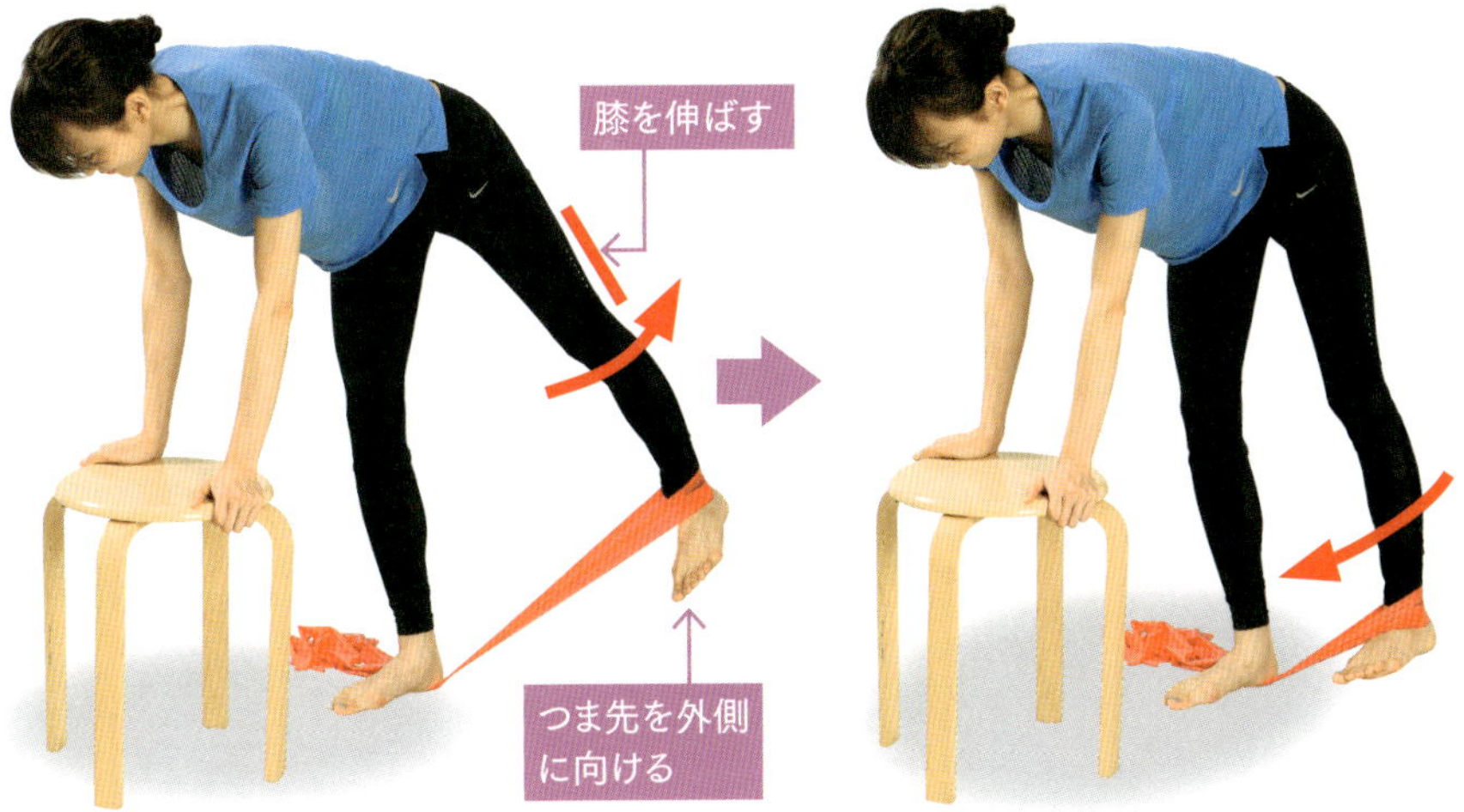

ストレッチ

仰向けに寝て両膝を立て、片方の足の膝に反対側の足の外くるぶしをかけて足を組みます。下になった足の腿の裏側に手をかけ、両手で胸に引き寄せます。

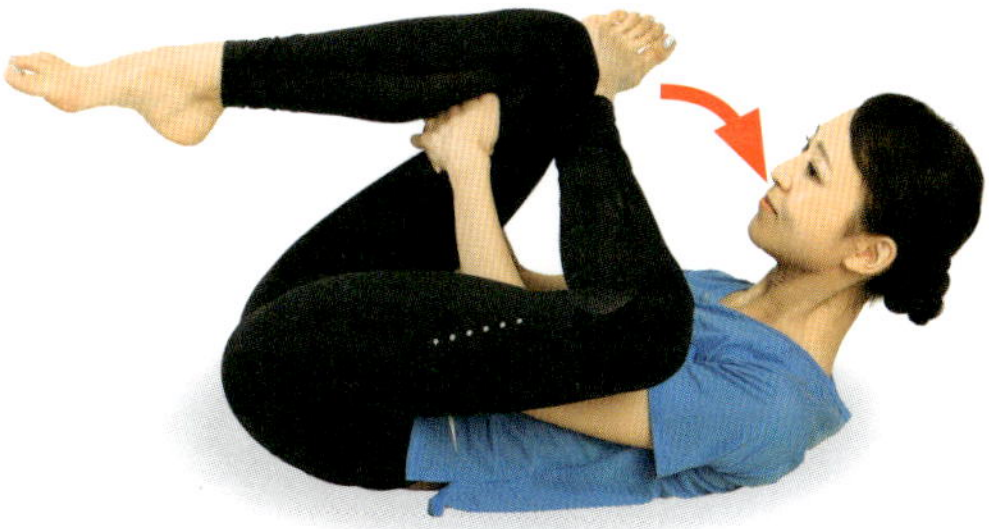

30秒キープしたら、反対の足も同じように行う。
トレーニング左右10回とストレッチ1回を1セットとして3セット続けて行う。

Point

- バンドのねじる回数を増やしたり、2重3重にすることで、負荷を上げることができます。

筋力トレーニング 2

週2回の筋力向上トレーニング

ハイエルボーローイング

鍛える部位

菱形筋

胸椎と肩甲骨を結ぶ菱形筋を主に鍛え、肩甲骨を引き寄せる筋力をつけます。背中が丸くなる猫背を防ぎ、安定させます。

1 床に座って膝を軽く曲げ、バンドの中央を両足の裏にかけ、両手でバンドを持ちます。

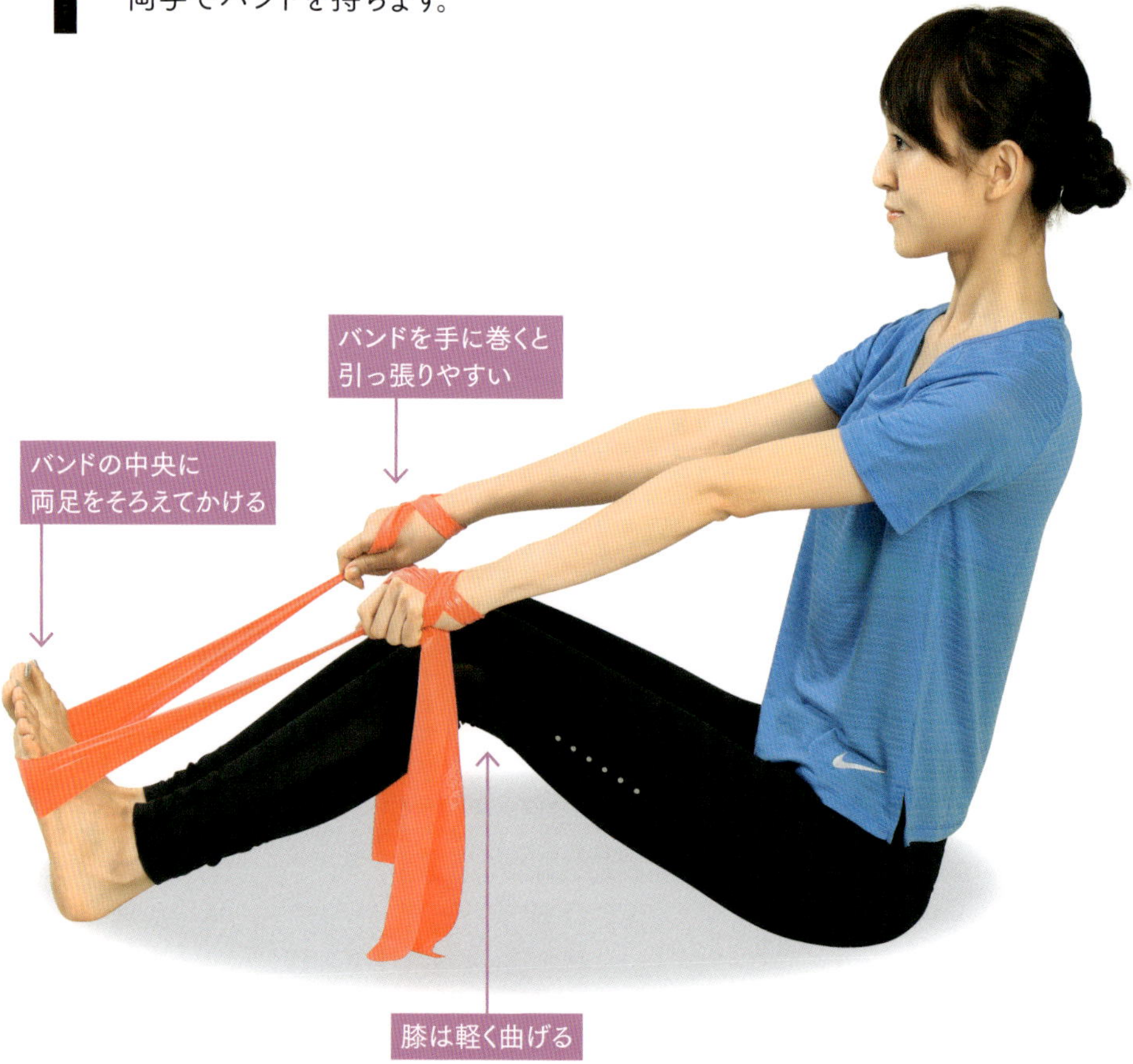

バンドを手に巻くと引っ張りやすい
バンドの中央に両足をそろえてかける
膝は軽く曲げる

2 胸を開くように両脇を開きながら肘が肩の高さにくるまで肩甲骨を寄せます。背骨のアーチを維持したまま戻します。

10往復行ったら、
必ずストレッチを行う。

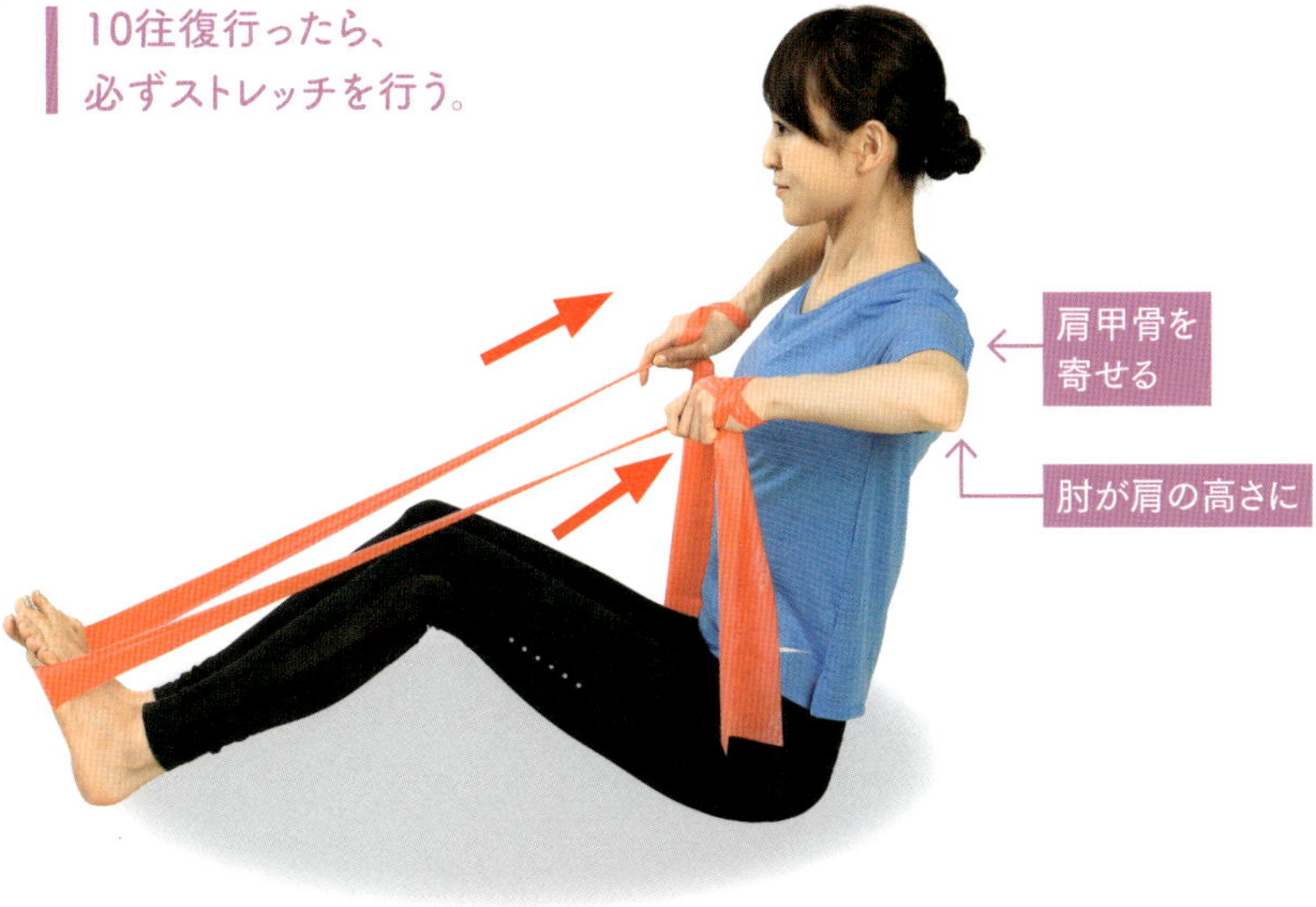

Point

● バンドを引き寄せるときは、両肘と両肩が一直線になるように意識します。

ストレッチ

床に座って膝を曲げたまま、胸の前で両手を組みます。組んだ両手のひらを前方に突き出しながら背中を丸め、肩甲骨を引き剥《は》がすイメージで背中を1分伸ばします。

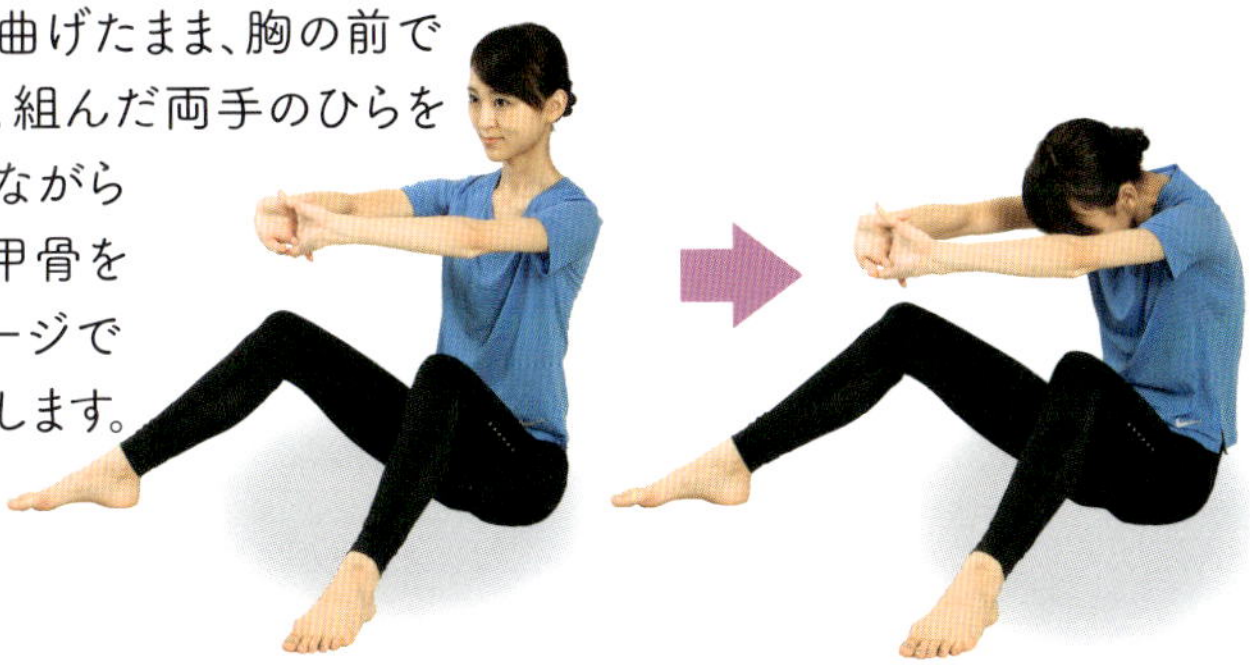

トレーニング10往復とストレッチ1回を1セットとして3セット続けて行う。

コラム 寝たきり予防に背骨コンディショニング

4人に1人が65歳以上という超高齢社会のわが国では、社会保障費の削減のためにも**健康寿命***を伸ばすことが大きな課題となっています。

高齢者が要支援・要介護になる理由はさまざまですが、もっとも多いのは「ロコモティブシンドローム（運動器症候群）」といわれる骨・関節・筋肉などの運動器の障害です。これは、『加齢や運動不足による運動器の衰えから痛みやバランス能力の低下、可動域の制限などを起こし、生活の中での自立度低下を招く』といわれていますが、**筋肉は年齢と関係なく強度と頻度を守りトレーニングすることにより向上するのは背骨コンディショニングで実証済みです**。一般的には「歳をとったら筋肉はつかない」というのはほぼ洗脳のように言われていますが、決してそんなことはありません。平成25年の国民生活基礎調査によると、運動器障害で要支援・要介護となった要因は脳疾患や認知症を抜いて約25％と、トップを占めています。背骨コンディショニングでは3要素であるエクササイズを続けて元気な身体で健康寿命を延ばし、医療費の削減に貢献しています。

*健康寿命：健康上に問題がなく日常生活が送れる期間のこと。

こんな方はすぐにでも背骨コンディショニングの基本運動からすぐにはじめよう！

□片足立ちで靴下がはけない
□家の中でつまずいたり滑ったりする
□階段を上るのに手すりが必要である
□横断歩道を青信号中に渡りきれない
□15分くらい続けて歩けない
□2kg程度の買い物（1リットルの牛乳パック2個程度）をして持ち帰るのが困難である
□家の中のやや重いものを持つ仕事（掃除機の使用、布団の上げ下ろしなど）が困難である

上記の7項目のうちひとつでも該当する場合はロコモの可能性があります。

（公益社団法人日本整形外科学会パンフレットより）

第3章

症状別
ゆるめる＆矯正体操

治りにくい症状改善のための特化したプログラム

日常生活で身体に痛みを感じると、多くの人は、安静にする、痛むところをもんだり、ほぐしたりする、身体を反ったり、伸ばしたりしてストレッチをする、などして痛みを和《やわ》らげようとします。しかし、これらはどれも一時的な対処法で、痛みの原因を根本から取り除くものではありません。

身体のゆがみは安静にしているだけではよくなりませんし、ゆがみからくる痛みも放っておけば悪くなるばかりです。「はじめに」でもお話ししたように、運動で治るものは運動で治すしかありません。判断を誤ると、治るものも治りません。

背骨コンディショニングは運動で治るものについて独自の理論を確立して、特化したプログラムと指導力で実践し、多くの実績を上げてきました。

第3章では、多くの人が悩まされている症状に特化した、「ゆるめる体操（ROM運動）」や「矯正体操」でさまざまな症状の原因となる神経の伝導異常を改善します。**やってみたらなんとなく調子が良かったという程度の体操ではなく、根本的な改善を目的としたプログラムを組んでいます。**

人によってはこれらの運動を始めたことで「反動」が出て、痛みがひどくなることがありますが、心配ありません。痛みが出たのは、神経の伝導異常によって鈍麻《どんま》していた感覚の伝導が改善し、痛みをはっきり自覚できるようになったためなのです。

症状改善には2章で紹介した「基本運動」に加えて、それぞれの症状で紹介されている体操を加えて行うと効果的です。

頭痛・肩こりの予防・改善

仙骨のゆがみによる代償姿勢で起こる頸椎の変位に注意！

頭痛にはさまざまなタイプのものがありますが、検査をしても原因がわからない頭痛の場合、多くは**頭蓋骨自体のずれ（微妙なので無視される）だったり、仙骨のゆがみによる代償姿勢からくる頸椎の変位が関係していると考えられます。**

頸椎は重い頭を支えているだけに変位しやすく、変位によって脳から出て脊髄を通る脳神経・脳の血管が引っ張られ、痛みの原因となるのです。さらに、偏《かたよ》った噛《か》みしめが側頭筋（こめかみの筋肉）を強く刺激して、頭蓋骨の中央にある**蝶形骨**《ちょうけいこつ》の片側に大きな力を加えずれを生じ、骨膜の痛みを起こすことによっても起こります。ただ、頸椎のずれは圧迫による症状も多く、骨のずれから脳幹ごとのずれなどさまざまで脳神経の伝導異常にパターンがない場合もあります。

肩こりも頸椎の変位が原因です。筋肉の張りの原因となっている骨のゆがみと代償姿勢、そしてそれらを引き起こしている仙骨のゆがみを正すことが先決です。

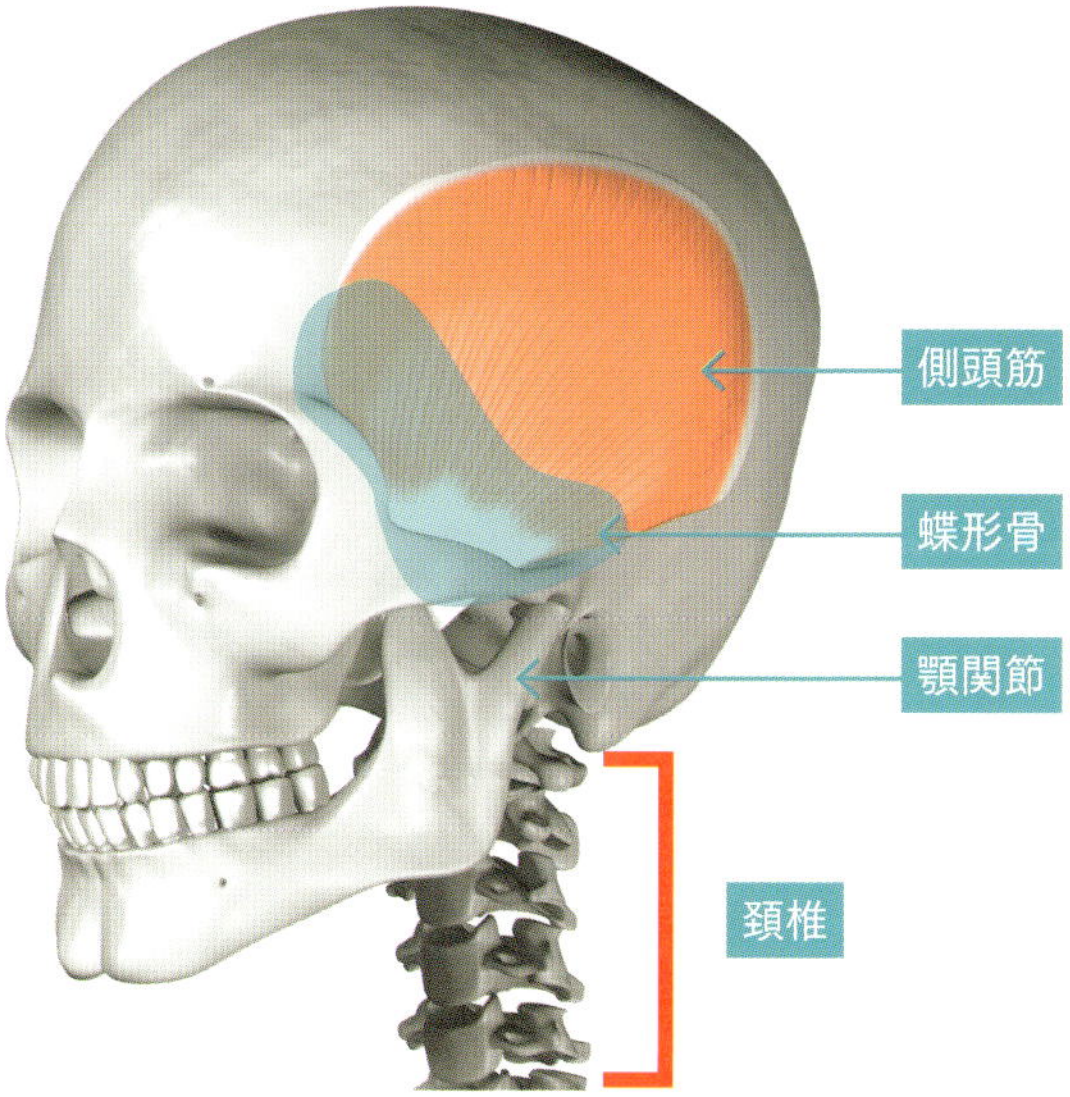

頭部の構造

ゆるめる体操

頭痛・肩こりの予防・改善

首ねじり

ゆるめる部位

頸椎

四つ這《ば》いになって床につけた首をねじることで、頸椎とそのまわりの神経をゆるめます。頭を直接床につけることによって、より強く頸椎に働きかけることができます。

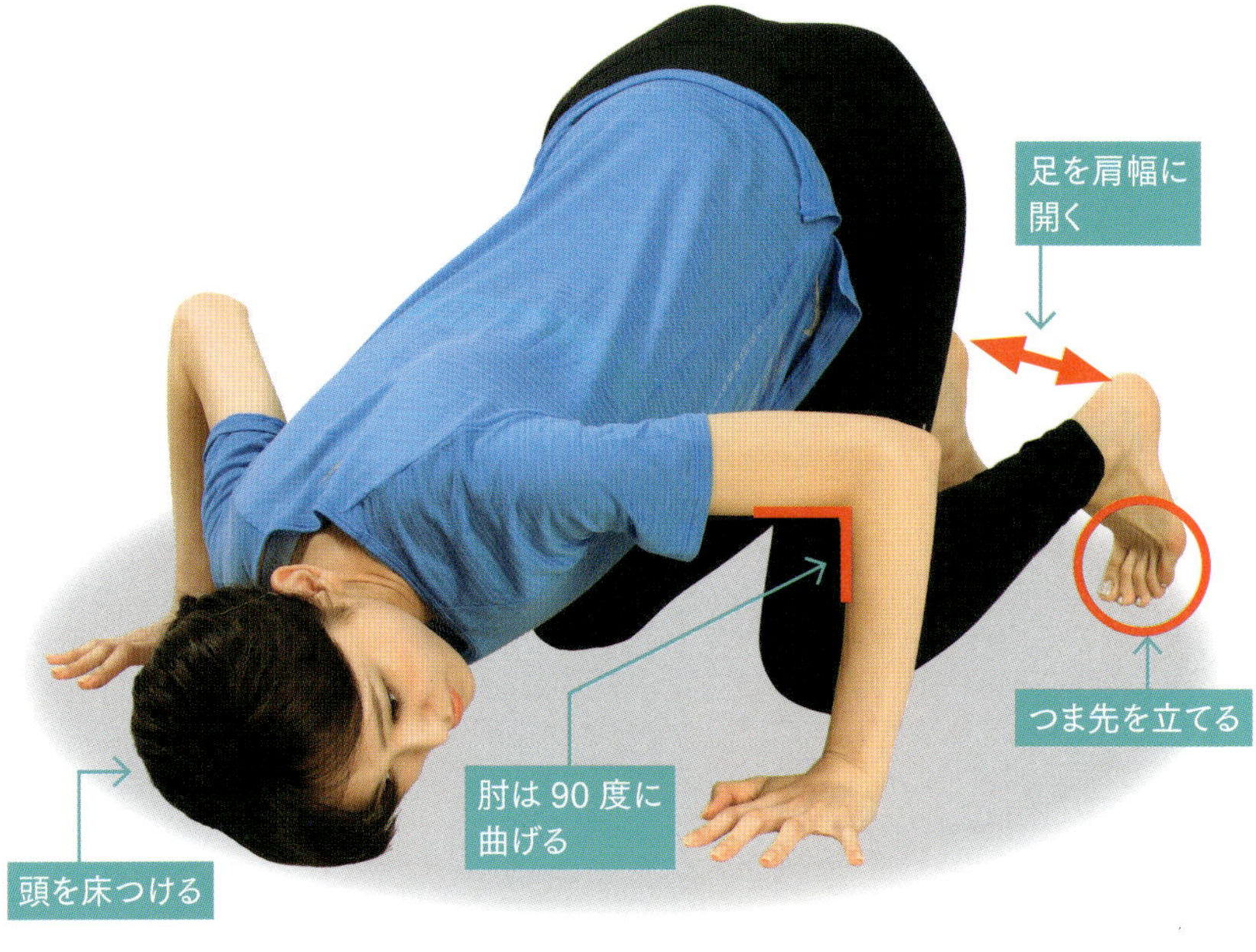

足を肩幅に
開く
つま先を立てる
肘は 90 度に
曲げる
頭を床つける

1 四つ這いになって両足のつま先を立て、両手を肩幅より広めに広げたら、両肘を90度に曲げ、頭を床につけます。

2 片方のこめかみを床につけます。
お尻を後ろに引いて頬《ほほ》を床につけたら、
今度はお尻を前に出すようにして
こめかみを床に押しつけ、
頭を上下に動かします。
これを1往復とします。

左向きの場合

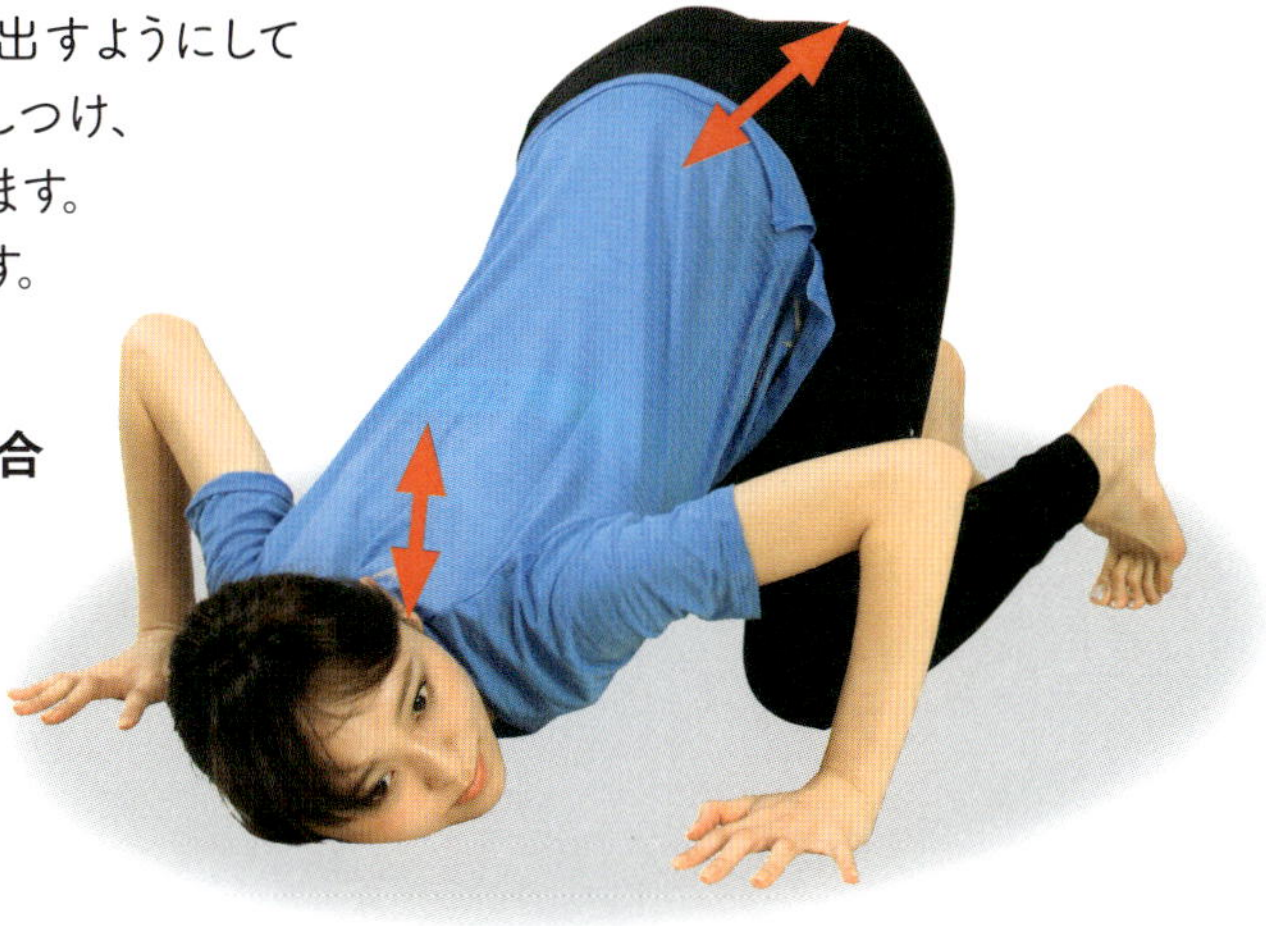

右向きの場合

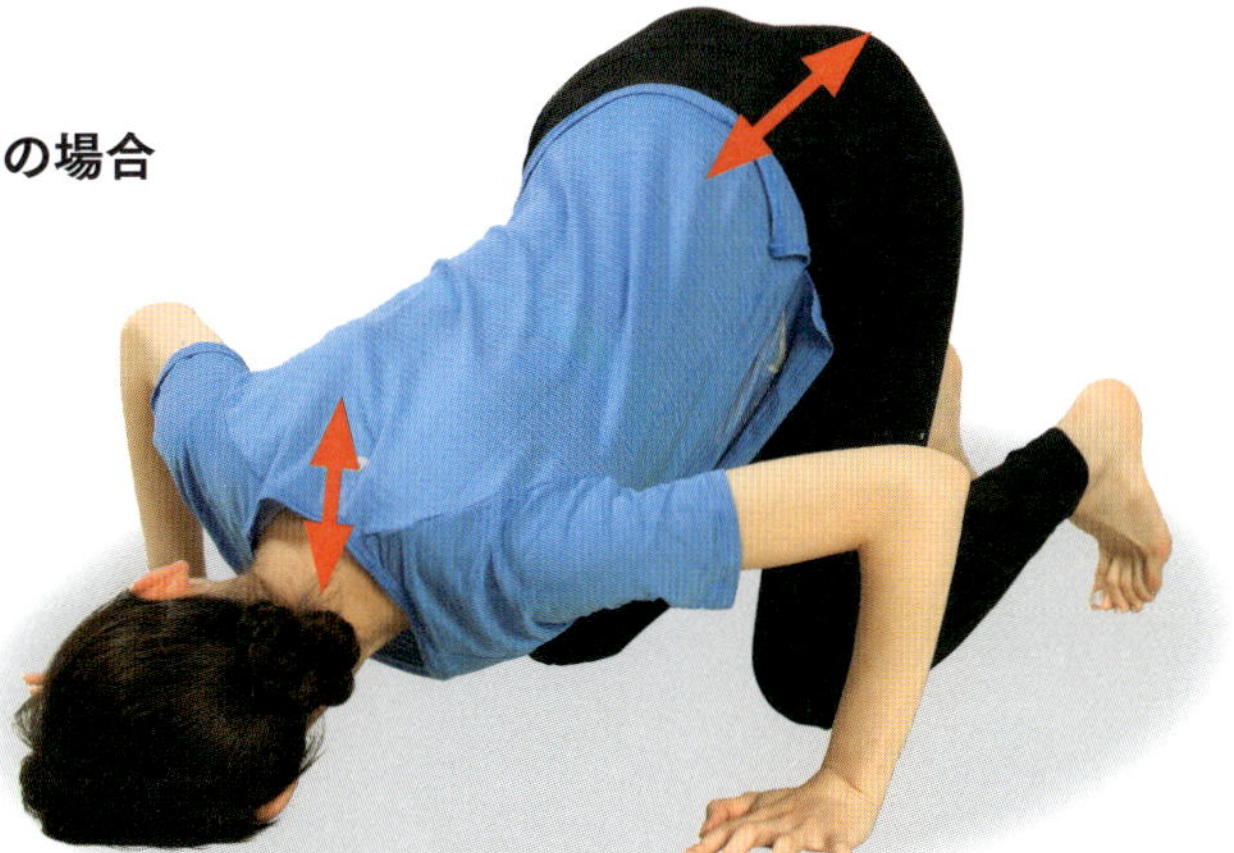

左右10往復ずつ行う

Point

- 両肘を90度になるように曲げたとき、肘を真っすぐ立て、後ろに倒れないように注意します。
- 首を上下に動かすときは、首や肩の様子(骨や筋肉、神経の動きなど)を意識しながら行います。

ゆるめる
矯正
体操

頭痛・肩こりの予防・改善

首ころがし

ゆるめる・矯正する部位

頚椎

額を床につけ、こめかみを中心に頭を左右にねじることで、
より強く頚椎に働きかけます。
「首ねじり」とセットで行うとより効果的です。

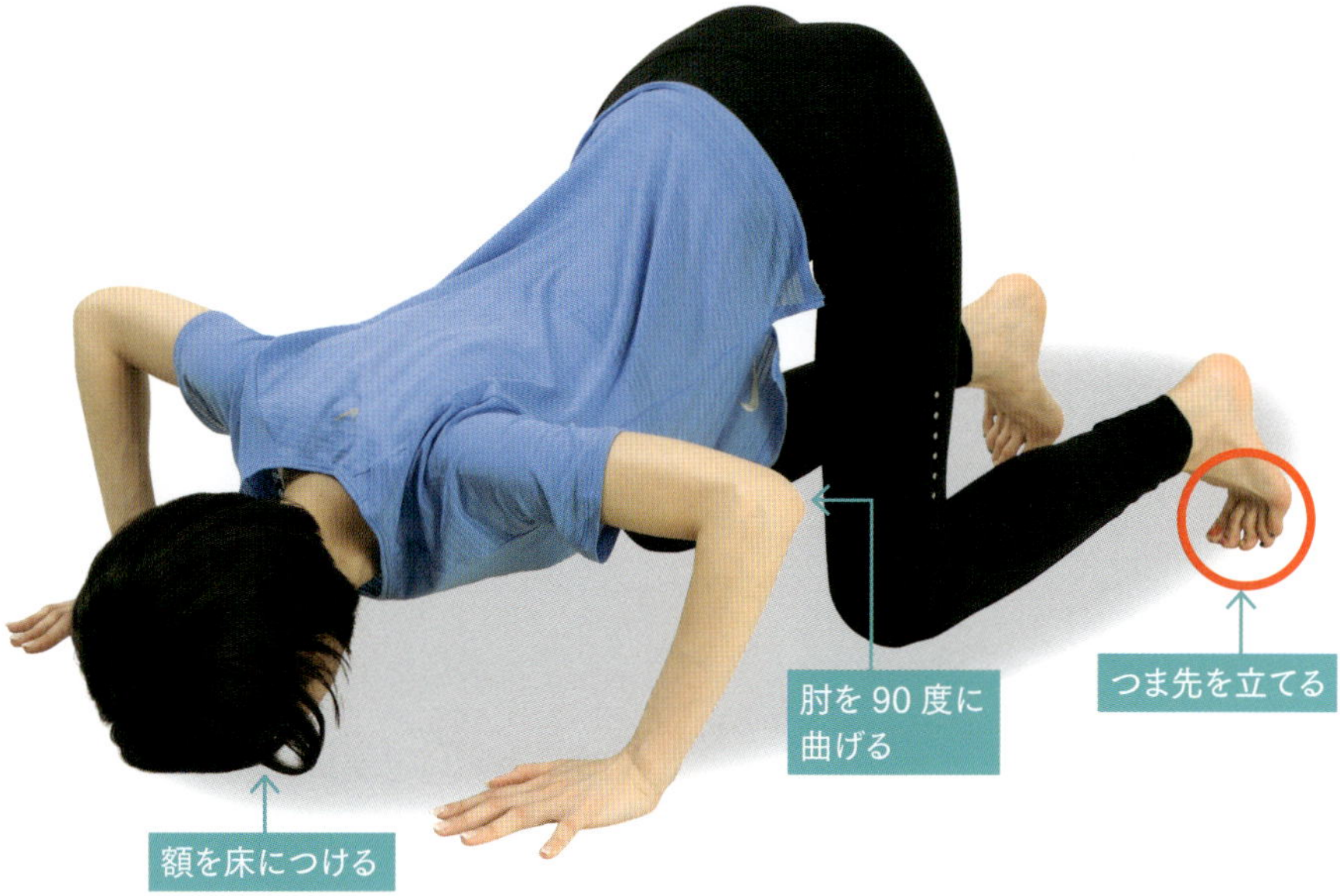

肘を 90 度に
曲げる
つま先を立てる
額を床につける

1 四つ這いになって両足のつま先を立て、
両手を肩幅より広めに広げたら、両肘を90度に曲げて床につきます。
頭を下げて、額を床につけます。

2

床につけた額を中心に首を横に転がすように倒して、
こめかみを床につけます。
つぎに、反対側のこめかみが
床につくまで首を転がします。

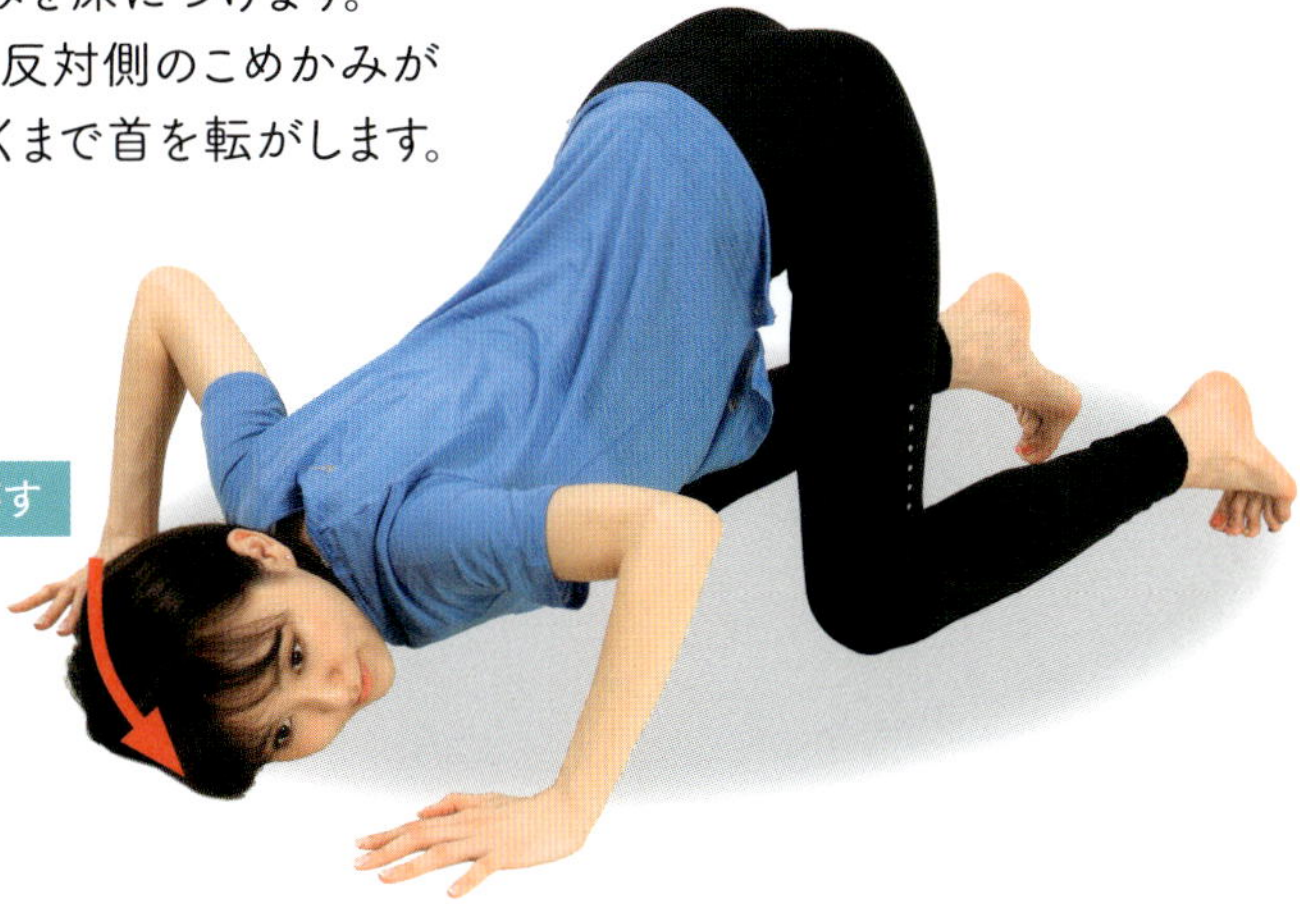

首を左に転がす

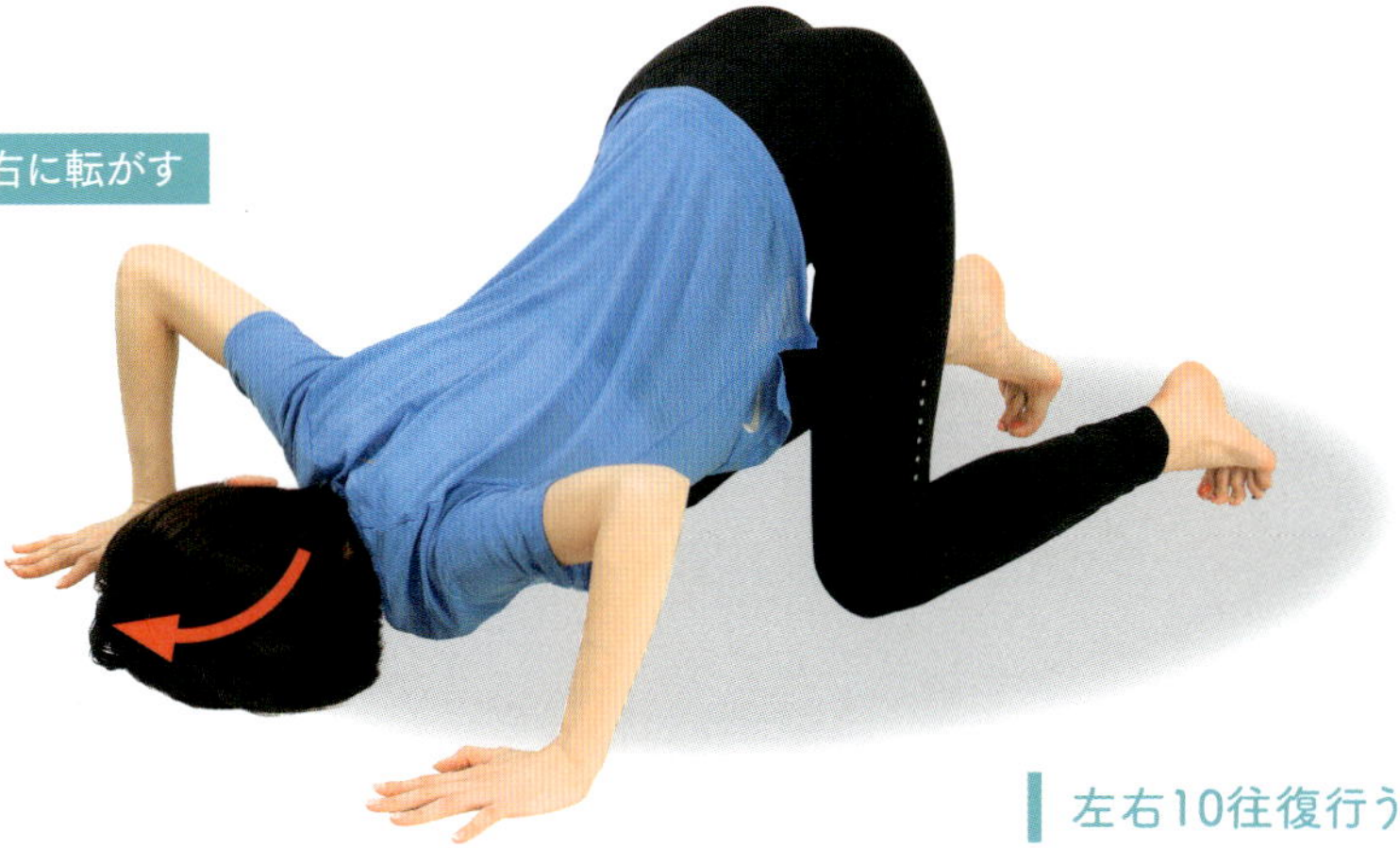

首を右に転がす

左右10往復行う

Point

- 両肘を90度になるように曲げたとき、肘を真っすぐ立て後ろに倒れないように注意します。
- 首を転がすときは、首や肩の様子(骨や筋肉、神経の動きなど)を意識しながら行うと効果的です。

矯正
体操

頭痛・肩こりの予防・改善

頸椎7番はめ

矯正する部位

頸椎7番

後方にずれた頸椎(後方変位)に働きかけて、首の土台となる頸椎7番のゆがみを矯正します。こぶしを重ねることで首の部分を意識しやすくして、より効果的に頸椎7番を中心にしたずれを矯正します。

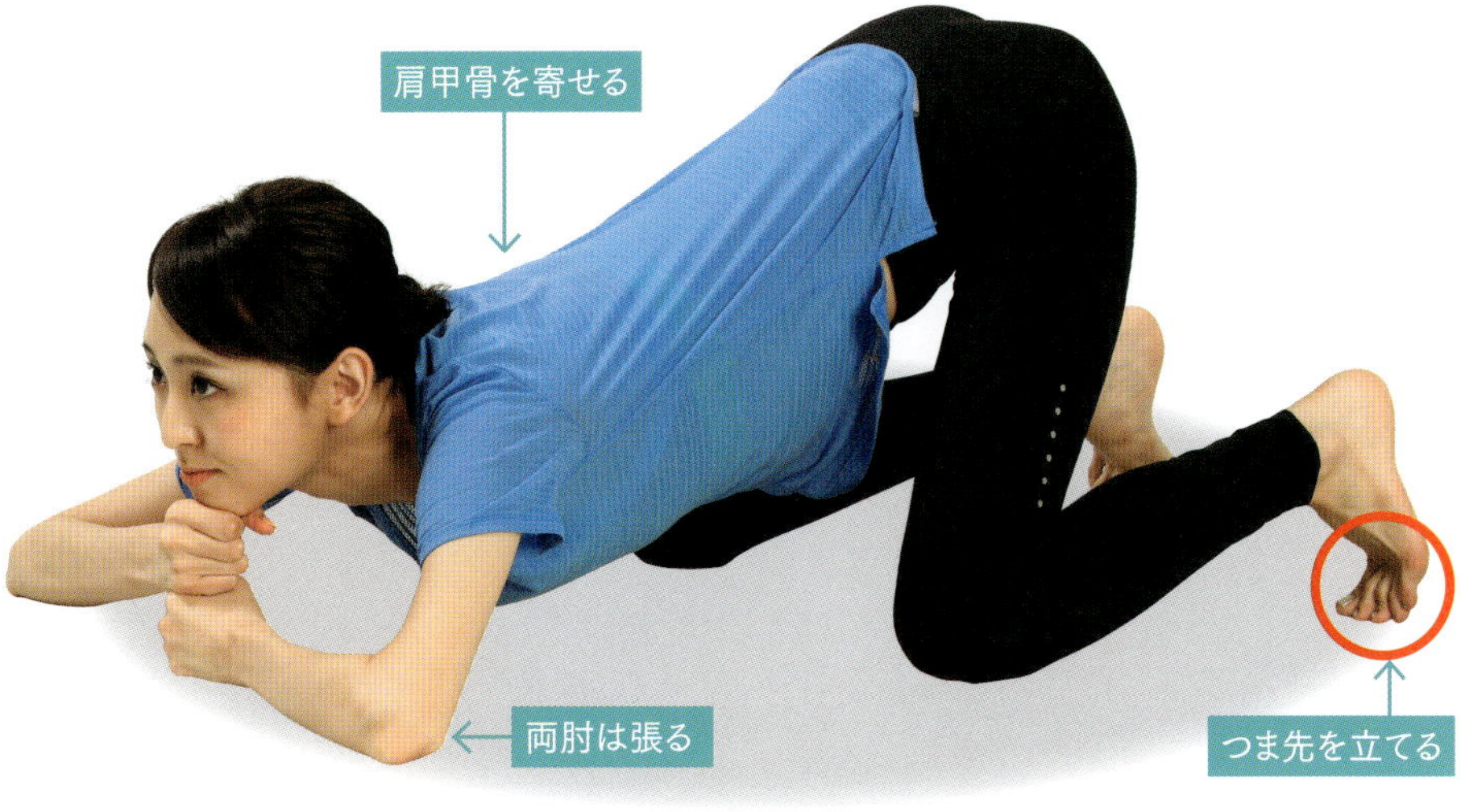

1 四つ這いになって両足のつま先を立て、両手のこぶしを重ねた上に、あごを前に出して乗せます。両肘を張り、できるだけ肩甲骨を寄せます。

2

こぶしを強く押しつぶすようにあごを押しつけ、あごはこぶしにつけたまま、首を反らせるようにして上を向きます。

10往復行ったら、こぶしの
上下を入れ替えて同じように行う。

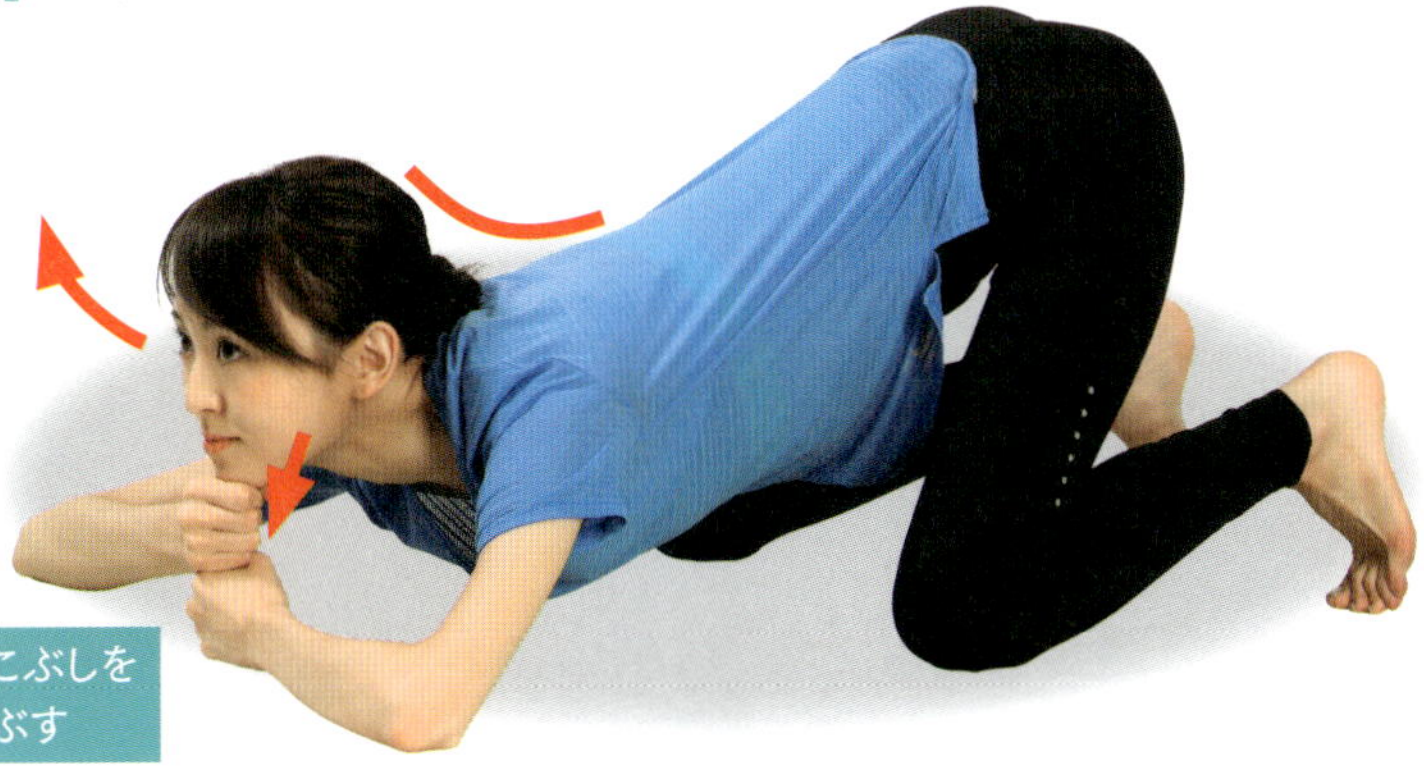
あごでこぶしを
押しつぶす

Variation

慣れてきたら、両肘を床から上げるようにして行いましょう。

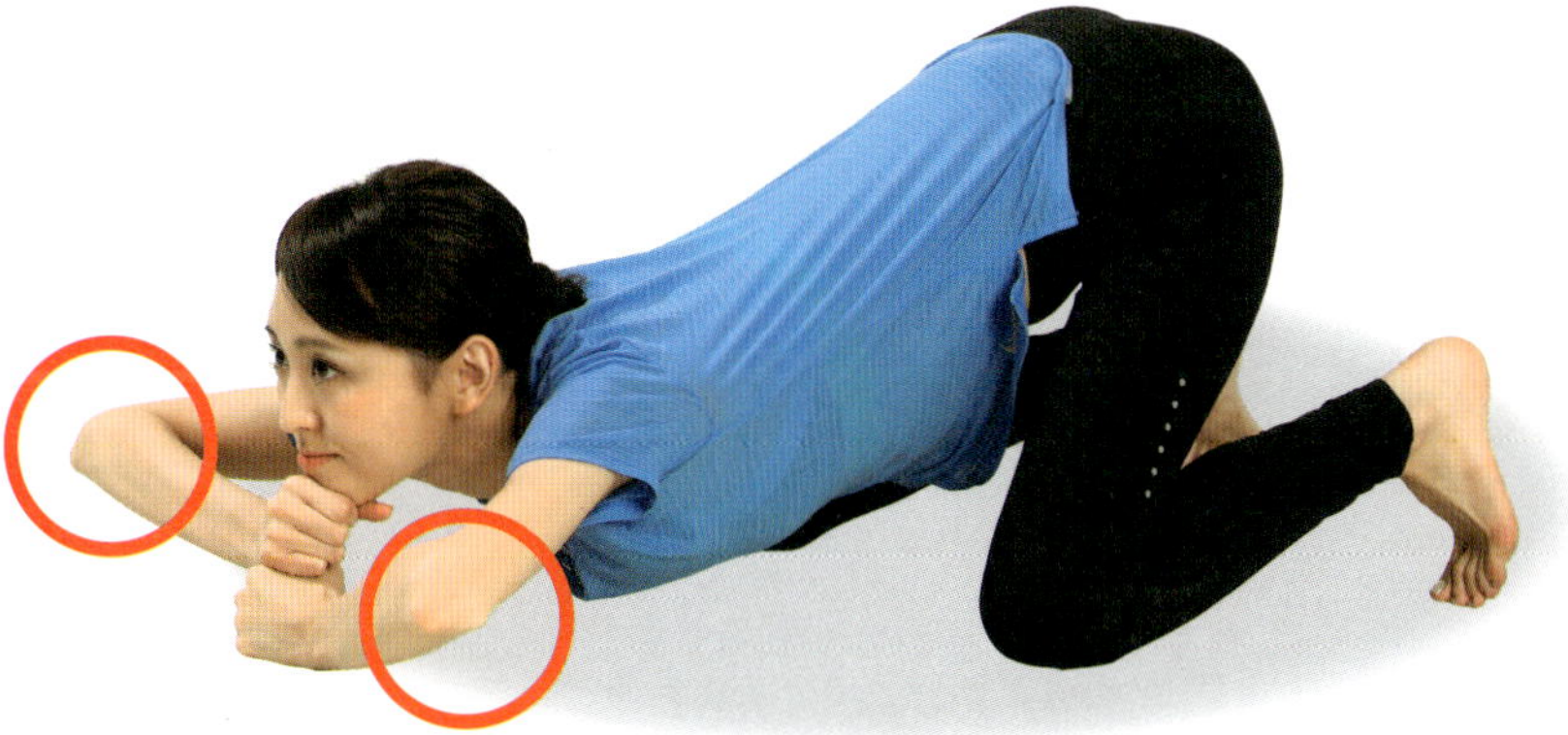
両肘を床から上げる

四十肩・五十肩の予防・改善

肩の内旋が引き金になる

肩の痛みとともに、腕を上げたり後ろに回したりする動きが制限される、四十肩・五十肩。この年代に発症することが多いことからこう呼ばれていますが、医学的には「**肩関節周囲炎**」という名があります。仙骨のゆがみによる代償姿勢によって肩が内側に入り（内旋）、筋肉や腱が引っ張られて神経の伝導異常を起こしていることが原因です。**伝導異常が続くと筋肉や腱が固くなり、関節の動きをスムーズにする滑液《かつえき》の出が悪くなって関節の骨がこすれ、炎症を起こして痛みとなります。**さらに、肩を通る神経は首から指先までつながっているため、途中にある肩関節の内旋が引き金となって肘や手首・指の関節にも影響が現れ、腱鞘炎《けんしょうえん》や肘関節の炎症が起こることもあります。また、指の関節が変形することもあります。

よく、四十肩・五十肩は、半年から1年ほどで自然に治るといわれますが、これは痛みを感じにくくなっただけで、筋肉や腱、神経の状態が改善・治癒したわけではありません。症状がなくなっても、筋肉や関節が固くなって可動域が狭《せば》まっていることや神経の伝導異常が多いため、肩ゆるめなどを積極的に行って可動域を広げましょう。

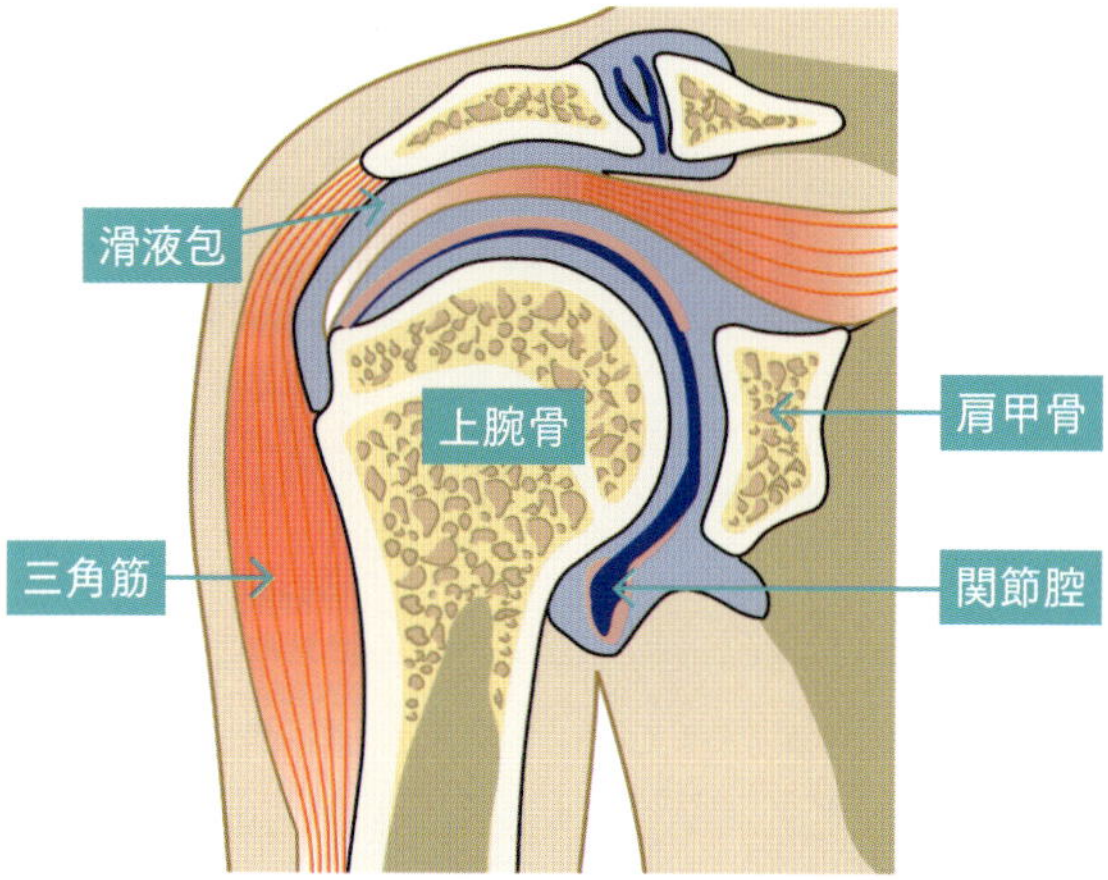

肩関節の構造

ゆるめる体操

四十肩・五十肩の予防・改善

肩入れ

ゆるめる部位
肩関節周辺

肩の関節や筋肉全体に働きかけ、固くなった肩の関節をゆるめます。上体の重みを使うことで、より効果的に肩関節に働きかけることができます。

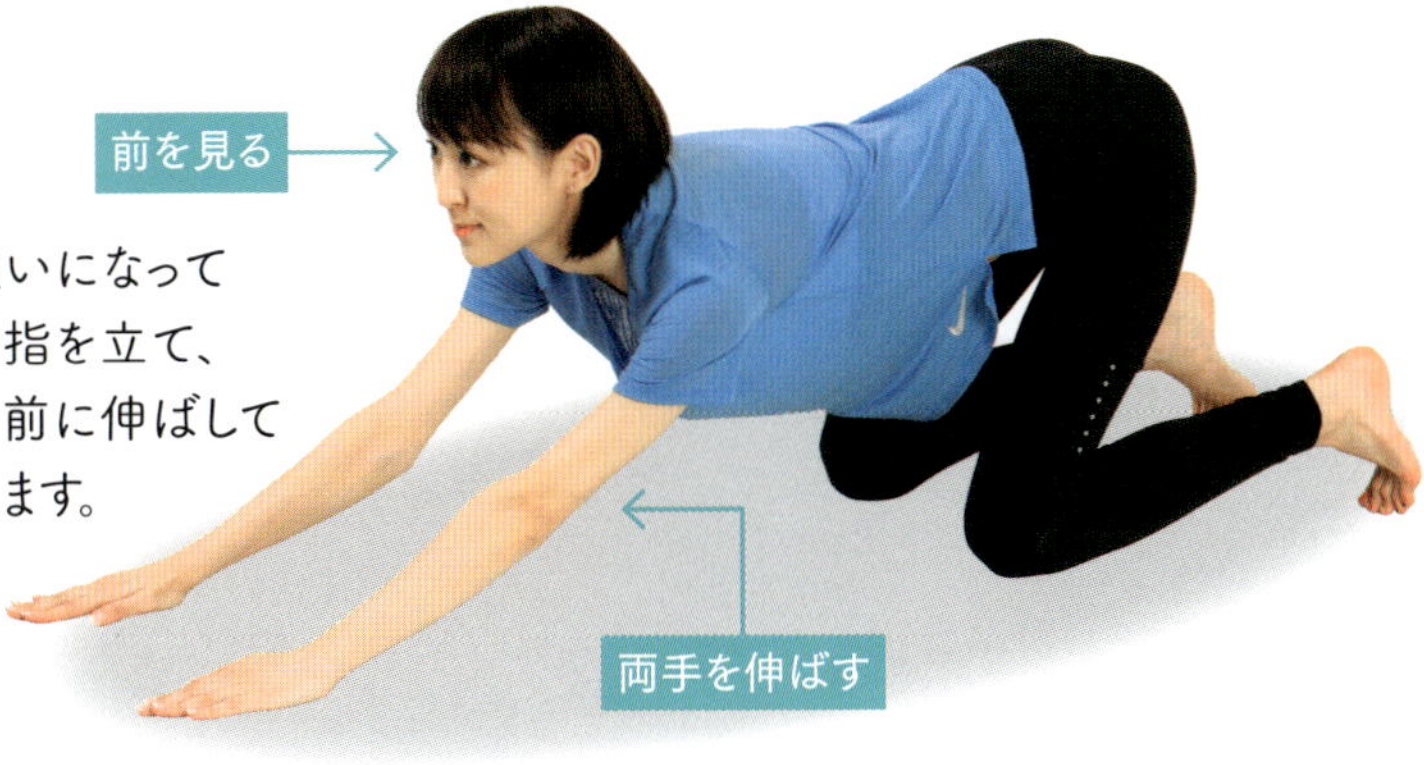

1 四つ這いになって両足の指を立て、両手を前に伸ばして前を見ます。

2 肘を伸ばしたまま、お尻をやや後方に引いて肩から沈めるように上体を伸ばします。

30 往復行う。

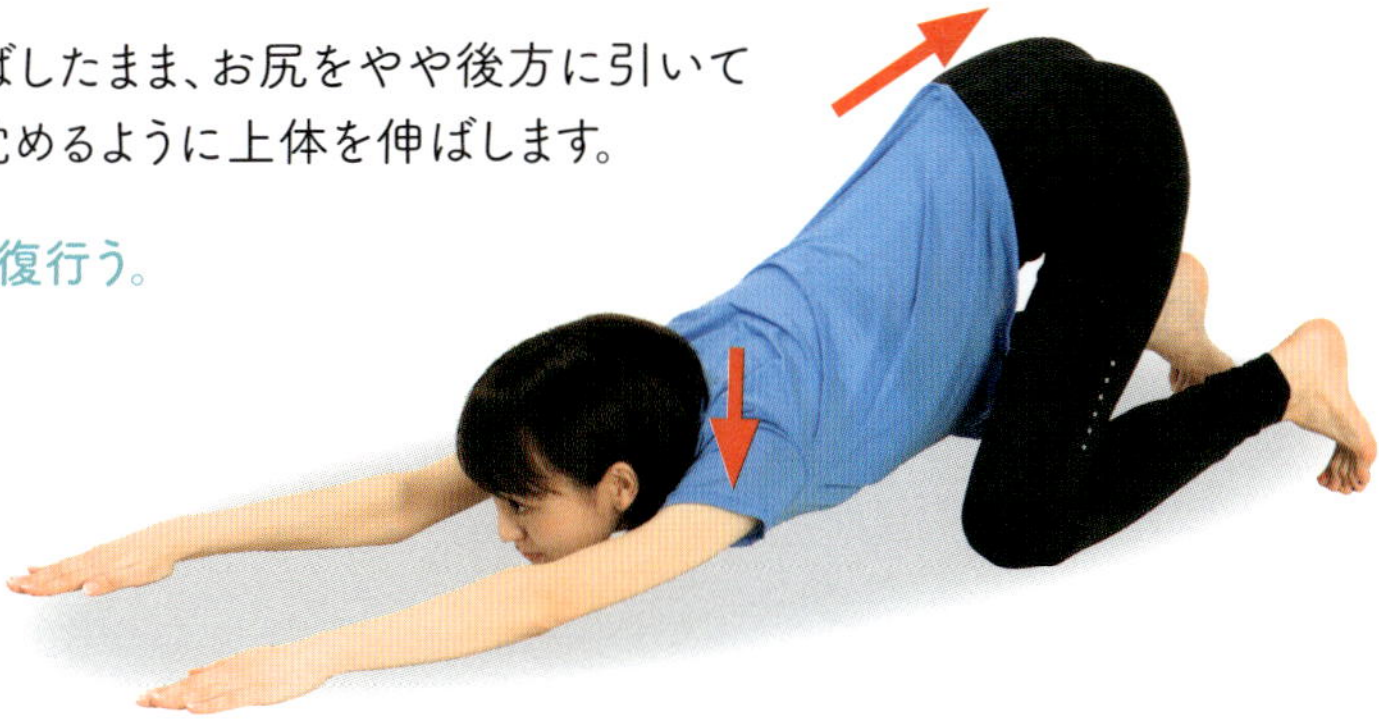

Point

- 肩を沈めるときは、肘を伸ばしたまま腰を後ろに引き、上体の重みを使ってスムーズに行います。
- 肩に痛みがあるときは、無理せずできるところまでにしてください。

ゆるめる体操

ゆるめる部位
肩関節周辺

四十肩・五十肩の予防・改善

肩ゆるめ 上下・まわす

心臓より高い位置で小さい筋肉を動かして心拍数を速《すみ》やかに上昇させるため、ウォーミングアップにも最適です。
「肩入れ」とセットで行うことで、より効果的に肩をゆるめることができます。

基本姿勢

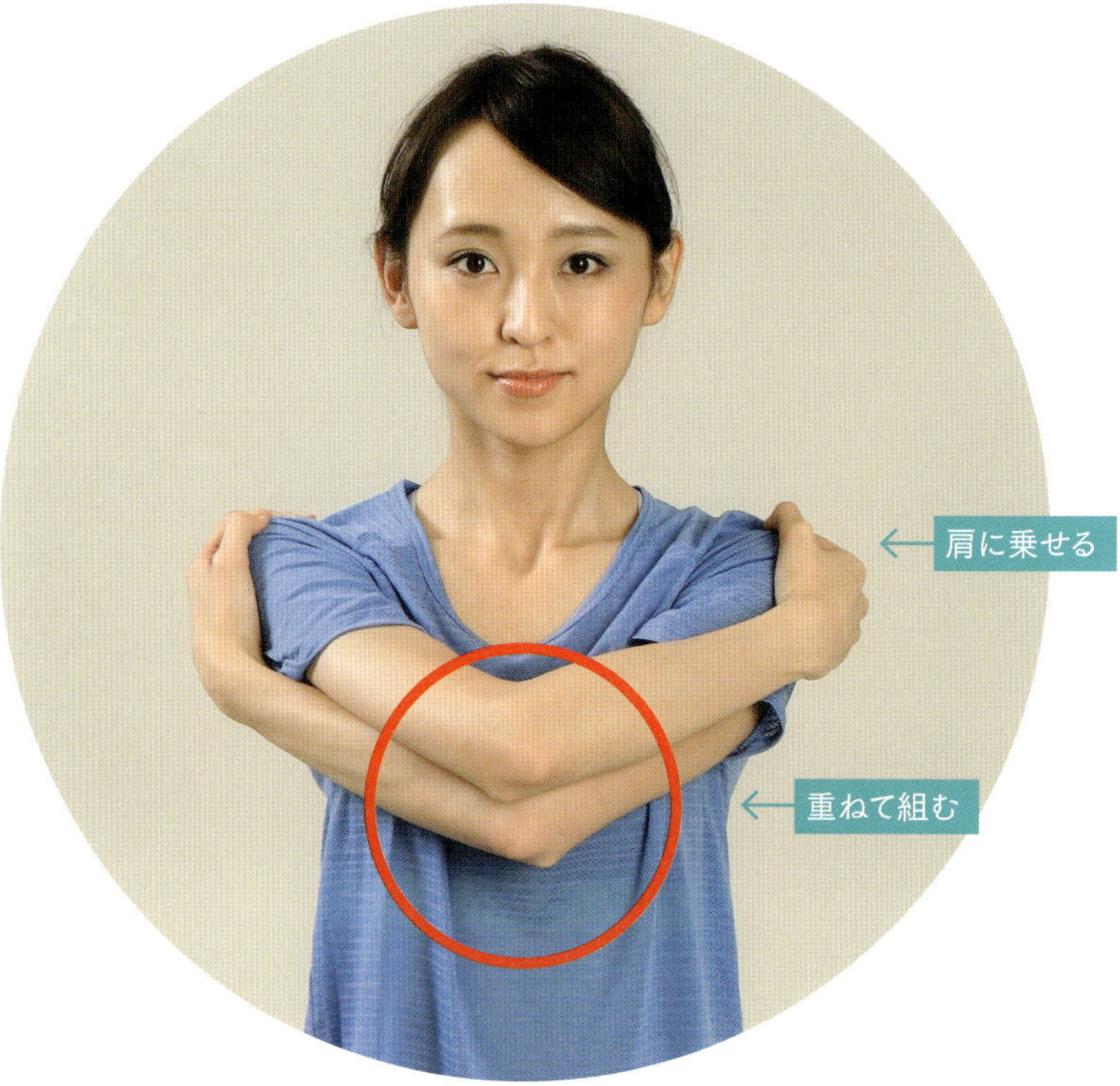

1 肩ゆるめ

左手は脇の下から右肩をつかみ、右手を上にして左肩に乗せ、肘を上下に重ねるようにして手を組みます。

2 肩ゆるめ 上下

両肘を合わせたまま、
できるだけ肘を肩より高く上げ
下の手で上の手を
上げるように動かします。

上下に30往復したら、
上下の腕を組み替えて、
同じように行う。

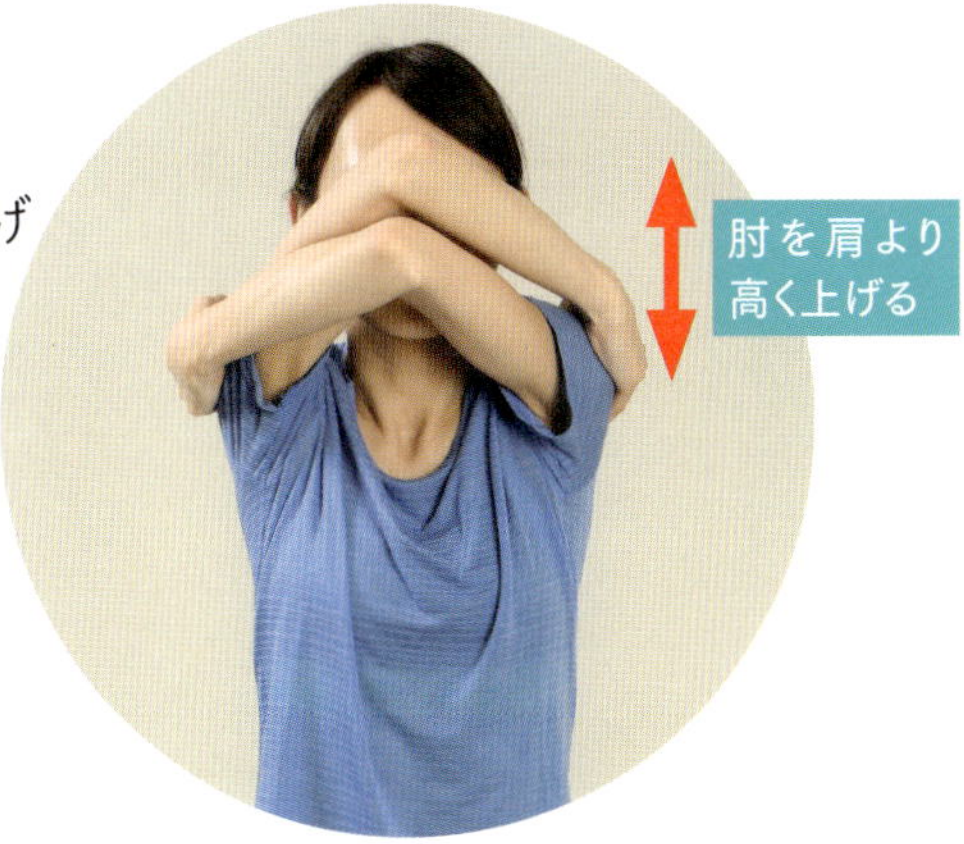
肘を肩より
高く上げる

3 肩ゆるめ まわす

肩ゆるめ（上下）を終えたら、そのまま肘で円を描くように回します。右肘が上のときは反時計回りで左肘が上になっているときは時計回りで行います。

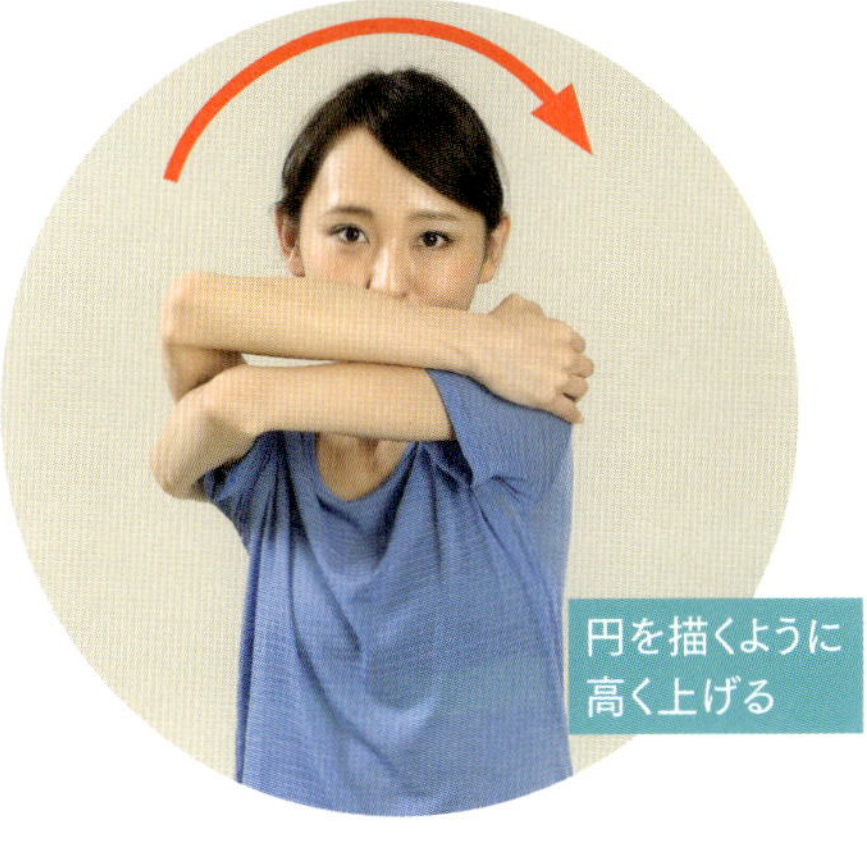
円を描くように
高く上げる

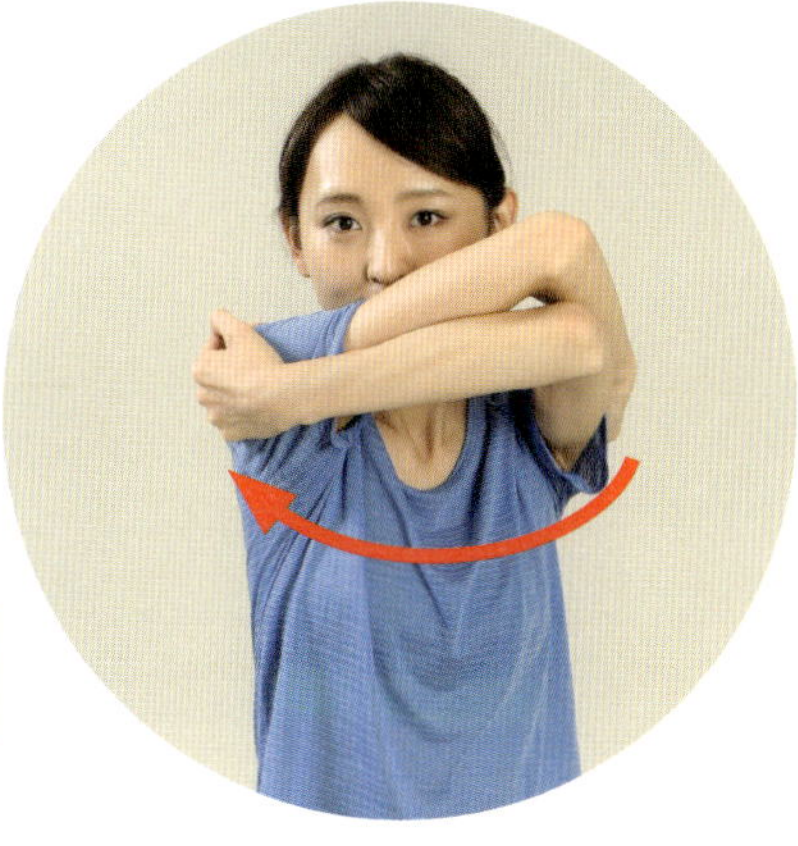

30回回したら、手を組み替えて同じように行う。

Point

- 肘を上下に動かすときも回すときも、肘が離れないよう、両肘をつけたまま行います。
- 腕を動かすときに痛みがあるときは可能な範囲で行い、少しずつ可動域を広げていきます。

矯正体操

四十肩・五十肩の予防・改善

腕つかみ肩開き

肩まわりの肩甲上腕関節や腱板、とくに棘《きょく》下《か》筋《きん》、小円筋の腱に働きかけ、内側に入り込んだ（内旋）肩を矯正します。

矯正する部位

肩関節周辺

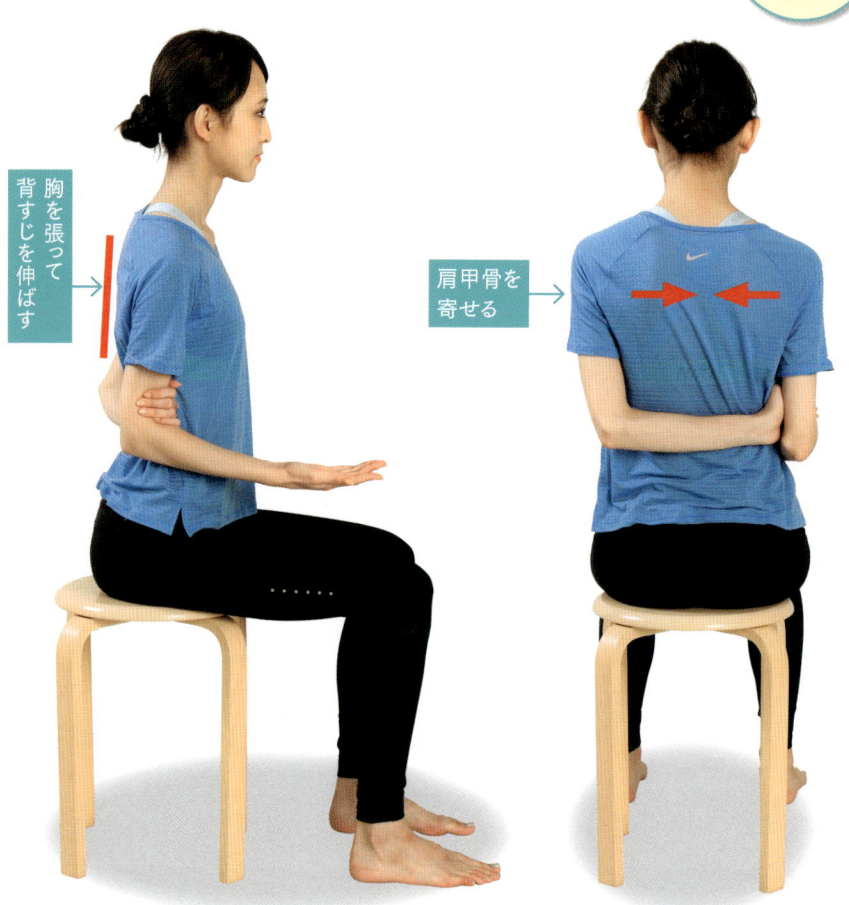

1 イスに浅く腰かけ、肘を垂直に曲げ、手のひらを上に向けて前に出した腕を、腰の後ろから回したもう一方の手でつかみます。そのまま両肩を後ろに引いて、肩甲骨を寄せます。

2

肘を曲げたまま腕を身体の横に開き（外旋）、さらに肩甲骨を寄せます。元に戻します。

30往復行ったら、反対の手も同じように行う。

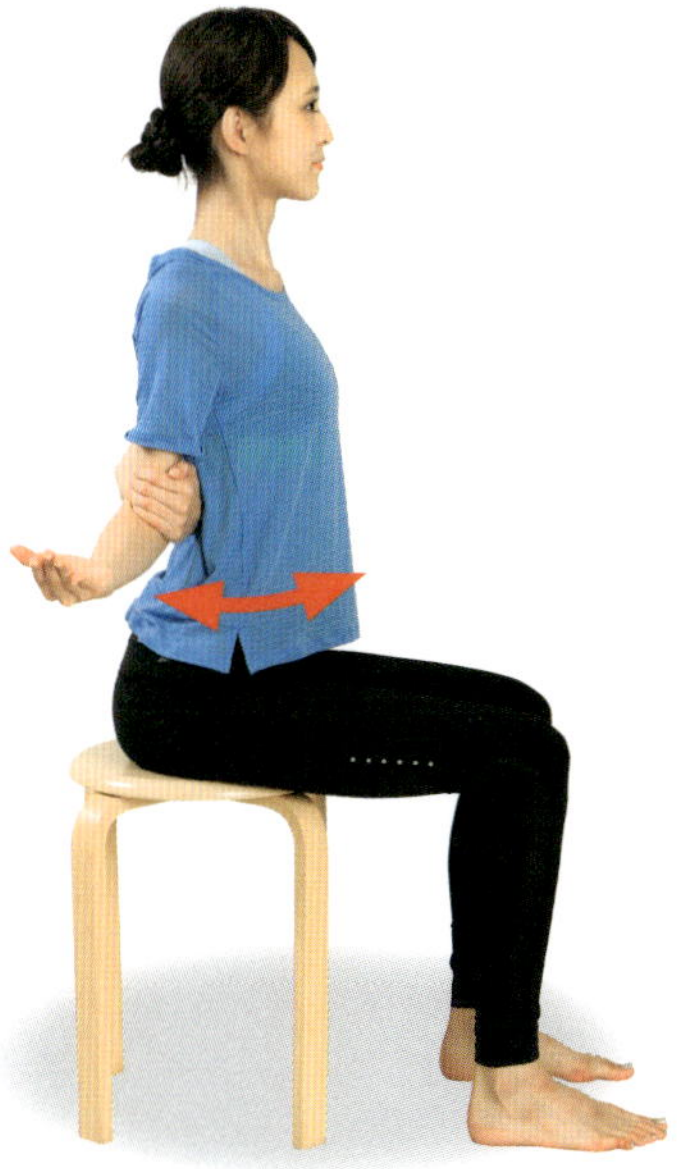

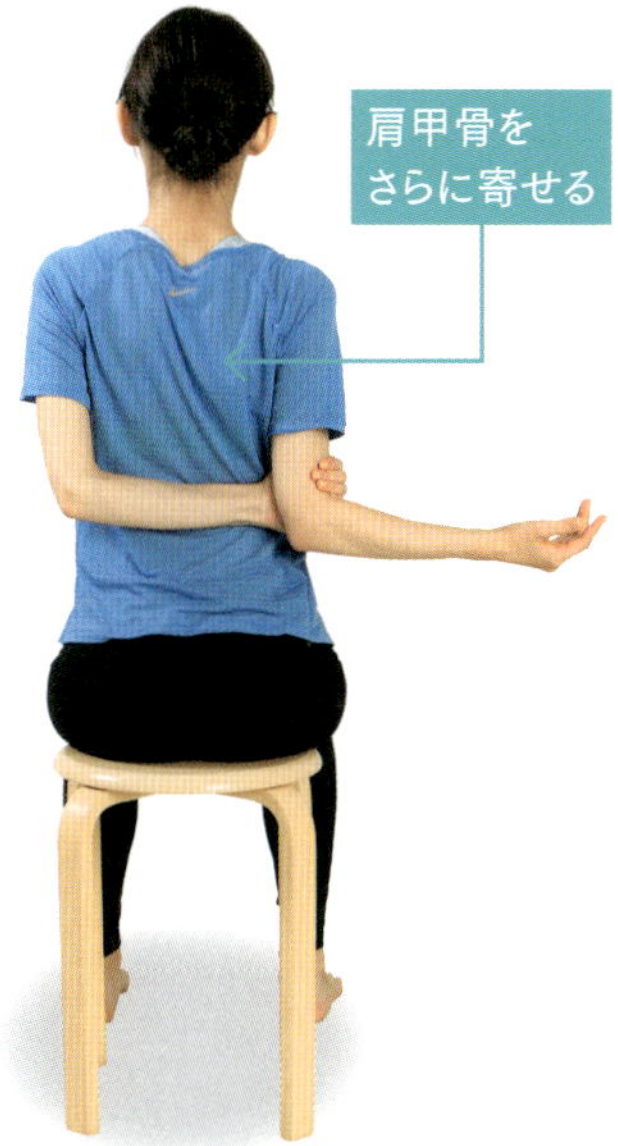

Point

- 肘を外旋するときは肩が回らないよう、上体は常に正面を向いているようにします。
- 肘は真横（90度）まで開くのが理想ですが、難しい場合はできるところまで広げ、少しずつ可動域を広げていきます。

Variation

手が届かない場合は、タオルを上腕にかけて行います。

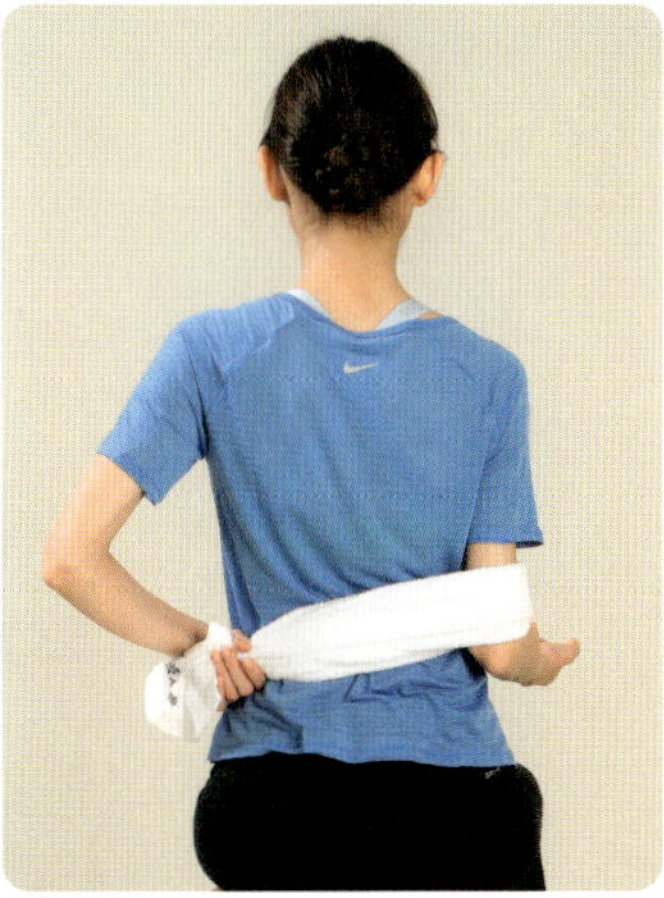

首肩痛・めまい・耳鳴り・顎関節症《がくかんせつしょう》の予防・改善

めまいや耳鳴りは、頚椎1番の変位

めまいや耳鳴りなどの症状は、後方変位した仙骨の代償姿勢により前に出た頭蓋骨を支えようとして、第1及び第2頚椎が後ろにずれること（後方変位）が原因と考えられます。なかでも頚椎1番の奥にある延髄《えんずい》と橋《きょう》の境目には、12対の脳神経のうち11対が集中しているため、頚椎1番がずれるとこれらの神経が牽引されて、頭痛やめまいをはじめ目や耳、自律神経などにかかわる脳神経が伝導異常を起こし、さまざまな部位に症状が引き起こされると考えられます。

めまいは、頭痛と同じく強い噛みしめによる、三叉神経《さんさしんけい》の牽引が原因となっていることがあります。三叉神経は、眼神経、上《じょう》顎《がく》神経、下顎《かがく》神経の3つに分かれる、脳神経のなかでは最大の神経です。頭部の大部分を覆い、ものを噛むときに大きな役割を果たす咬筋《こうきん》と側頭筋も、三叉神経によってコントロールされています。噛みしめがキツいと咬筋・側頭筋から三叉神経が引っ張られ、さらに近くにある内耳神経まで牽引されて、めまいが起こると考えられます（脳神経の詳細は15ページを参照）。

首の上から下まで首全体に張りが出て首に痛みを感じる場合は、頸椎1番が後ろにずれています。首を左右に振り向く動作がつらい場合は頸椎の1～3番が、首をかしげて横に倒すと痛む場合は頸椎の4～6番がずれています。上を向くのがつらいときは、頸椎7番と棘《きょく》突起がぶつかっているのが原因と思われます(26ページを参照)。

あごが痛む、口が開かない、あごを動かすと音がする、といった症状の**顎関節症は、関節円板という骨より柔らかいクッション役の関節が前方にずれる(前方変位)ことで起こります。**

関節円板の前方は外側翼突筋上頭とつながっており、この筋は蝶形骨の大翼を起始としています。翼突筋の拘縮が顎関節だけでなく蝶形骨のずれも生み、あごの複雑な動きを阻害《そがい》しているのです。

こうした症状は、蝶形骨を矯正することで症状を和らげることができます。

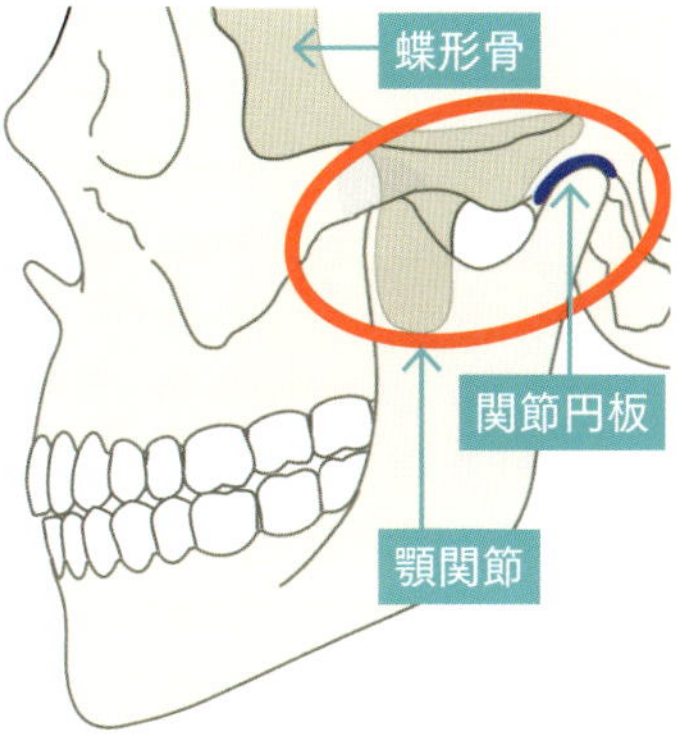
蝶形骨
関節円板
顎関節

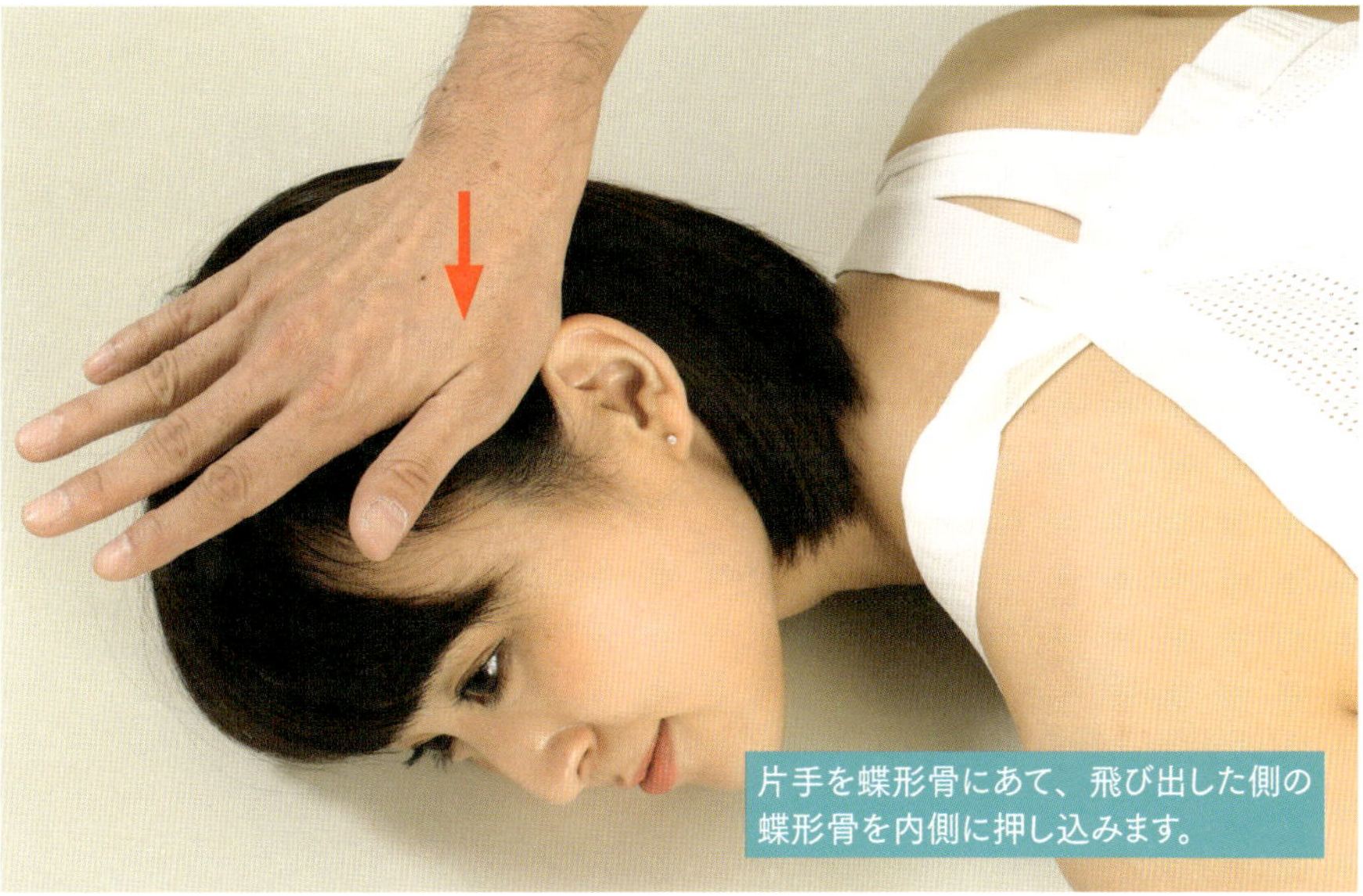
片手を蝶形骨にあて、飛び出した側の
蝶形骨を内側に押し込みます。

蝶形骨の矯正

ゆるめる
矯正
体操

首肩痛・めまい・耳鳴り・顎関節症の予防・改善

首ねじり 片手補助

さまざまな症状の原因となっている頸椎をゆるめ、位置を正すことで症状を和らげます。手を使い、首をねじり、体重をかけることで、首ねじり（→P.82）よりも効果的に頸椎をゆるめ、捻転を矯正することができます。

ゆるめる・矯正する部位

頸椎

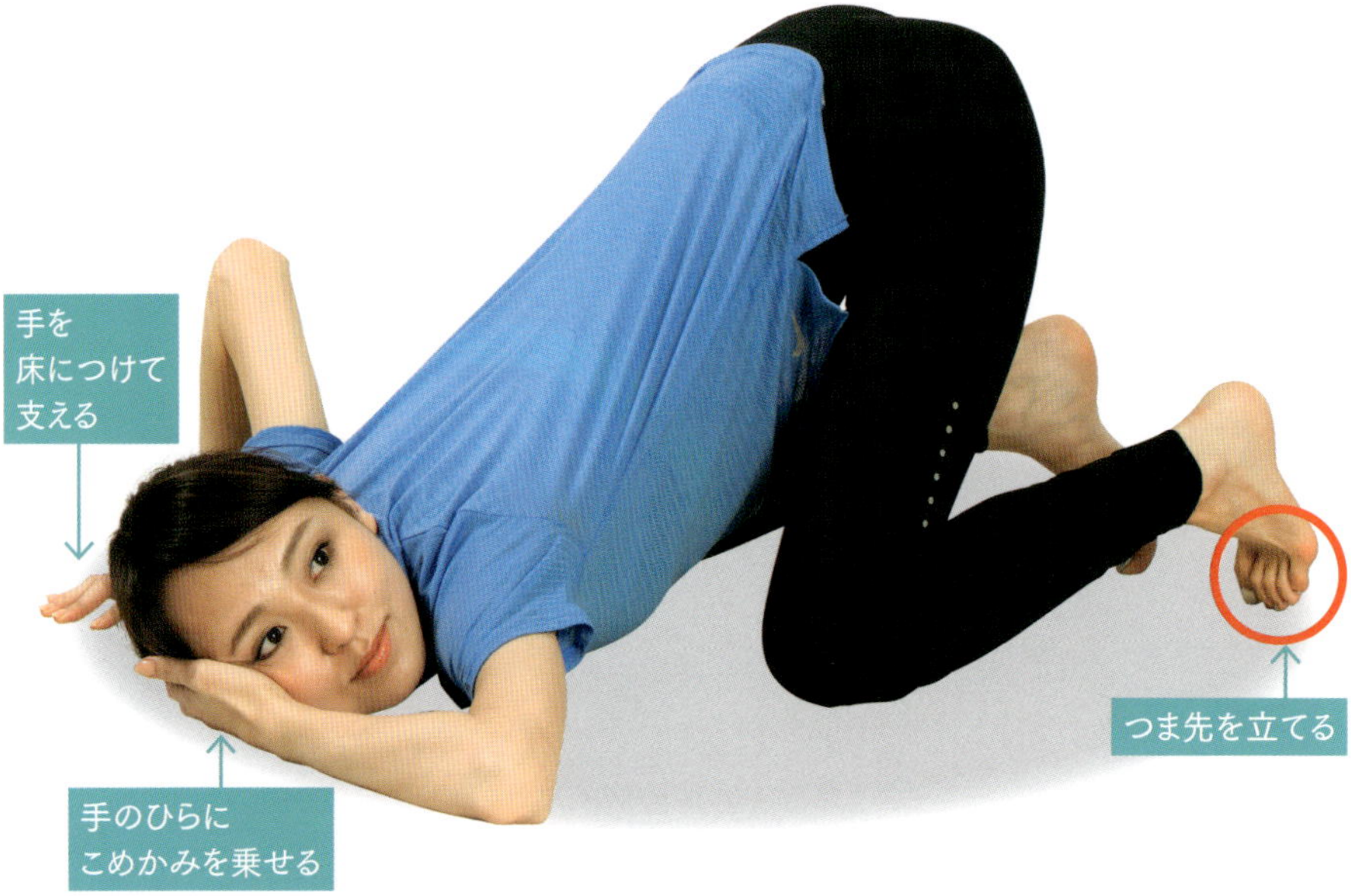

手を
床につけて
支える
つま先を立てる
手のひらに
こめかみを乗せる

1 四つ這いになり、両足のつま先を立て、片手（左手）の手のひらを上に向けて床に置き、顔を横（左）に向けてこめかみを乗せます。反対の手は、体重がかかりすぎないように肘を曲げて支えます。

2 あごを床につけるように首を曲げ、あごを上げるように首を伸ばして上下します。

10往復行ったら、反対側も同じように行う。

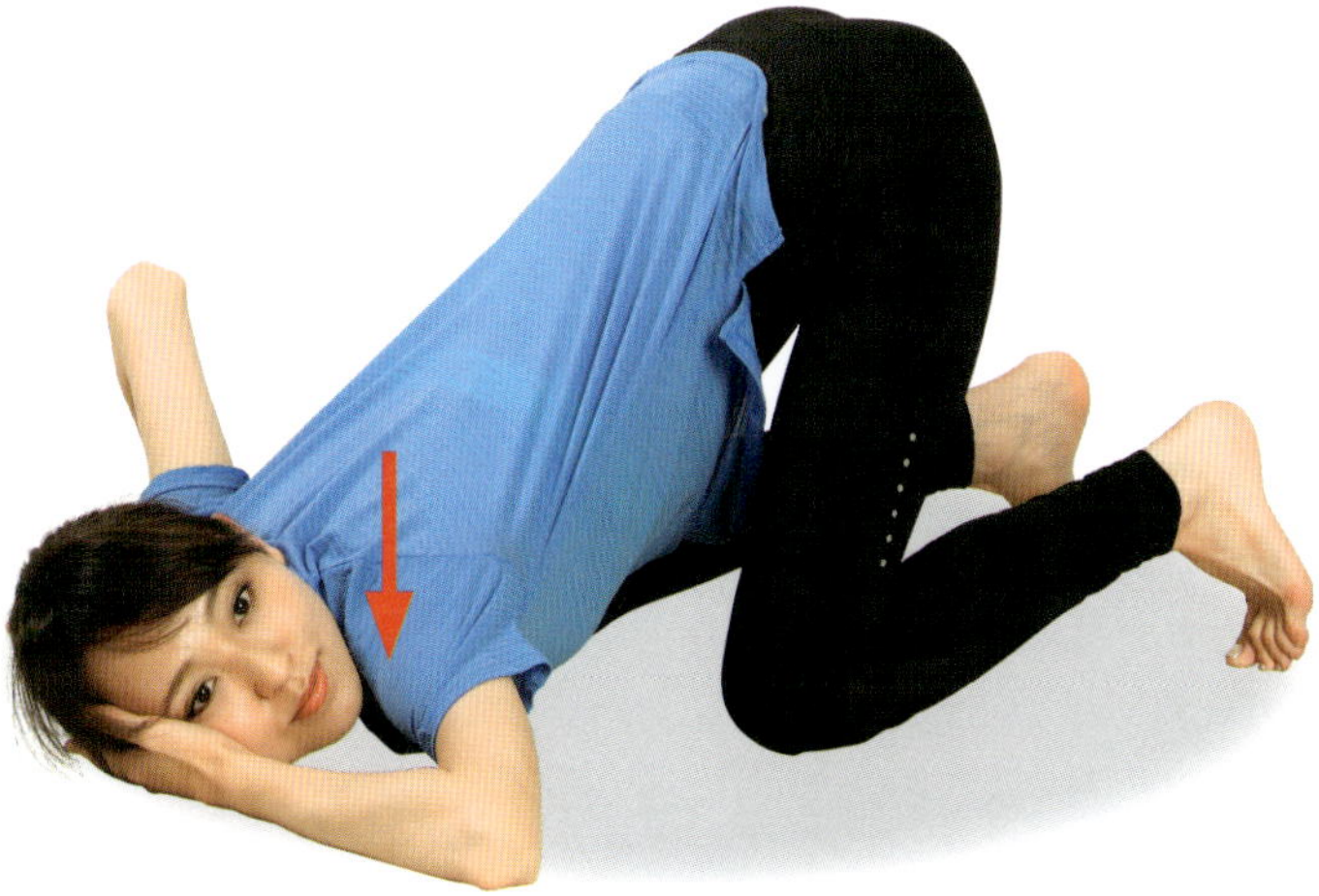

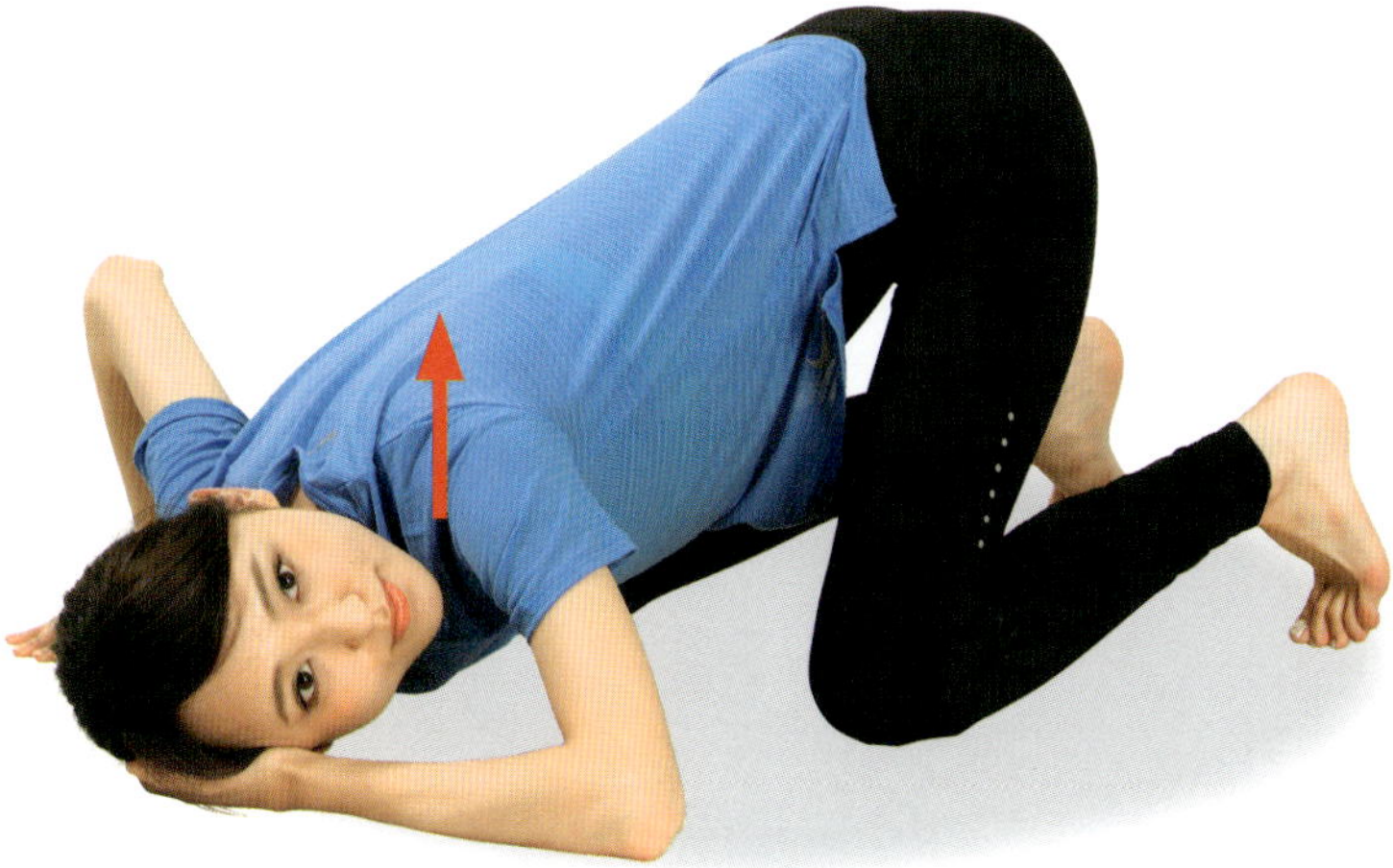

Point

- こめかみに乗せていない、反対の手は支えるだけで体重をかけないようにします。
- 首肩痛・めまい・耳鳴り・顎関節症などの症状の改善には、首ころがし(→P.84)や頚椎7番はめ(→P.86)とセットで行うとより効果的です。

背中のこりや痛みの予防・改善

急な痛みや強い痛みには注意が必要

背中のこりは、背骨を支える筋力が弱く、背中が丸くなる猫背や胸椎の左右変位、捻転による神経の牽引や靭帯の拘縮が原因です。仙骨や腰椎のゆがみをそのままにしておくと、代償姿勢によって胸椎が後ろに突き出し（後弯）て、胸椎から出ている神経が引っ張られて伝導異常を起こし、こりや痛みが出ます。まずは、仙骨・脊椎のゆがみを正し、背骨を正しい位置で支えられる筋力をつけることが大切です。

背中に触ると強い痛みを感じたり、首を動かすと背中の上部に痛みが走る場合は、星状神経節の伝導異常が考えられます。星状神経節は、頚椎7番の下にある胸椎1、2番あたりに位置し、交感神経節の分岐点となる大きな神経節（神経細胞のかたまり）です。仙骨が後方変位し、代償姿勢で胸椎の後弯がきつくなると、この星状神経節が引っ張られて過緊張を起こします。なかには激痛のため、首が動かせなくなる人もいるほどです。

星状神経節に伝導異常が起きているときは、肩甲骨の間の胸椎2番の脇あたり、手を肩の上から背中に回して肩甲骨の内側の指先が届くあたりに張りを感じたり、上を向いたときにこの部分に痛みを感じます。

手が届く位置にあるため、痛みを和らげようとしてここをもんだり、冷やしたりする人がいますが、反動でより痛みが強くなるため、注意しましょう。

なお、背中の痛みは、首や肩のこりなどに影響されて比較的出やすい症状のひとつです。そのため症状が出ても軽く考えがちですが、**背中の痛みは内臓機能の低下やがん・急《きゅう》性大動脈解離《せいだいどうみゃくかいり》などの重篤《じゅうとく》な病気のサインということもあります。**

強い痛みがあったり、痛みが続くようなら放っておかず、受診して確認しましょう。

考えられる背中の痛みが原因の主な病気

- 大動脈疾患
- 大動脈解離
- すい臓疾患
- 尿路結石
- 脊椎圧迫骨折
- 胆管狭窄
- 心疾患
- 肺疾患など

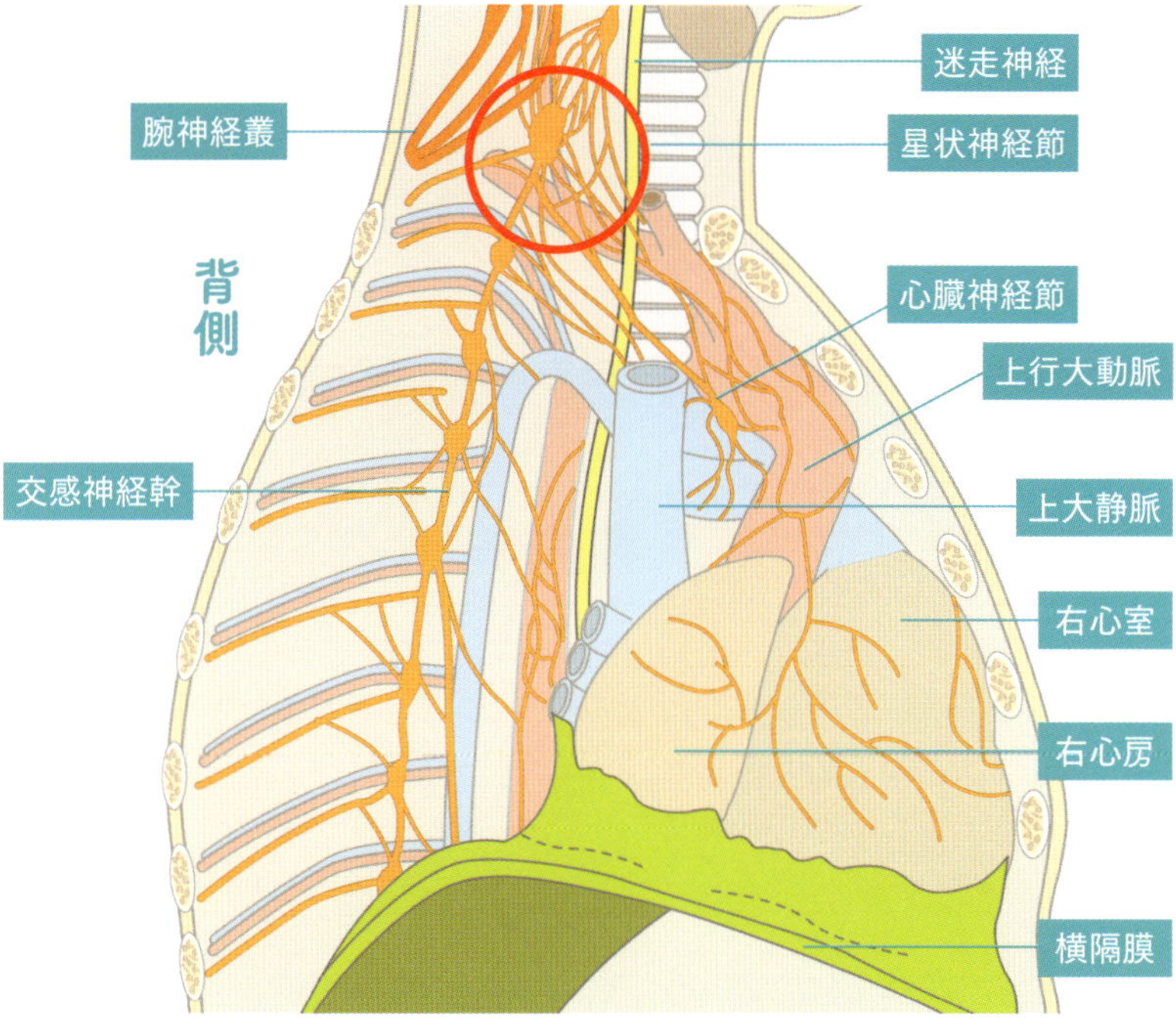

星状神経節と胸部・上腹部自律神経系

ゆるめる・矯正・神経ストレッチ体操

背中のこりや痛みの予防・改善

星状神経節ストレッチ

頚椎7番や頚椎の前（喉側）にある星状神経節に働きかけて神経をほぐし、矯正します。頭の重みを使って肩甲骨を寄せることによって効果を高めます。

ゆるめる・矯正する部位
頚椎
星状
神経節

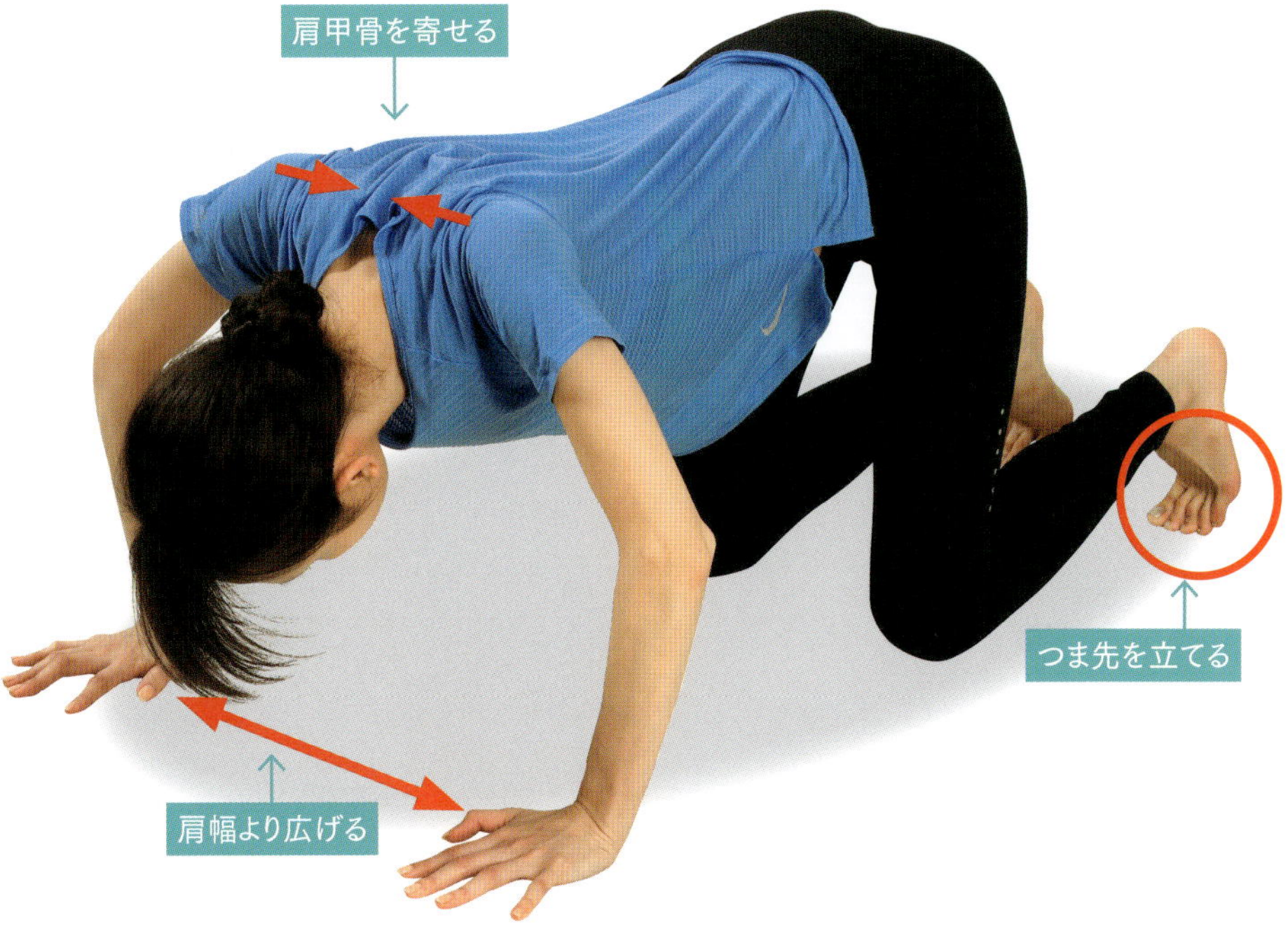
肩甲骨を寄せる
つま先を立てる
肩幅より広げる

1 両手を肩幅より広げて四つ這いになり、両足のつま先を立てます。両肘を90度に曲げ、できるだけ肩甲骨を寄せます。

2 肘を90度に曲げたまま、頭を片側の腕の下へ揺らすようにして潜り込ませます。

片側を10 往復したら、反対側も同じように行う。

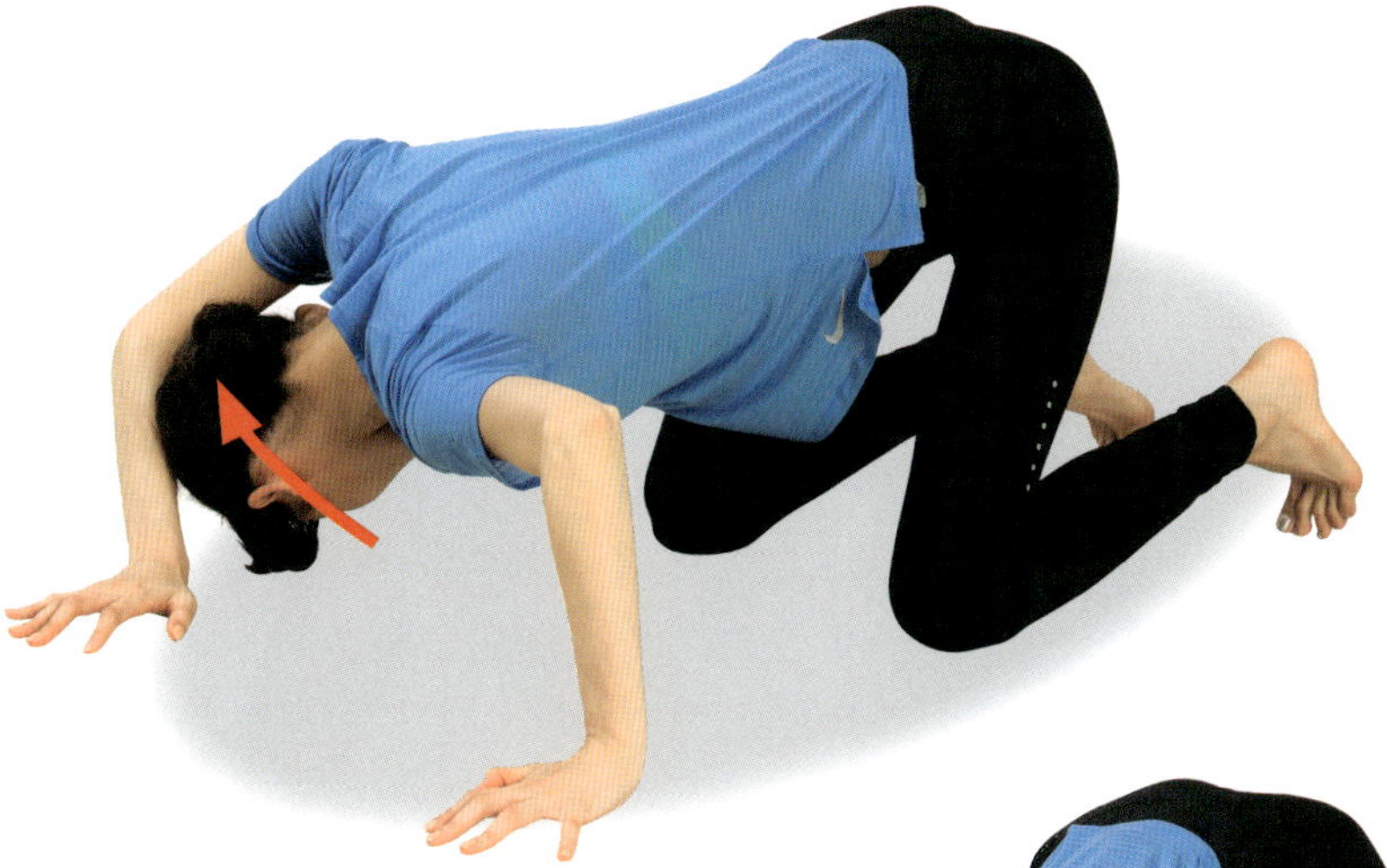

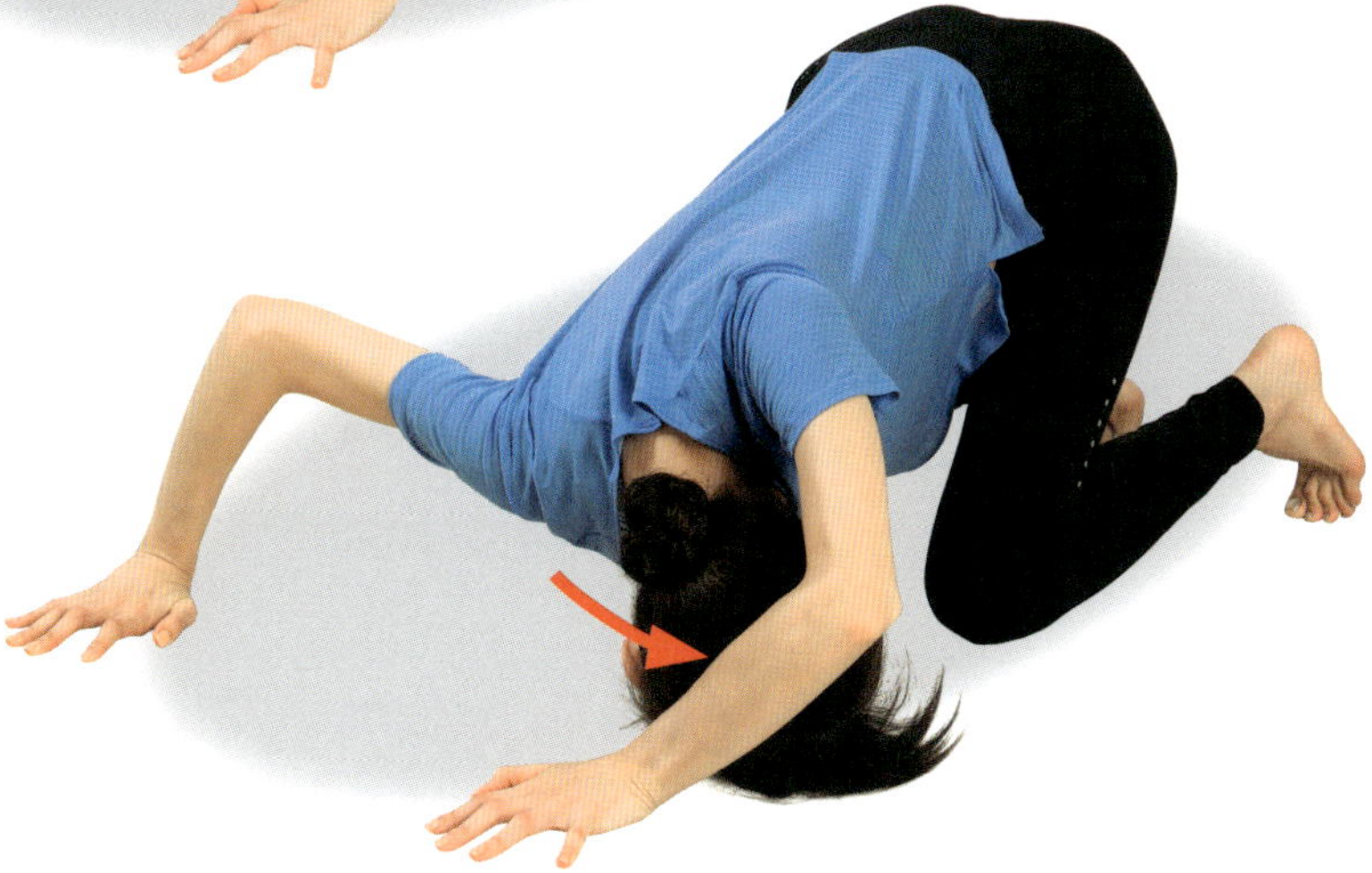

Point

- 肘は90度に曲げたまま、肩甲骨を意識しながら行います。
- 頭を腕の下に潜り込ませるのが難しければ、できるところまで行い、少しずつ可動域を広げていきます。

矯正体操

背中のこりや痛みの予防・改善

足かけ膝たおし

矯正する部位

胸椎

ゆがみのある胸椎に働きかけて、とくに胸椎6～8番のゆがみを矯正します。足をかけて立てた膝を倒すことで足の力が加わり、効率的に胸椎に働きかけ、胸椎のねじれを矯正することができます。

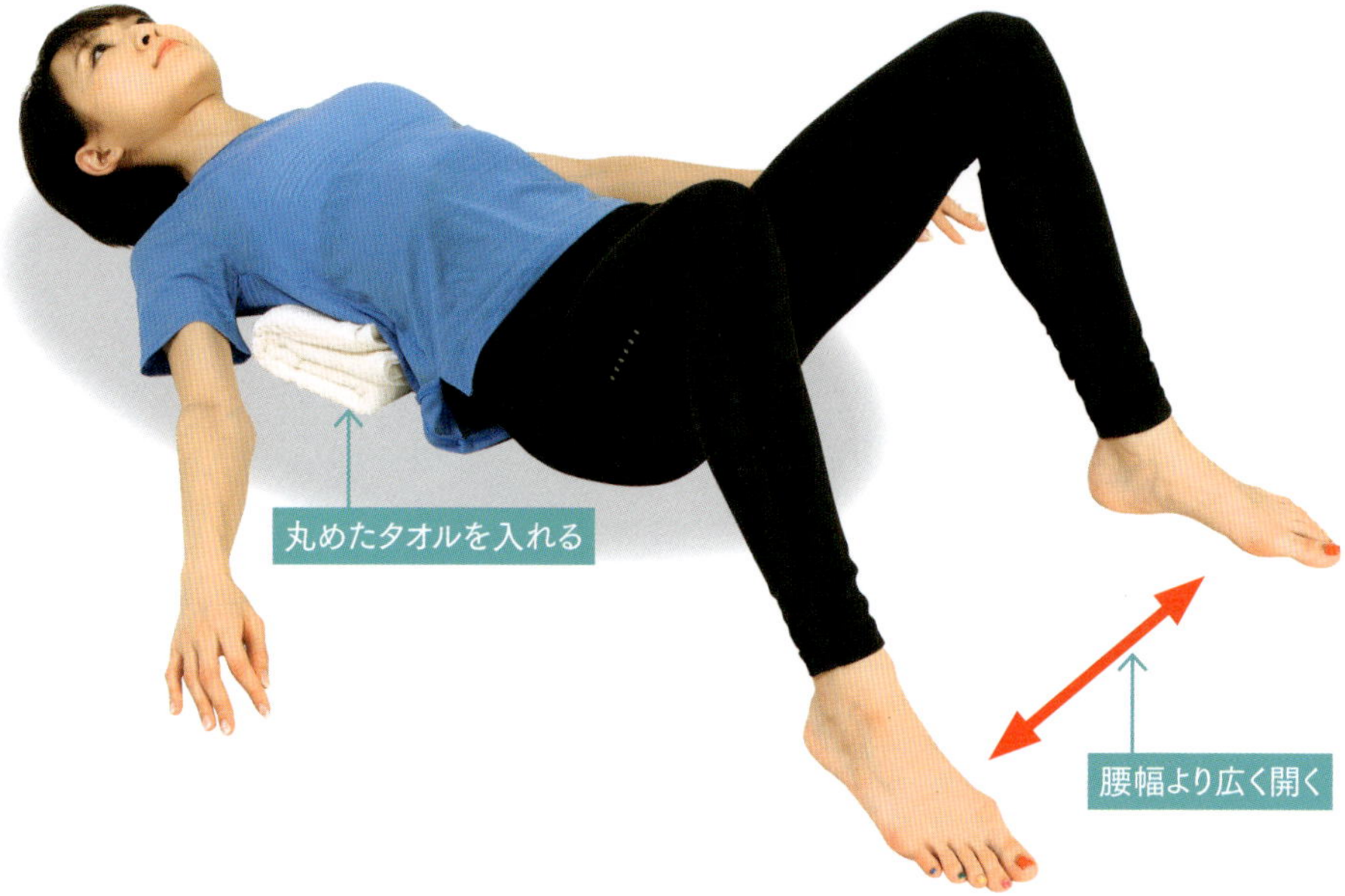

1 背中の中央あたりに丸めたタオルを横向きにあてて仰向けになり、足を腰幅より広めに開いて膝を立てます。
背中が痛い場合は、タオルを入れずに行います。

2

片方の膝にもう一方の足を乗せます。
乗せた足で脇腹をねじるように膝を立てた内側に倒します。

30往復行ったら、足を組み替えて同じように行う。

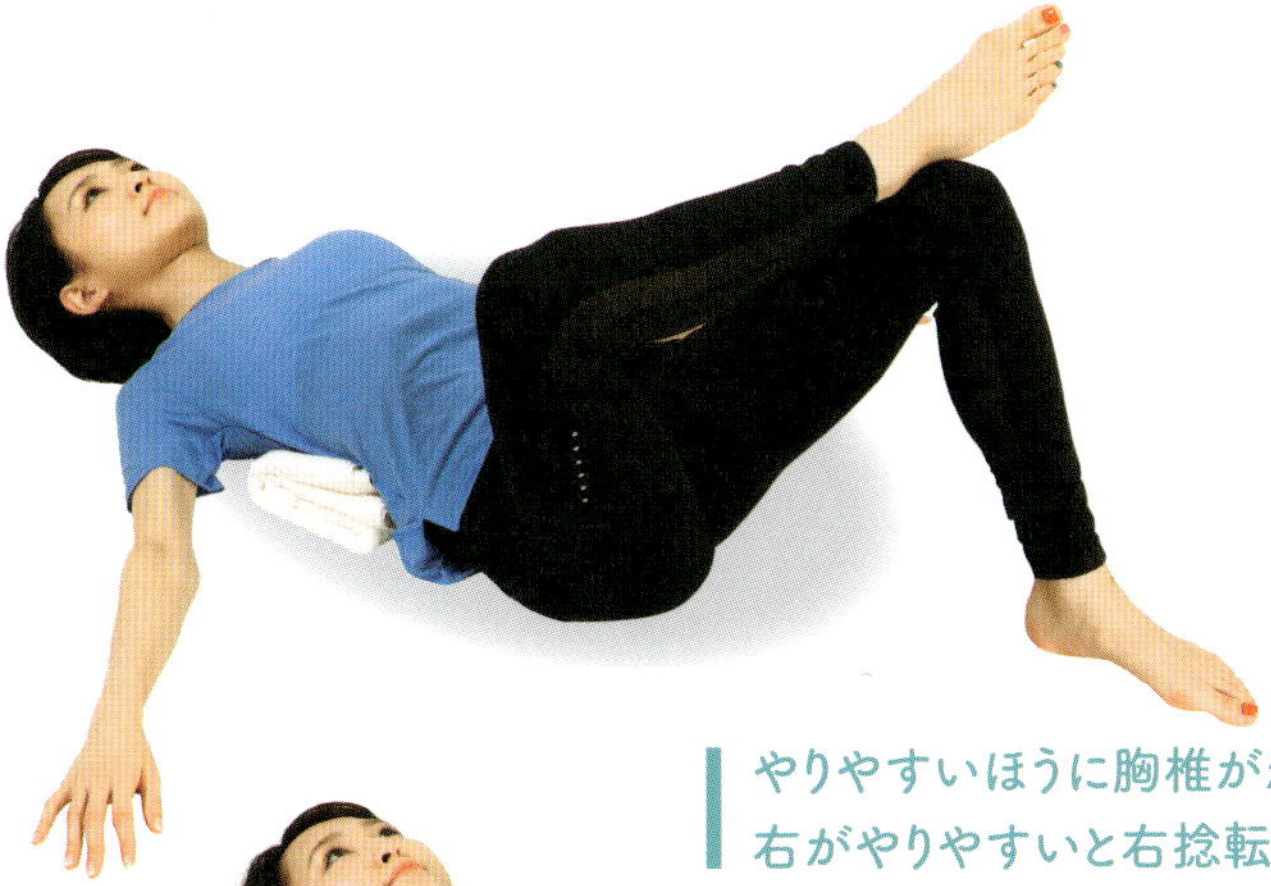

やりやすいほうに胸椎がねじれます。
右がやりやすいと右捻転です。

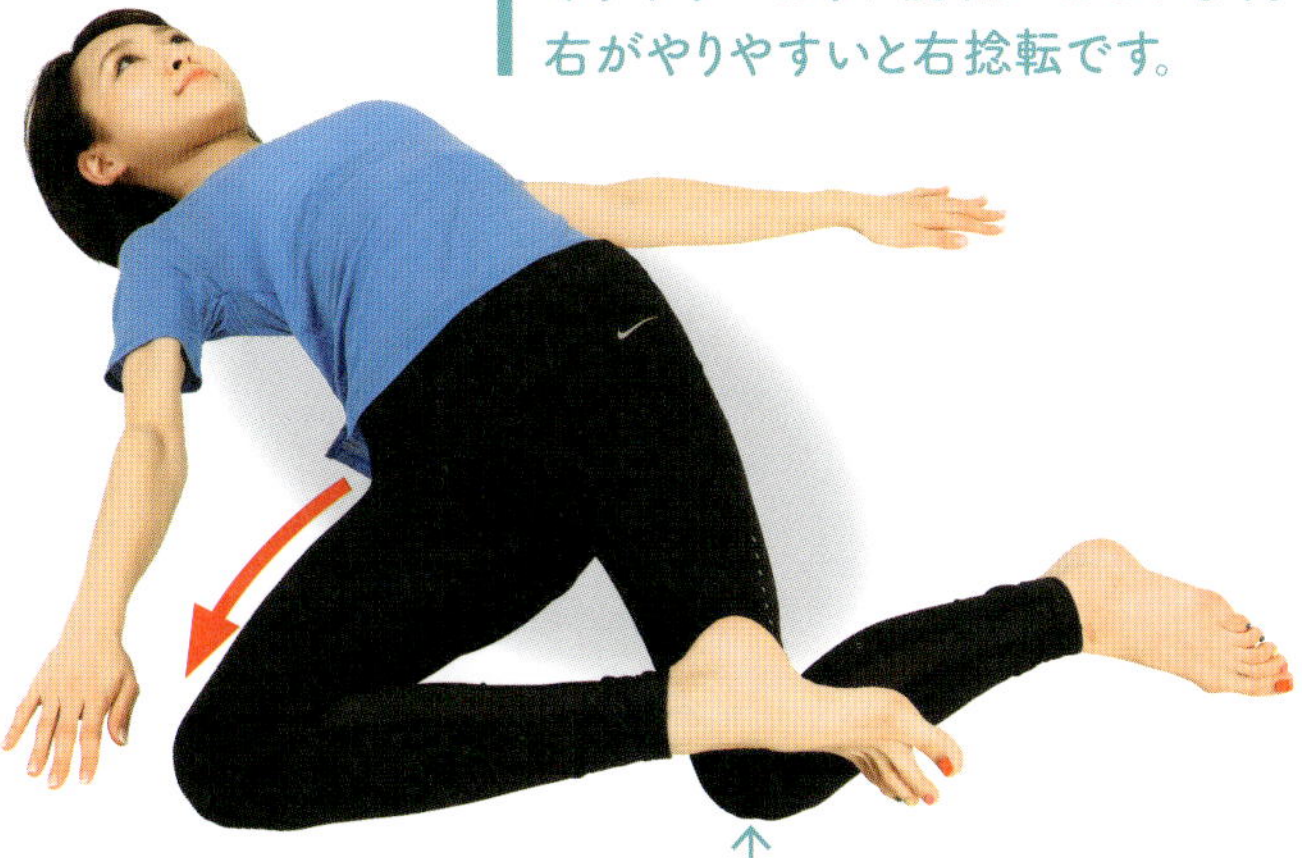

3

左右の差がなければ、**2**で終了です。
やりずらかったほうのみをもう1度行います。
これにより左右の捻転の矯正をします。

Point

- 足を倒すときは、両肩が浮かないように注意します。
- 痛みがあったり膝が床につかない場合は、できる範囲で行い、少しずつ可動域を広げていきます。

腰部脊柱管狭窄症の予防・改善

仙骨のずれが原因！

一般的に『椎骨の椎孔《ついこう》の連なりでできる脊柱管が何らかの原因によって狭くなり、中を通る神経や血管が圧迫されて、腰痛や下肢のしびれを起こす』とされる、脊柱管狭窄症。根本的な治療法がないために、一般には治りにくい病気といわれています。腰や足のしびれや痛みのほか続けて歩くことができない**間欠性《かんけつせい》跛行《はこう》**はもっとも特徴的な症状のひとつです。

背骨コンディショニングでは、このような脊柱管狭窄症の原因も、仙骨のずれによる腰椎のゆがみと考えます。これは脊柱管狭窄症だけでなく、椎間板ヘルニアやすべり症などの病名がついた場合も同じです。

たとえば、仙骨が後方にずれると腰椎も一緒にずれますが、そのとき仙骨とその上の腰椎5番だけがずれて4番がそのままだと、4番と5番の脊柱管にずれが出てしまいます。こうして4番と5番の間で脊柱管がずれて狭くなったところが、「**脊柱管狭窄症**」と呼ばれるのです。そして、神経が引っ張られて痛むだけでなく、その先の足の筋肉が固くなって足がつったり、重だるかったりなどの症状が現れます。

一般的に、仙骨は動かないとされているため、病院などでは椎骨のずればかりに注目しますが、脊柱管狭窄症と診断された方のレントゲンなどを見ると、必ず仙骨がずれています。**仙骨を正しい位置に戻して腰椎の前弯ができれば、引っ張られていた神経がゆるみ、脊柱管の狭窄も解消して痛みはなくなります。**

腰部脊柱管狭窄症の起こるしくみ

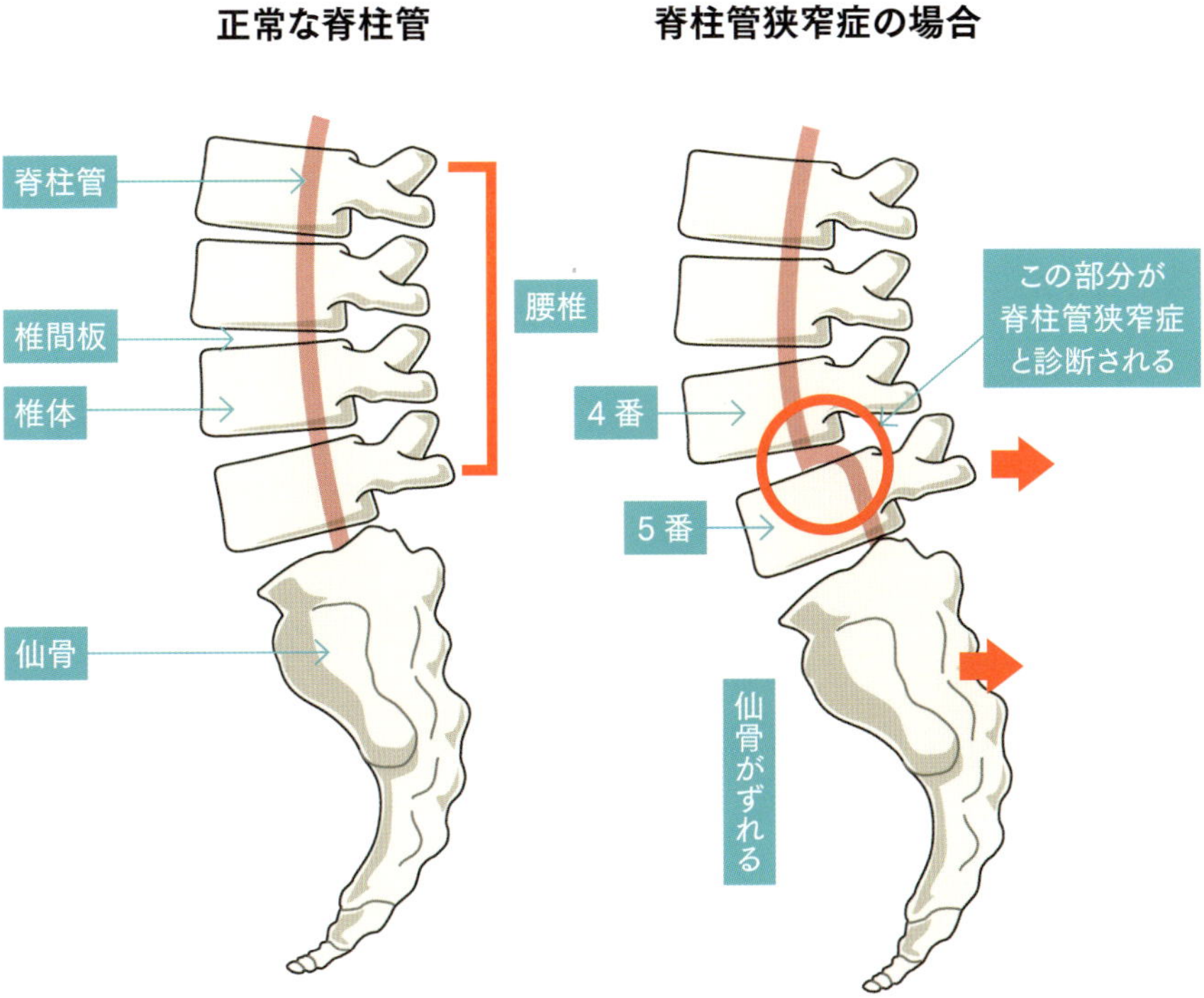

右上図のように仙骨がずれることで仙骨と一緒に真上の腰椎5番が影響を受けて変位します。腰椎4番は通常の位置にあるために、腰椎4番と5番の間にずれを生じて、それにともない、そこを通る脊柱管もずれて細くなり神経を引っ張ってしまい下肢のしびれや痛みを起こします。「脊柱管狭窄症」が原因でなく、「脊柱管狭窄症」と診断されるほど、仙骨と共に腰椎がずれているだけです。**原因は仙骨や腰椎を支える筋力が弱いのです。老化現象ではありません。**

一般的にいわれる脊柱管狭窄症の特徴

- 間欠性跛行…しばらく歩いていると足のしびれや痛みを感じ、歩きにくくなりますが、前かがみの姿勢で休むことで楽になり、再び歩けるようになります。
- 老化現象が原因のひとつとして考えられ、50～80代の発症が多くなります。

ゆるめる
矯正
体操

腰部脊柱管狭窄症の予防・改善

うつ伏せ足たおし

ゆるめる・矯正する部位
仙骨
腰椎

足の重みを使い、身体の要となる仙骨や腰椎のゆがみをゆるめ、
正しい位置に戻します。

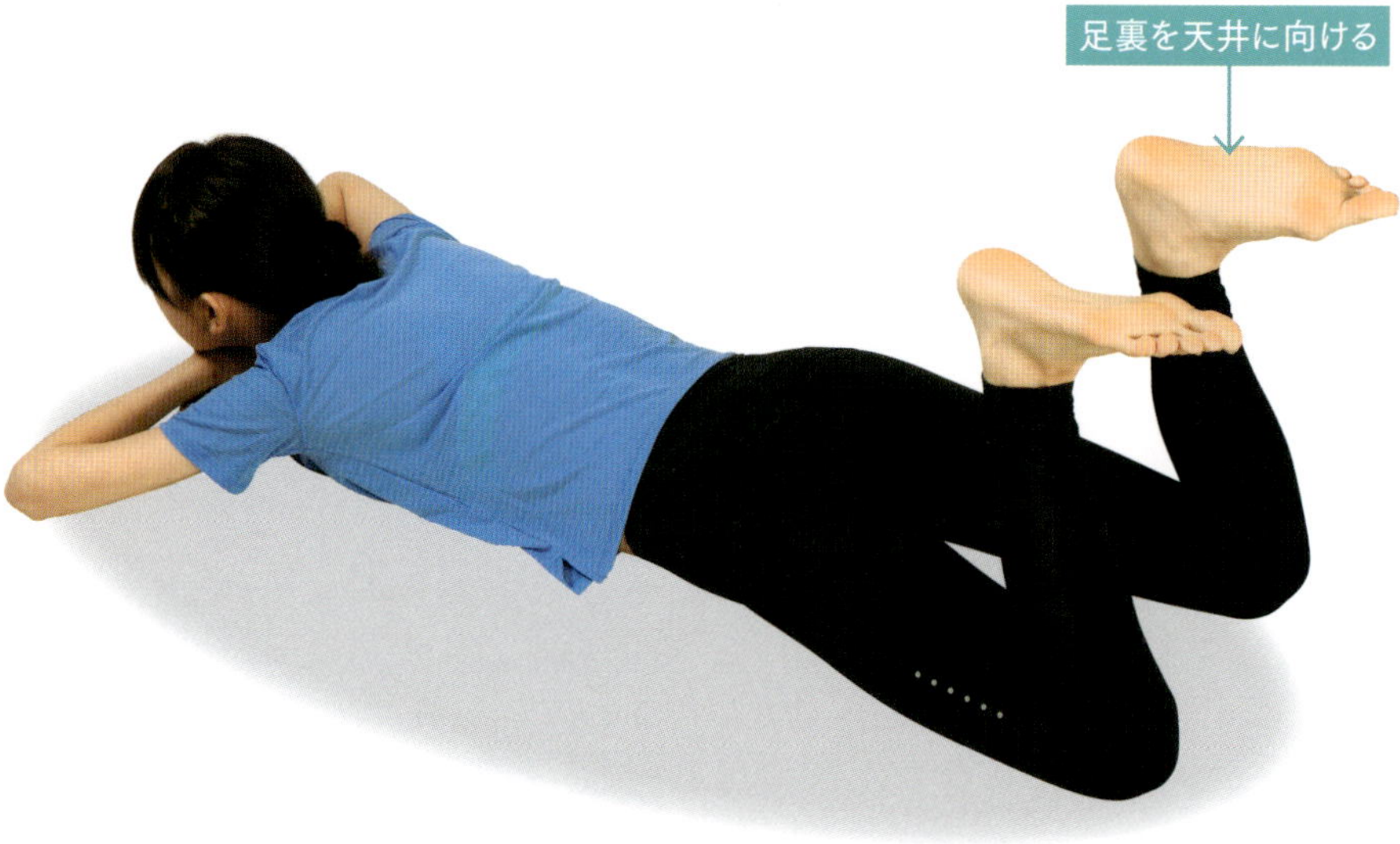

1 うつ伏せに寝て、床の上に両手を重ねあごを乗せます。
足を腰幅に広げて膝を曲げ、足裏を天井に向けます。

2 両足を同じ方向に倒します。まず、両足の内側を床につけるように倒し、つぎに反対側に倒して両足の外側をつけるようにします。

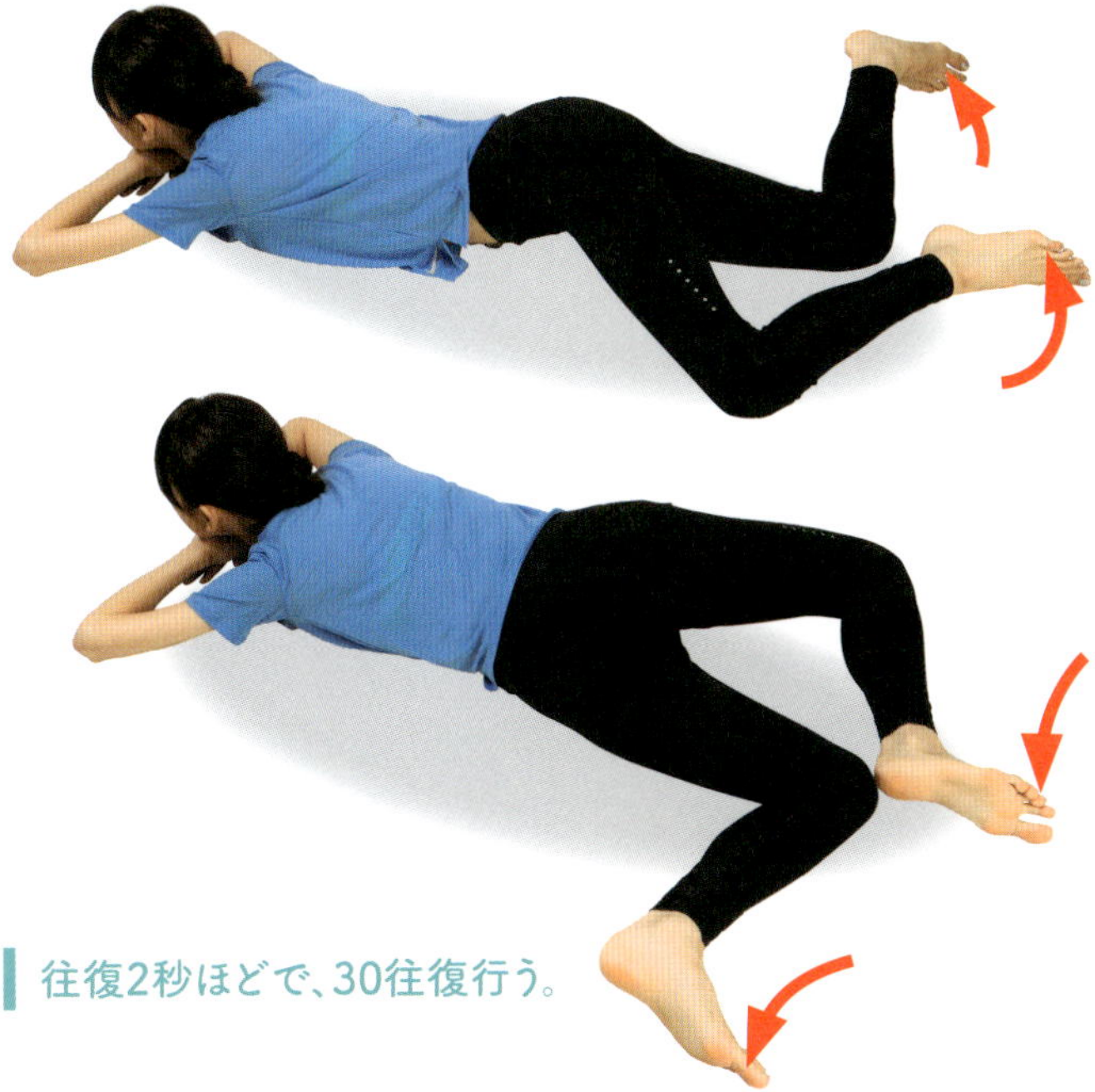

往復2秒ほどで、30往復行う。

Variation

慣れてきたら、
両手を肩幅に広げて
肘を立てて行いましょう。

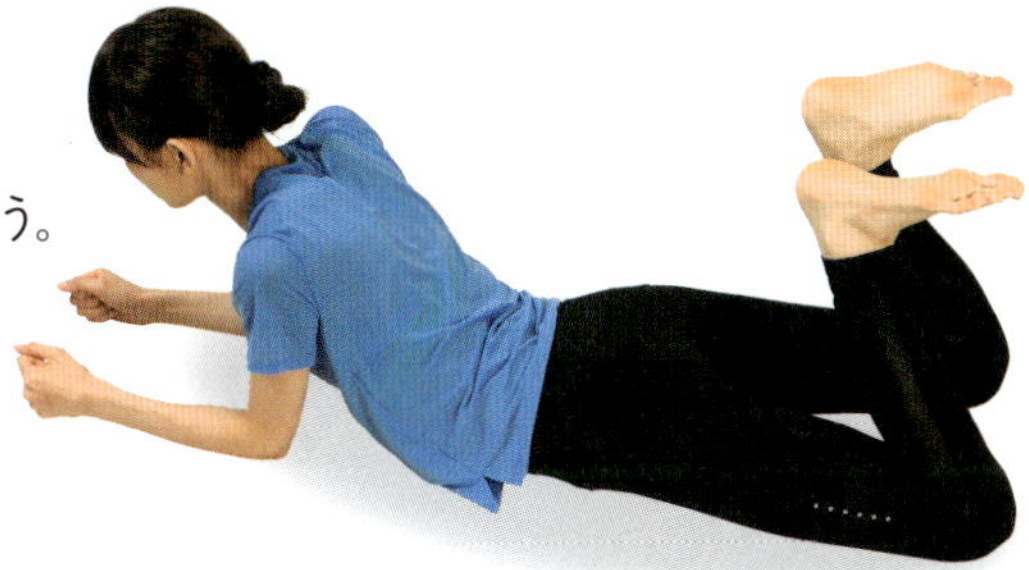

Point

- 倒すときに顔は真っすぐ前を向いたままで、肩を動かさないようにします。
- 両足を倒すとき、反動をつけないで行ってください。

矯正体操

腰部脊椎狭窄症の予防・改善

開脚膝たおし（腰椎）

矯正する部位

腰椎

ゆがんだ腰椎をほぐし、後ろにずれた腰椎を矯正します。
タオルと体重を使い、腰椎に働きかけ捻転を矯正します。

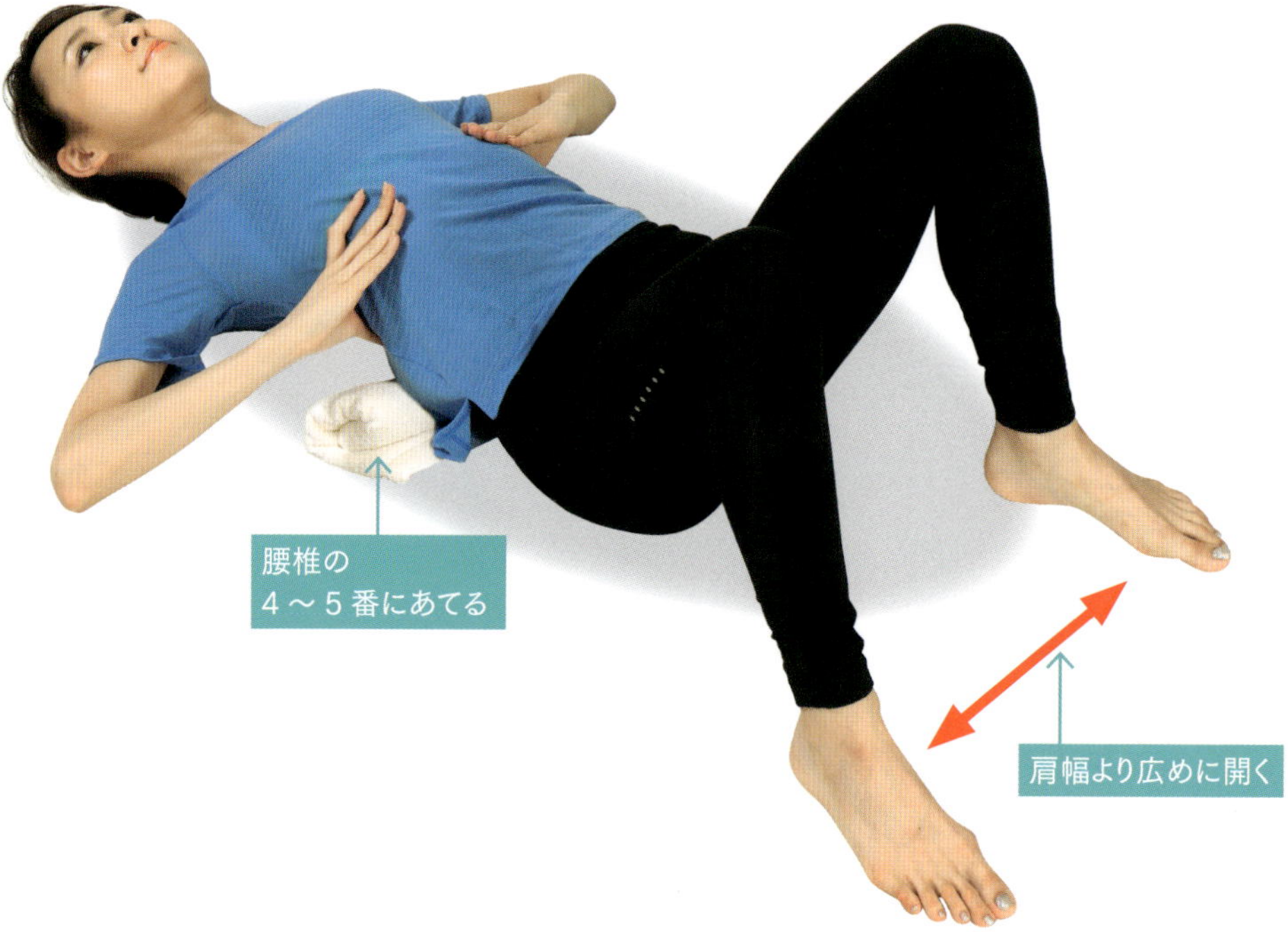

1 仰向けに寝て、タオルを丸めて骨盤のすぐ上のあたり（腰椎4～5番）に横向きに入れ、両手を胸の横に添えて両膝を立てます。
仙骨枕を使う場合はカーブ面をあてます。
背中が痛い場合はタオル・仙骨枕を入れずに行います。

2 できるだけ膝の内側を床につけるように倒し、3秒ほどキープしたら、元の位置に戻します。

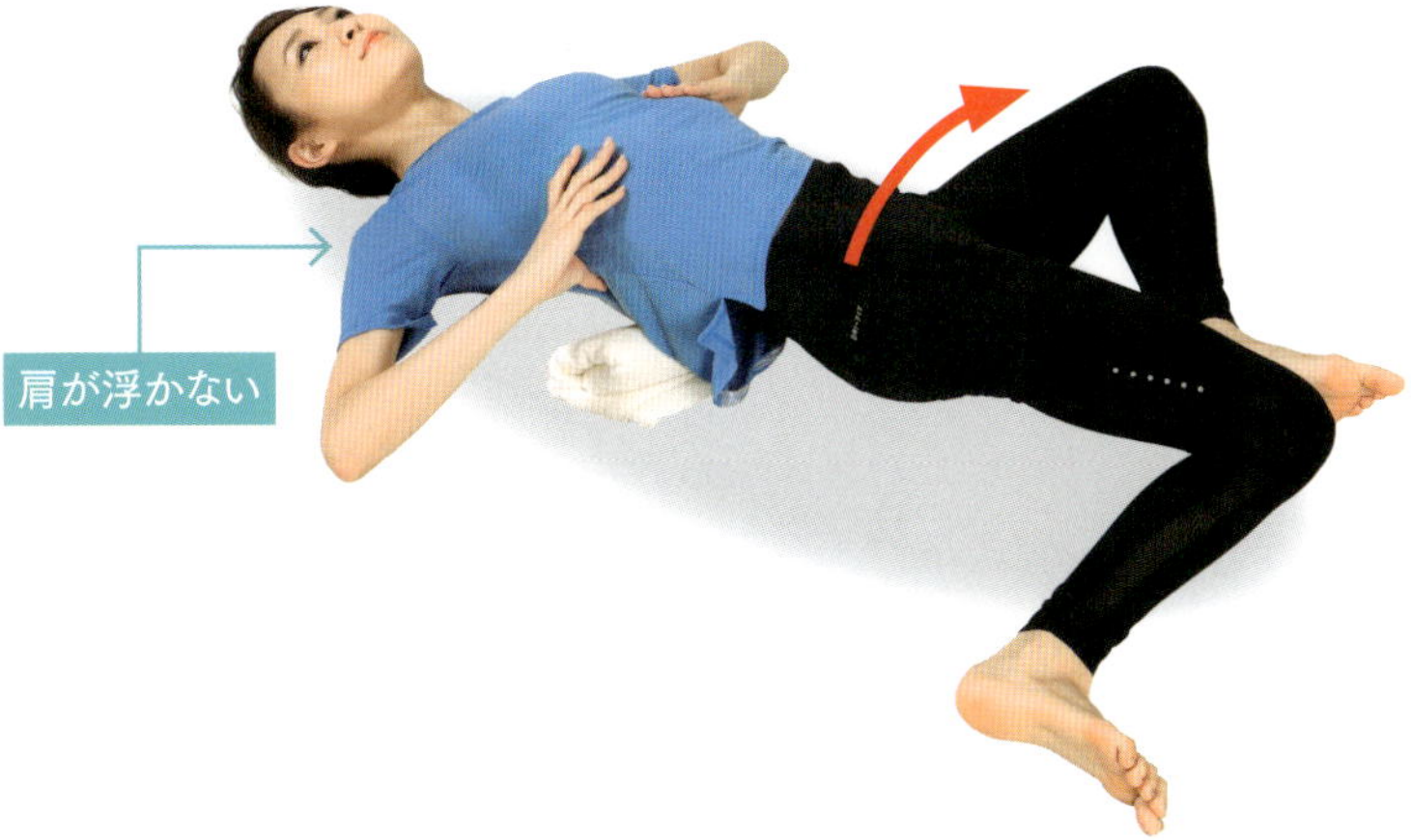
肩が浮かない

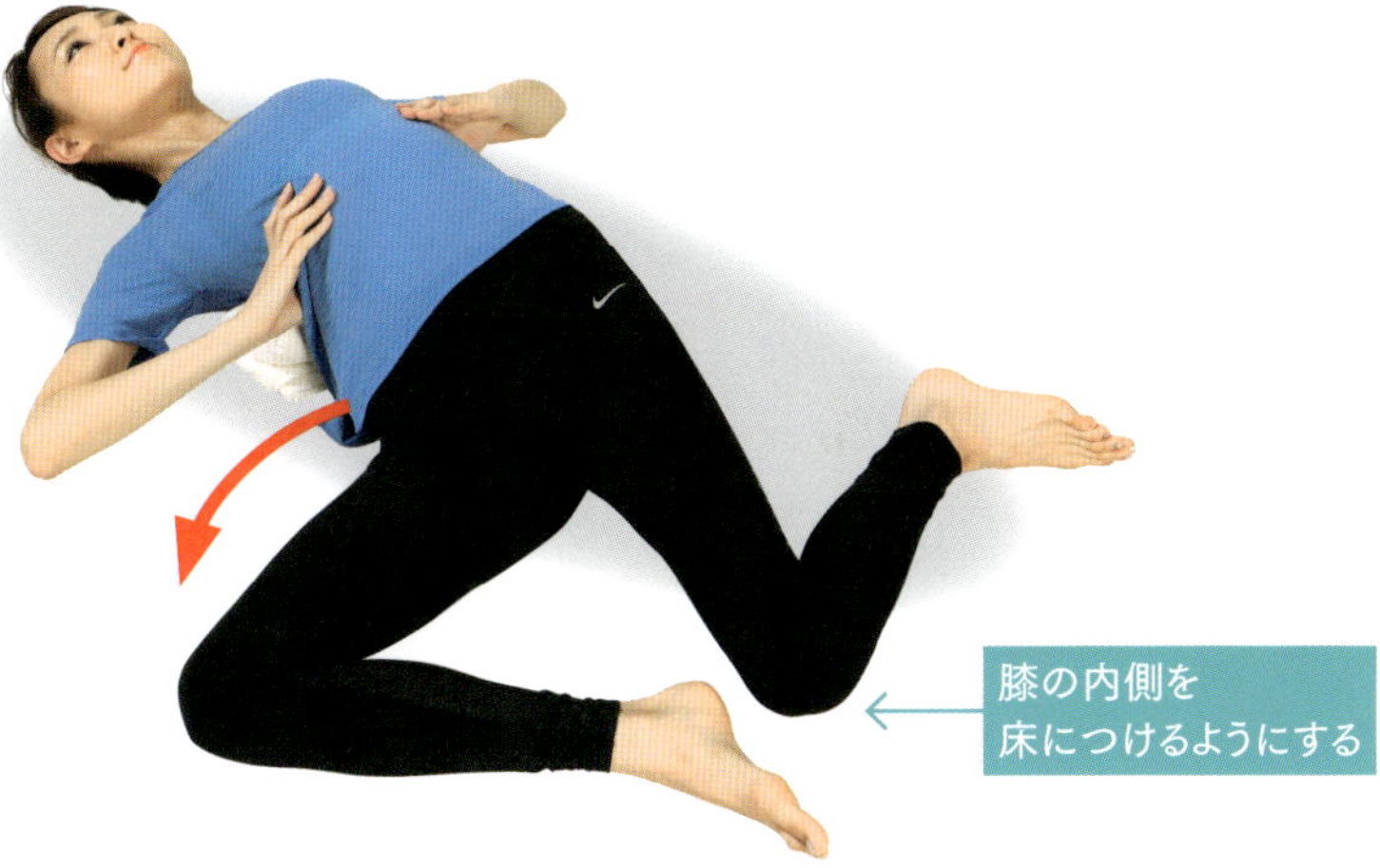
膝の内側を
床につけるようにする

30往復行う。

Point

- 膝を倒すときは、肩が浮かないように注意します。
- 上体はできるだけ動かさないようにします。

腰痛・坐骨神経痛の予防・改善

国民病といわれる腰痛も仙骨のゆがみにある

いまや日本人の４人に１人が悩まされているといわれる腰痛ですが、その85％は検査をしても痛みの原因を特定できず、原因不明といわれています。

背骨コンディショニングでは、腰痛の根本的な原因は、仙骨のゆがみにあると考えます。仙骨がゆがむとすぐ上にある腰椎もゆがみ、腰神経叢や靭帯が引っ張られて痛みが起こるのです。

仙骨のゆがみの矯正と、大殿筋の筋力トレーニングを続けていくことで、原因不明といわれるしつこい腰痛も解消されるものと考えます。実際に多くの方が改善しています。

腰椎４、５番と仙骨１～３番から出ている坐骨神経が引っ張られ、痛みやしびれが出る坐骨神経痛も、仙骨のゆがみが原因です。坐骨神経痛はその名のとおり、坐骨神経に沿って痛みが出ますが、痛みが足のつけ根あたりに出るのか、もものあたりに出るのかは、どの椎体から出た坐骨神経の緊張によるものかで異なります。

右殿部と右太ももに痛みを感じた場合は、仙骨が左に傾いてその上の腰椎４番５番も左にずれたため、右の坐骨神経が引っ張られて伝導異常を起こしたと考えられます。

画像診断で坐骨神経の圧迫と診断され、薬では痛みが消えないときは、病院で手術をすすめられることがあります。このような場合でも、**背骨コンディショニングでは、仙骨のゆがみが原因であれば、手術が必要なほどの痛みがあっても、ゆがみを矯正することで改善することが可能です。**

椎間板ヘルニアは、椎骨と椎骨の間でクッションの役割をしている椎間板がつぶれて、中の髄核《ずいかく》が外に飛び出した状態のことをいいます。

現代医学では、骨の変形によって神経が圧迫され、痛みやしびれが出ていると考え（神経圧迫説）、痛みがひどくなると飛び出した部分を切除しますが、手術をしても痛みがとれないことも多いようです。

背中コンディショニングでは、椎間板ヘルニアは、椎骨が左右どちらかにねじれ、ずれているために一方向に圧がかかってヘルニアが出ているものと考えます。

ゆがんだ骨を矯正して正しい位置に戻せば、ヘルニアは元に戻ります。そもそも脊髄神経に大きくからみつくほどのヘルニアでなければ原因にはなりません。それが椎間板ヘルニアの原因であれば切除すれば痛みは止まるはずです。

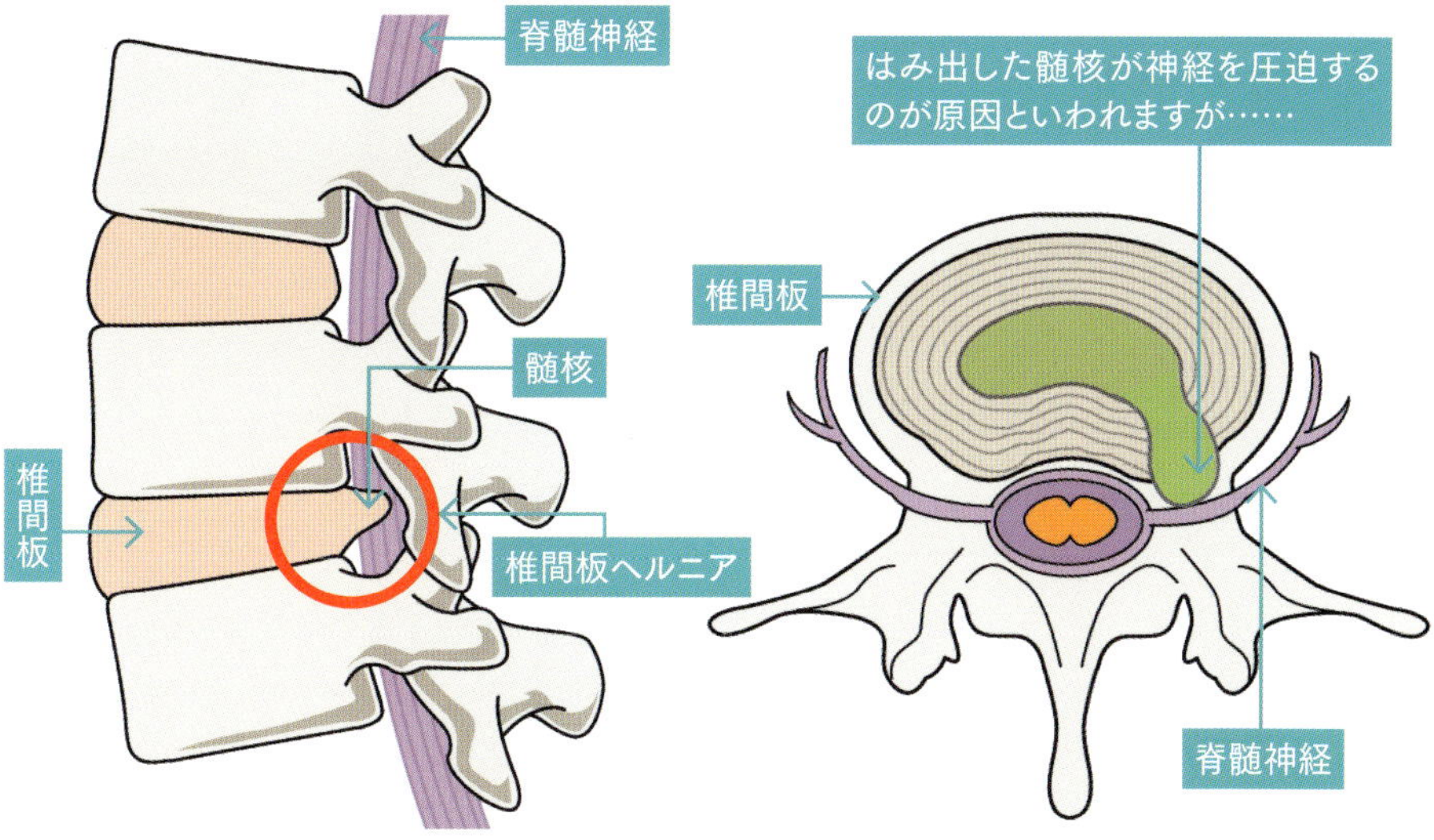

椎間板ヘルニアの原因

ゆるめる
矯正
体操

腰痛・坐骨神経痛の予防・改善

腰椎ゆりかご イス

イスに座って背中を丸めたり伸ばしたりすることで、後ろにずれてしまった（後方変位）腰椎をゆるめて矯正します。寝て運動を行うのが困難な方におすすめです。

ゆるめる・矯正する部位
仙骨
腰椎

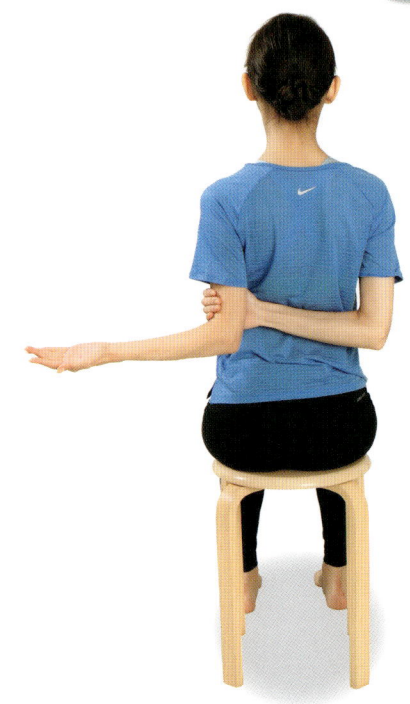

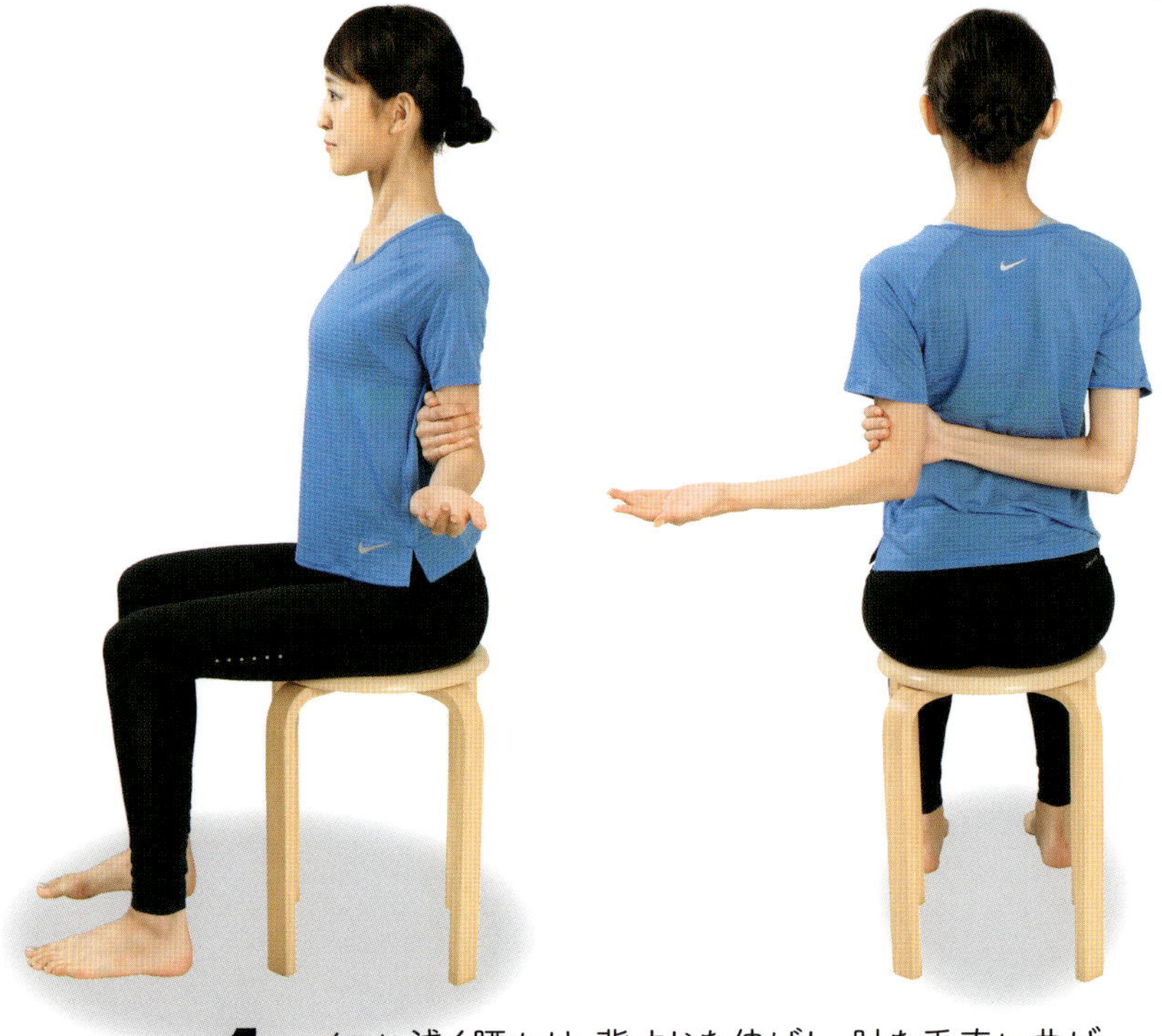

1 イスに浅く腰かけ、背すじを伸ばし、肘を垂直に曲げ、手のひらを上に向け横に出した腕を、腰の後ろから回したもう一方の手でつかみます。

Point

- 腰を丸めたり、状態を伸ばすときは、反動をつけずにゆっくりと行います。
- 痛みのでない範囲で、できるだけ大きく上体を動かします。

2

上体を倒すようにして、
息を吐きながら
ゆっくりと腰を丸めます。

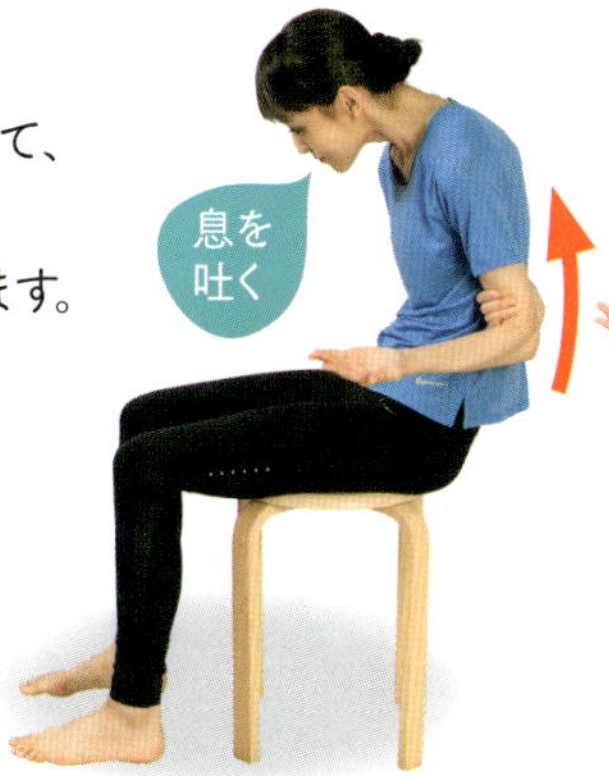

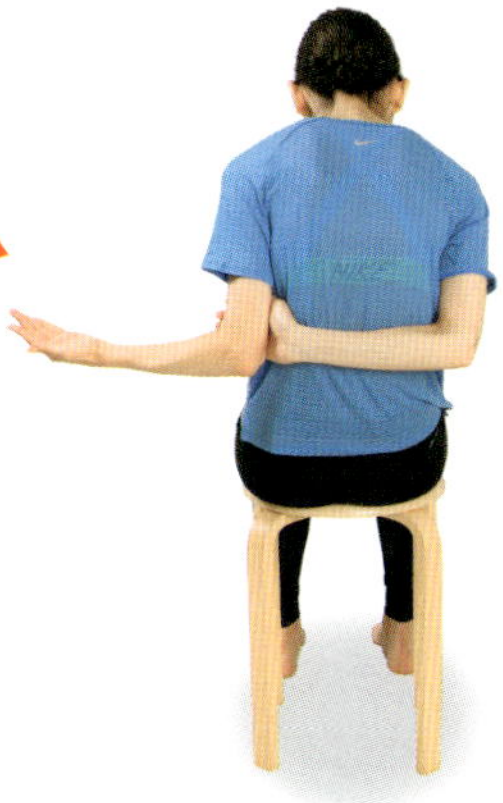

3

息を吐ききったら、
今度は息をゆっくりと吸いながら、
腰に回した腕で
腰を押し込むようにしながら
上体を伸ばします。

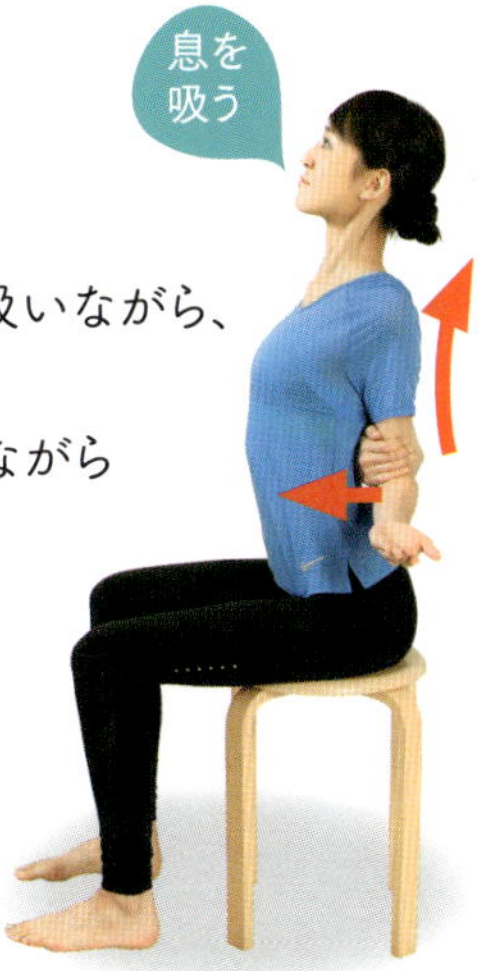

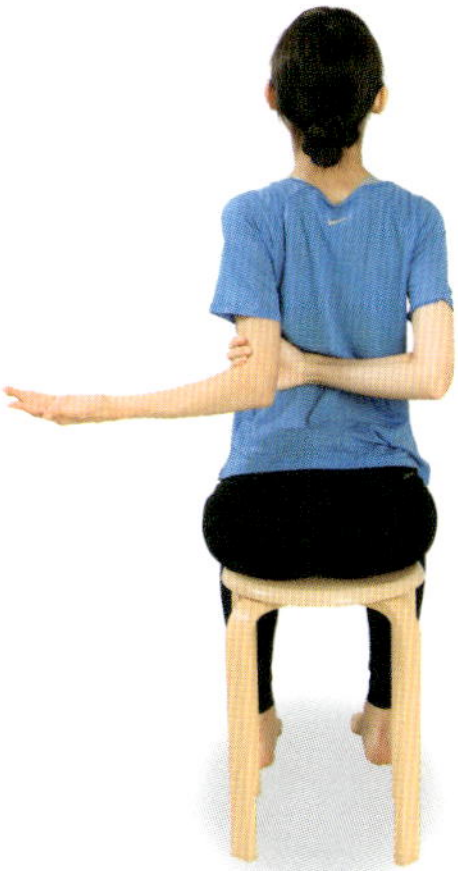

2と3を30回繰り返したら、
腕を変えて同じように行う。

Variation

手が届かないときは、
腕にタオルをかけて行います。

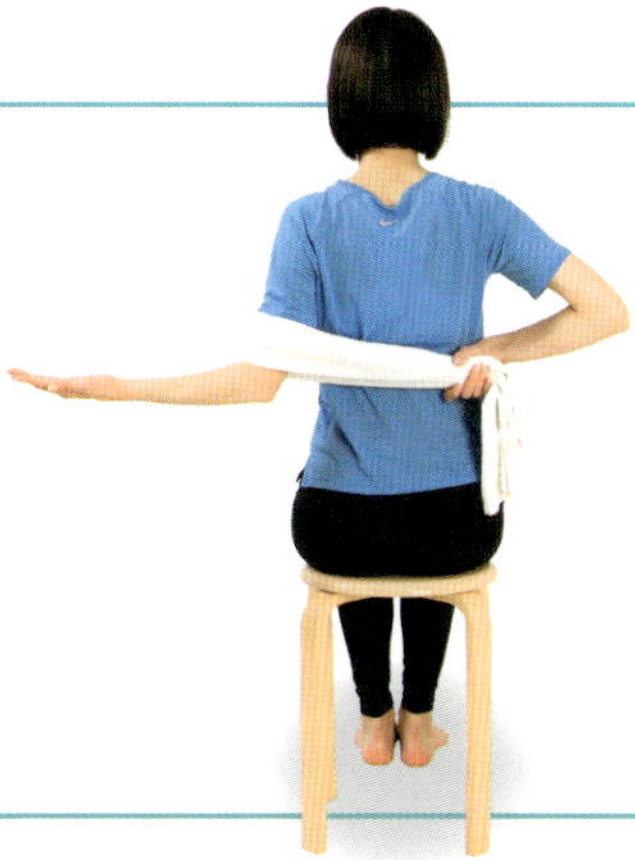

矯正
体操

腰痛・坐骨神経痛の予防・改善

両足カエル

矯正する部位

仙骨

タオルと自分の体重で、仙腸関節に働きかけ、
後ろにずれた、仙骨を矯正します。

1 仰向けに寝て、タオルを丸めて縦にしてお尻の中央・仙骨にあてます。両手は身体の脇に広げ、両膝を立てて外側に開き（カエル足）、足の裏を合わせます。仙骨枕を使う場合は縦置きにして仙骨面をあてます（→p73）。

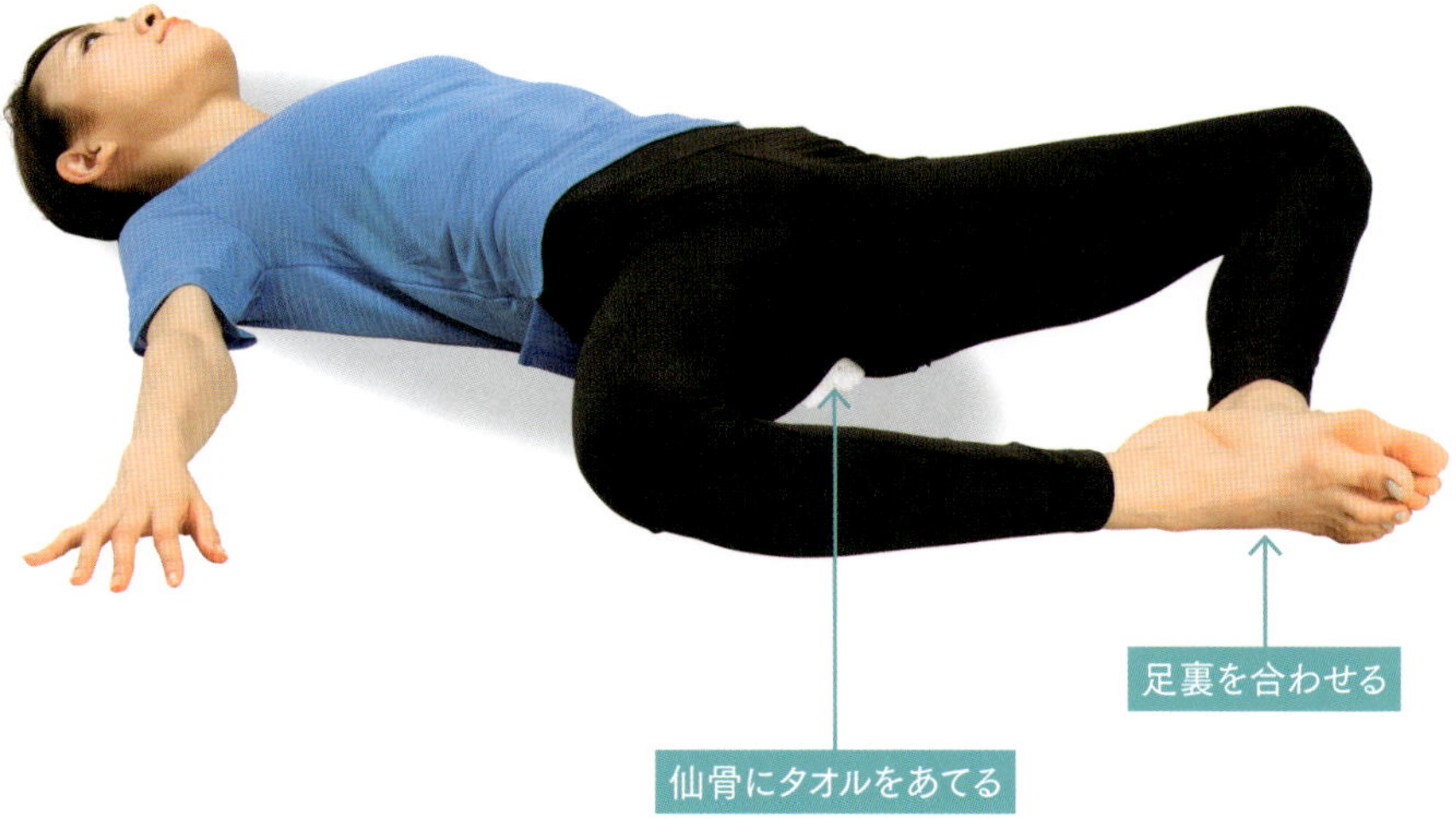

2 仙骨を押し込むようにしながら、腰を左右にゆらします。可能なら、膝の外側が床につくまで倒しましょう。

30往復ゆらします。

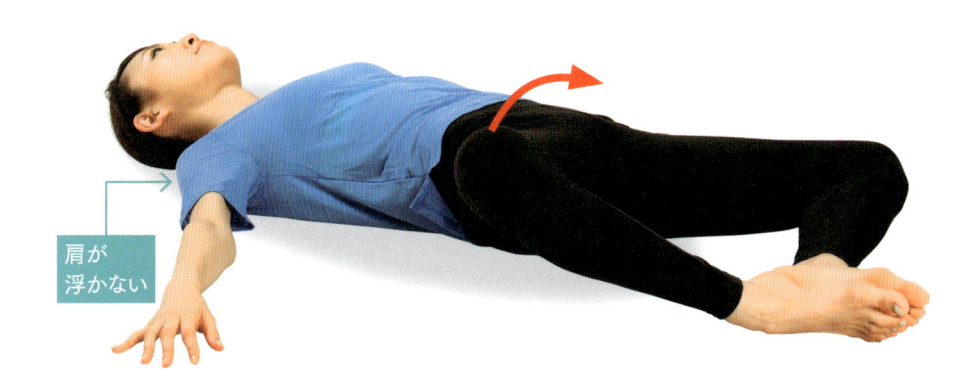

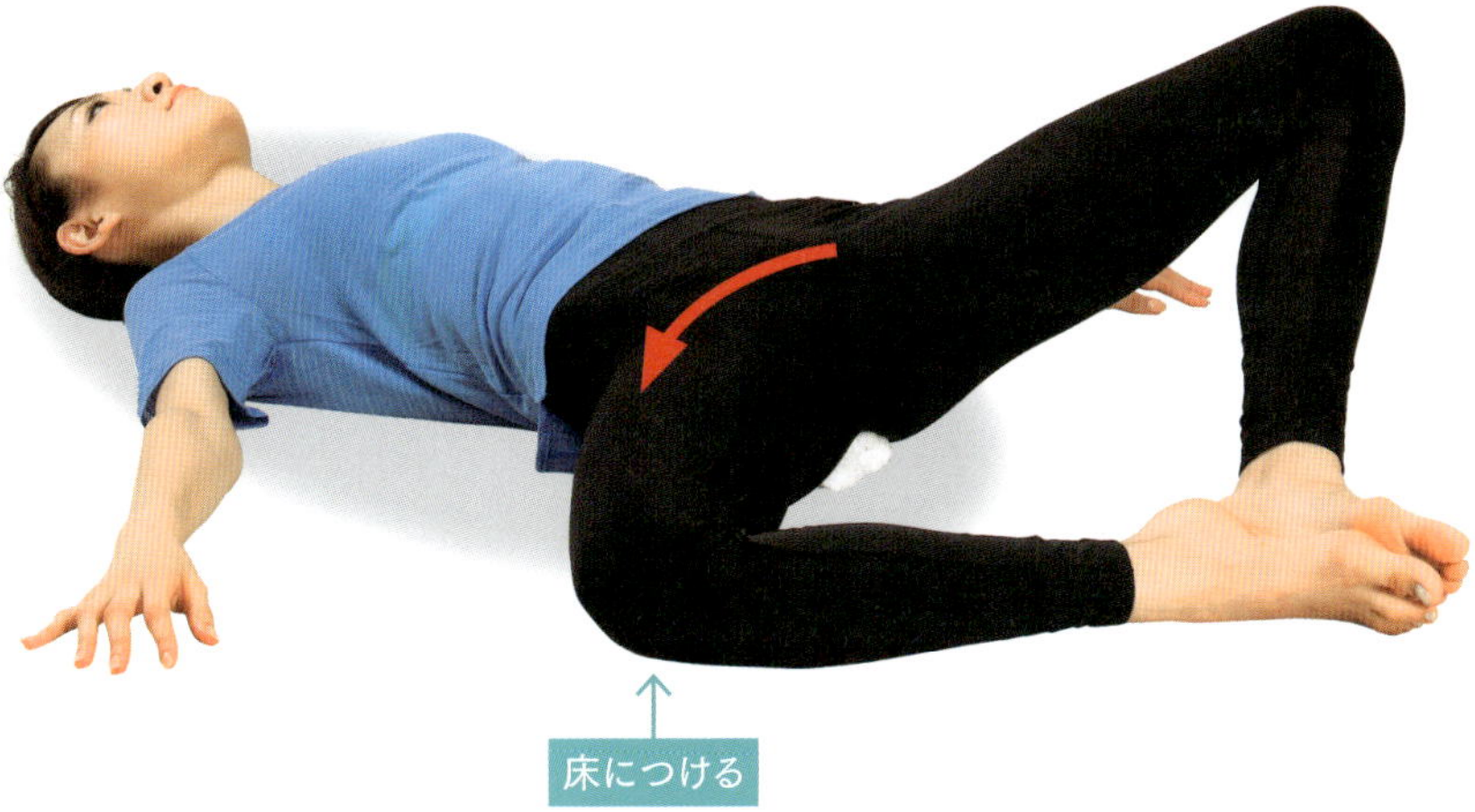

Point

- 両足はできるだけ広げ、腰を動かすときも足の裏が離れないようにします。
- 床につけた膝を戻すときは上体を動かさず、反動で戻さないようにします。

矯正
体操

腰部坐骨神経痛の予防・改善

仰向け平泳ぎ

矯正する部位

仙骨

タオルと自分の体重で、仙腸関節に働きかけ、
後ろにずれた仙骨を矯正します。

1

仰向けに寝て、タオルを丸めて縦にしてお尻の中央・仙骨にあてます。
両手は身体の脇に広げ、両膝を曲げて足を上げます。
仙骨枕を使う場合は縦置きにして仙骨面（→p73）をあてます。

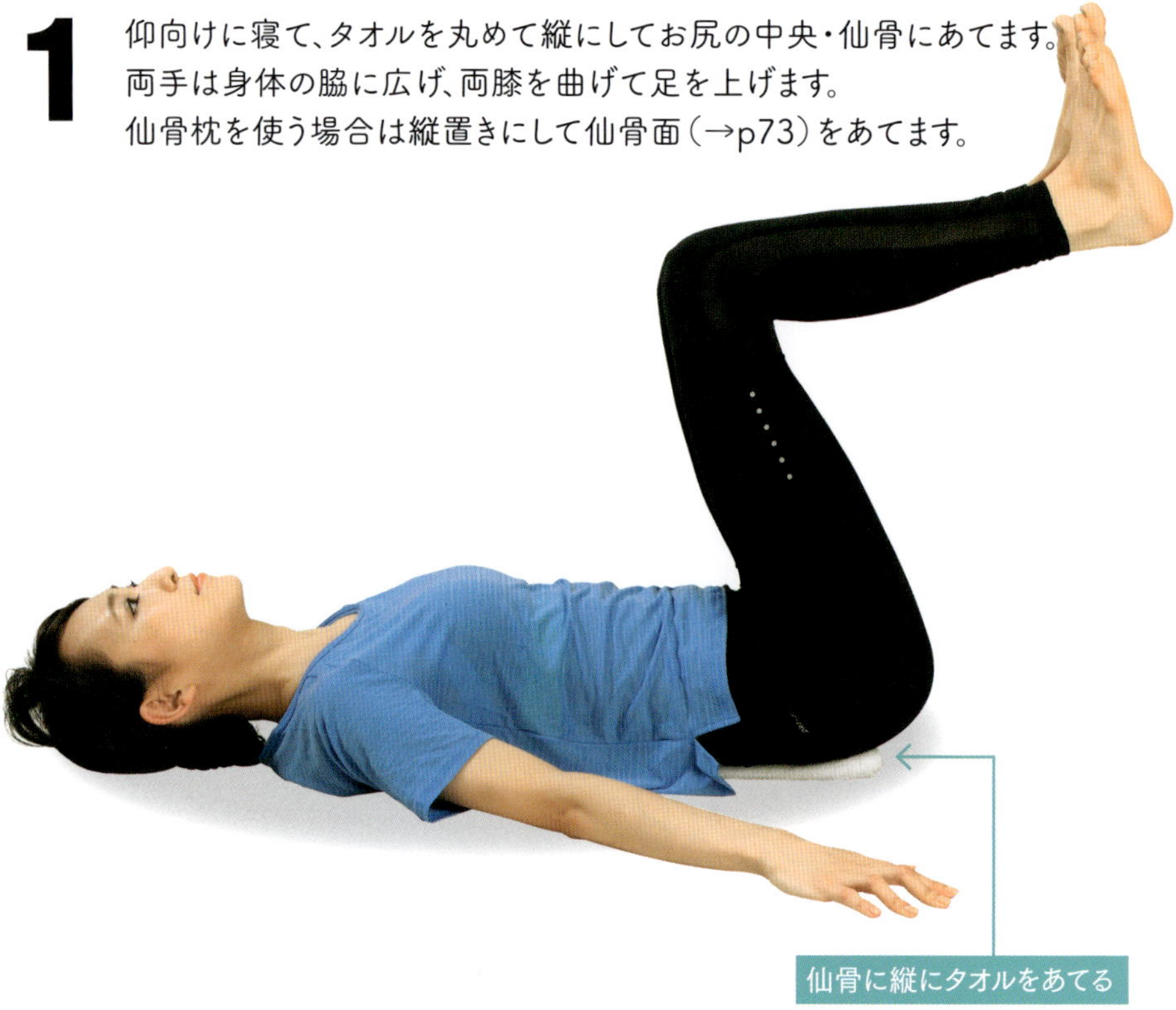

2 両足を平泳ぎをするように回し、外回し・内回しを行います。

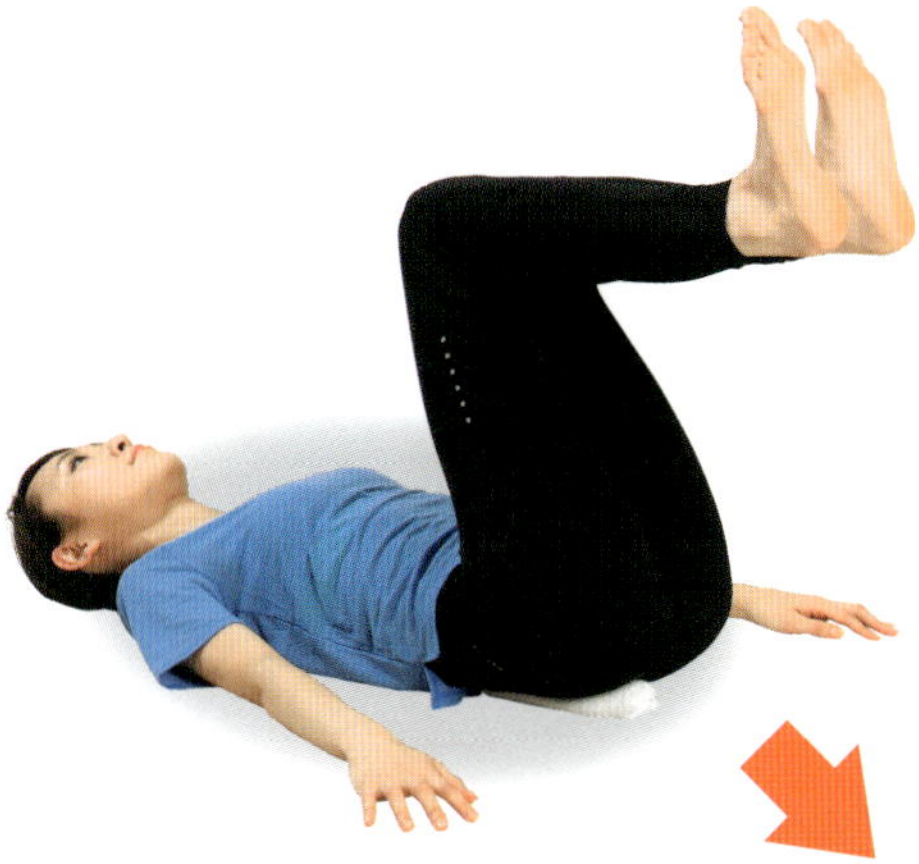

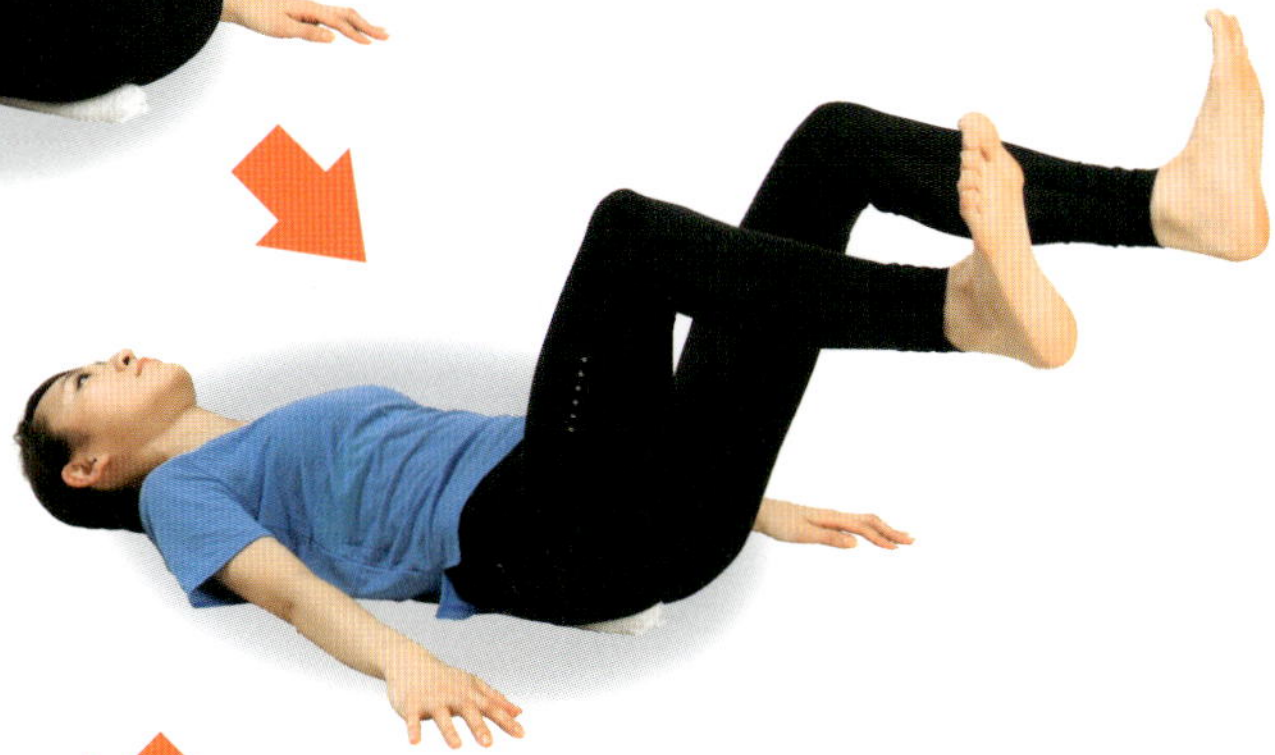

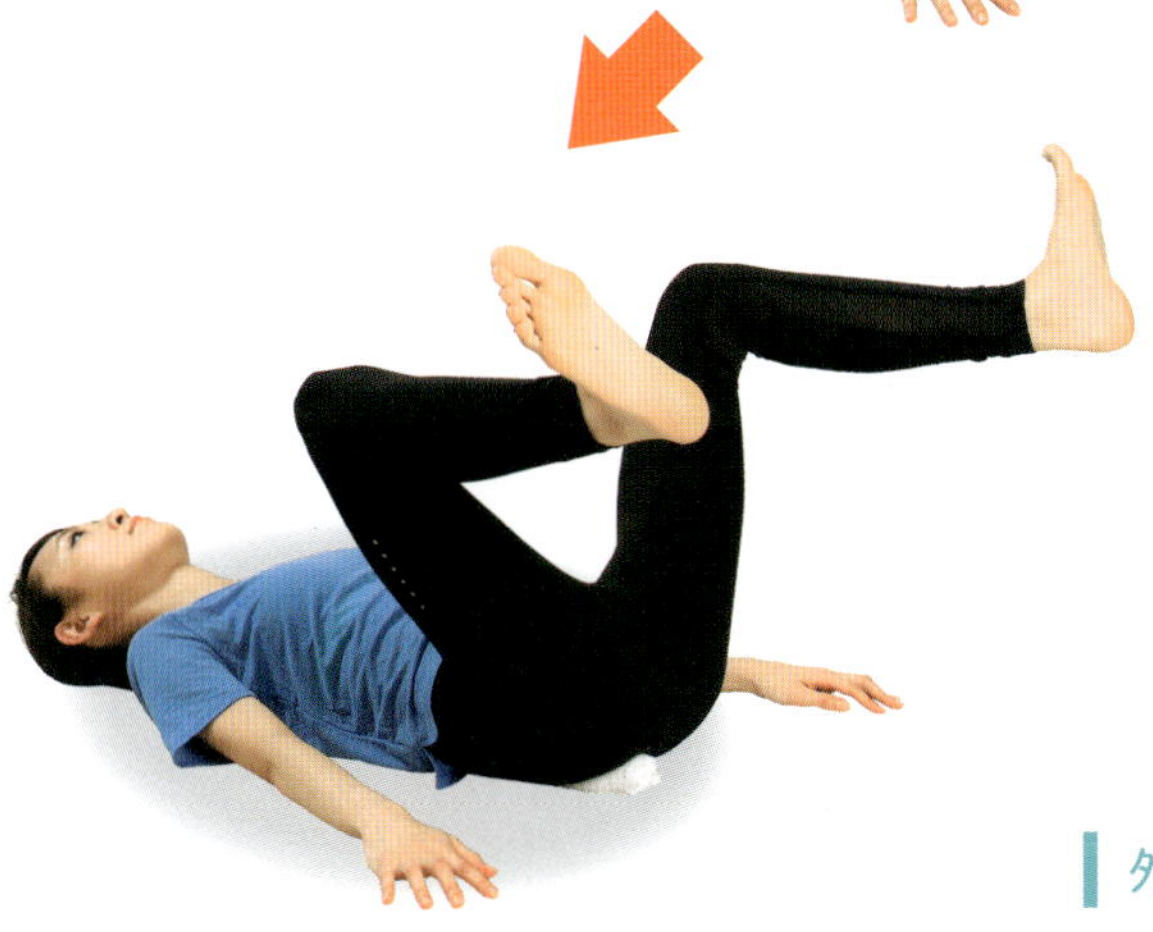

外回し・内回し各10回行う。

Point

- 足を回すときは仙骨をタオルに押しつけ、腰が浮かないように注意します。
- 痛みがあったり足をうまく回せないときは無理をせず、少しずつ可動域を広げていきます。

股関節痛の予防・改善

痛みをスッキリとって、O脚・X脚も改善

骨格が正しい位置にあれば、真っすぐ立ったときに①太もも、②膝、③ふくらはぎ、④くるぶしの4点がつくはずですが、多くの人が1点か2点しかつかず、O脚やX脚になっています。仙骨が後ろにずれると、そこにつながる腸骨や大腿骨が内側に回転（内旋）してX脚になったり、外側にずれてO脚になったりします。どちらも歩くときに大腿骨が腸骨に強くあたるため、関節がスムーズに動かず、足が上がらないためつまずきやすくなります。**背骨コンディショニングを始めて歩幅が広く歩きやすくなったという人がいるのは、仙骨を矯正して、腸骨と大腿骨が正しい位置に戻ったからです。**

股関節につく24個の筋肉のうち、もっとも重要なのは大殿筋です。つぎに中殿筋、小殿筋となりますが小殿筋は安定させる程度です。また、いわゆるインナーマッスルの梨状筋《りじょうきん》、双子筋《そうしきん》、大腿方形筋《だいたいほうけいきん》、内外閉鎖筋《へいさきん》なども股関節の安定に関与しますが、一番作用するのは大殿筋です。**内旋・外旋の動きについては大殿筋の働きが大きいと考え、より積極的に大殿筋を鍛えることをすすめています。とくに大殿筋を鍛えるバックキックは股関節痛には効果があります。**

また、仙骨も腸骨も正しい位置にあるのに、大殿筋が弱く、大腿骨を外旋させる力がないために股関節痛を抱えている人もいます。こういう人は、大腿骨が内旋して、腸骨に引っかかってしまいます。すると、**大腿骨と腸骨の接合部である球関節の一部がこすれて、変形します。変形した骨に引っ張られた神経が伝導異常を起こすと、滑液の出も悪くなり、炎症を起こします。痛みの原因は、球関節の変形ではありません。痛みが出るのは、球関節の滑液が十分に出ない状態でこすれて、**

炎症を起こしているためなのです。

症状が悪化すると、病院では人工関節をとりつける手術（人工股関節置換術）をすすめられますが、人工股関節を入れても腸骨側での痛みに悩む人がいます。

この場合も仙骨を矯正し、股関節をはめて大殿筋を筋力アップさせ、滑液が十分に出るようになれば痛みは軽減し、スムーズに歩けるようになります。

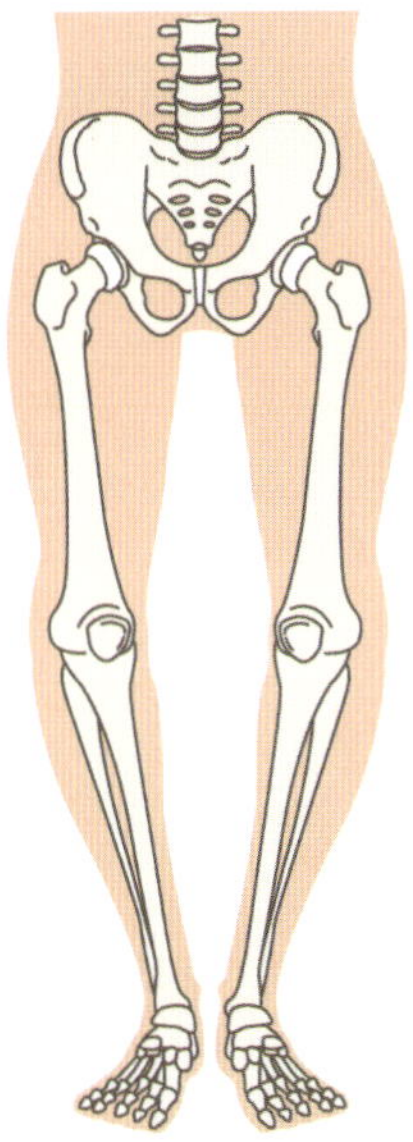

O脚（外反膝）

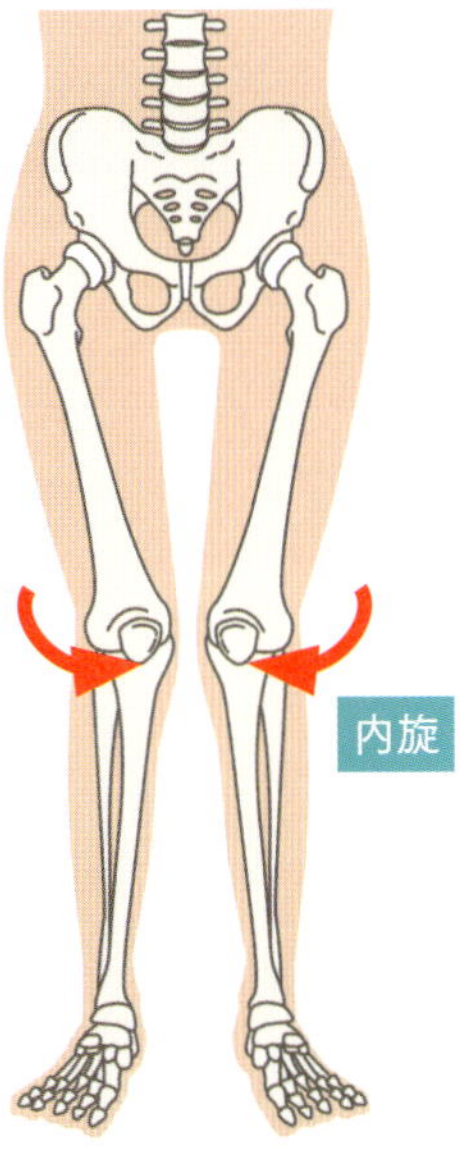

X脚（内反膝）

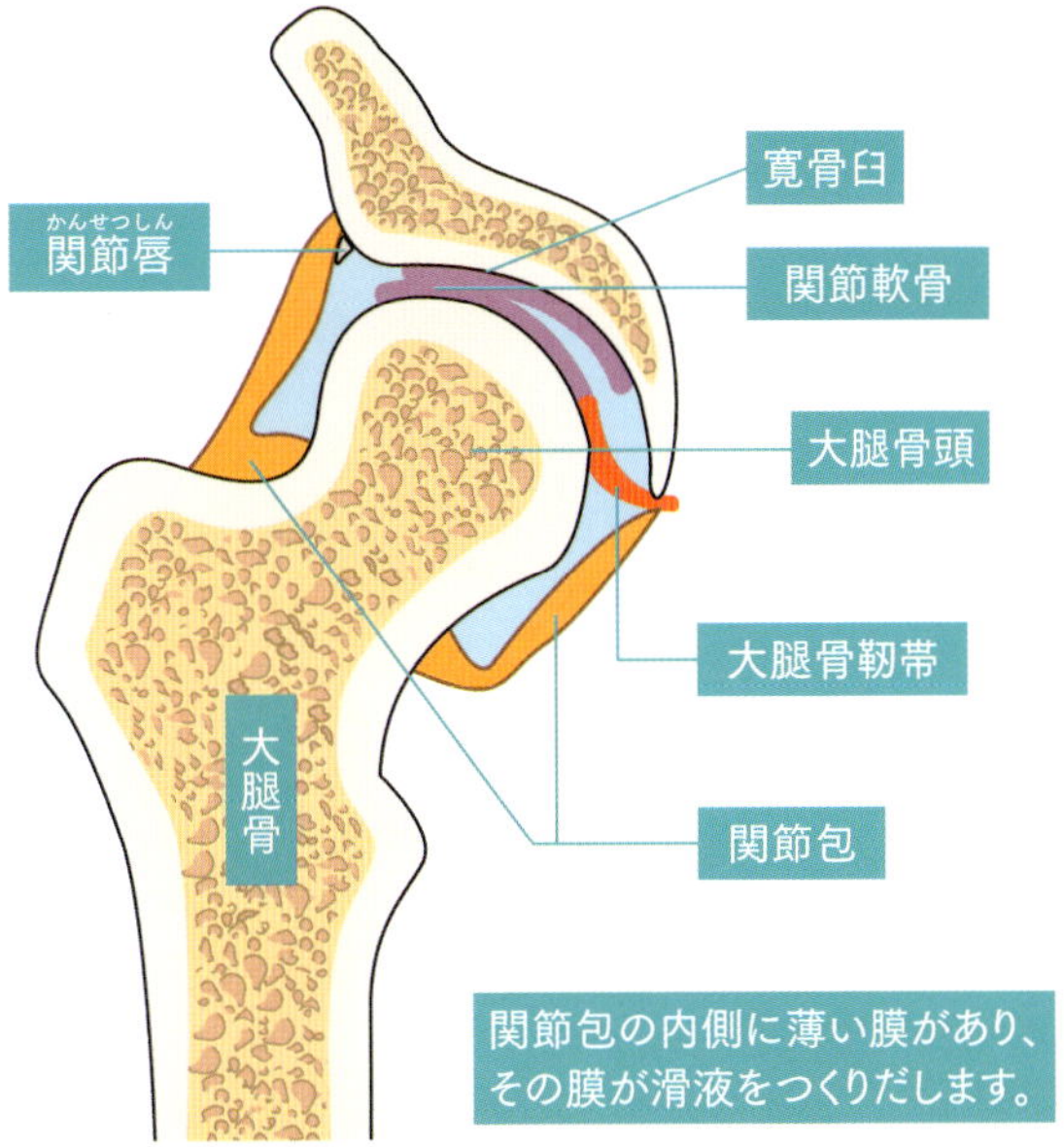

股関節の構造

ゆるめる
体操

股関節痛の予防・改善

股関節ゆるめ片膝かかえ

ゆるめる部位

股関節

手を使い、膝で円を描くことで固くなった股関節と神経をほぐしゆるめます。とくに屈曲の動きをよくする効果があります。

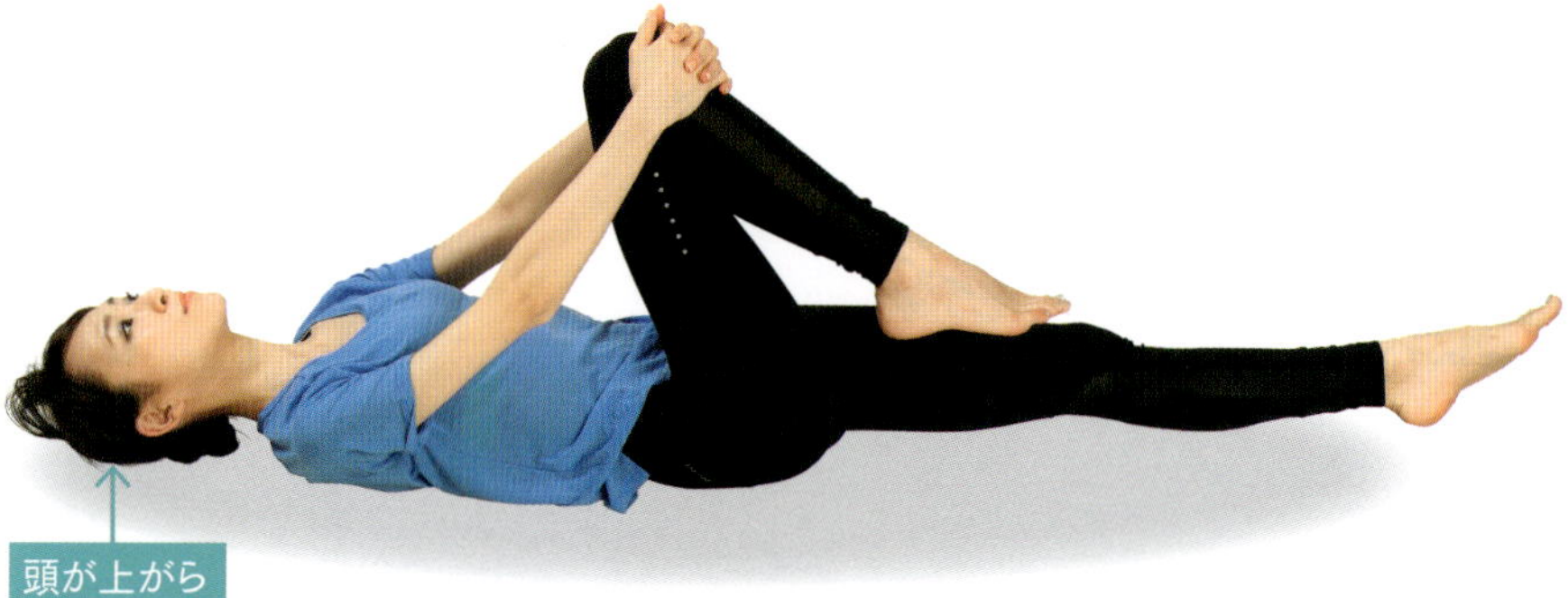

頭が上がらないように

1 仰向けに寝て、両手を伸ばして片方の膝を抱えます。

2

抱えた膝を、胸に引きつけて戻します。

30 往復行う。

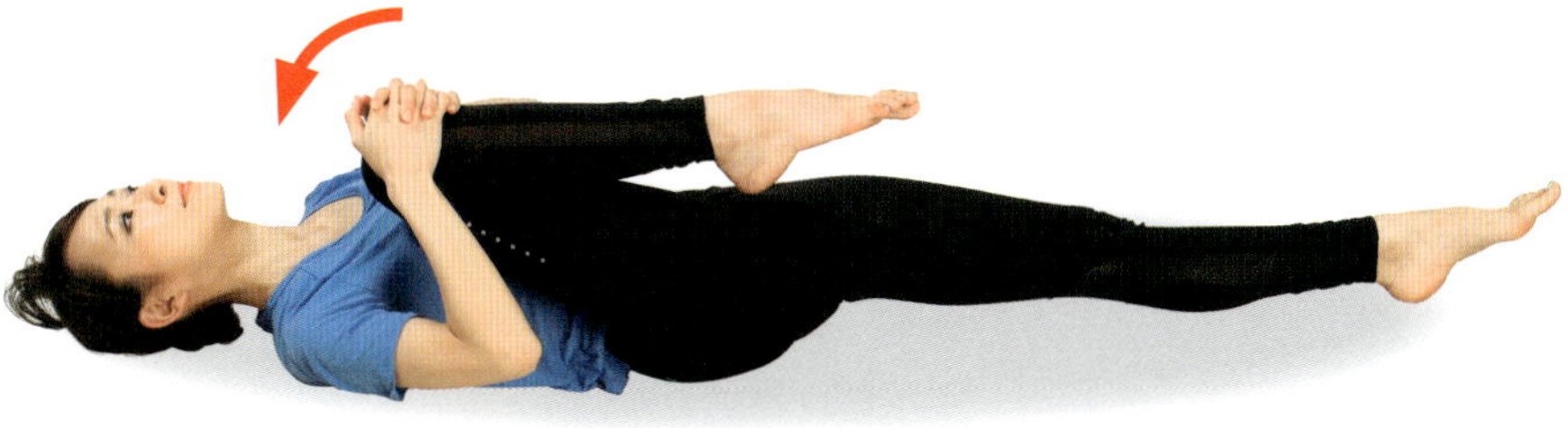

3

つぎに、抱えた膝で円を描くように膝を回します。
内回し・外回しを行います。

各 15 回、計 30 回行ったら、
反対の足も同じように行う。

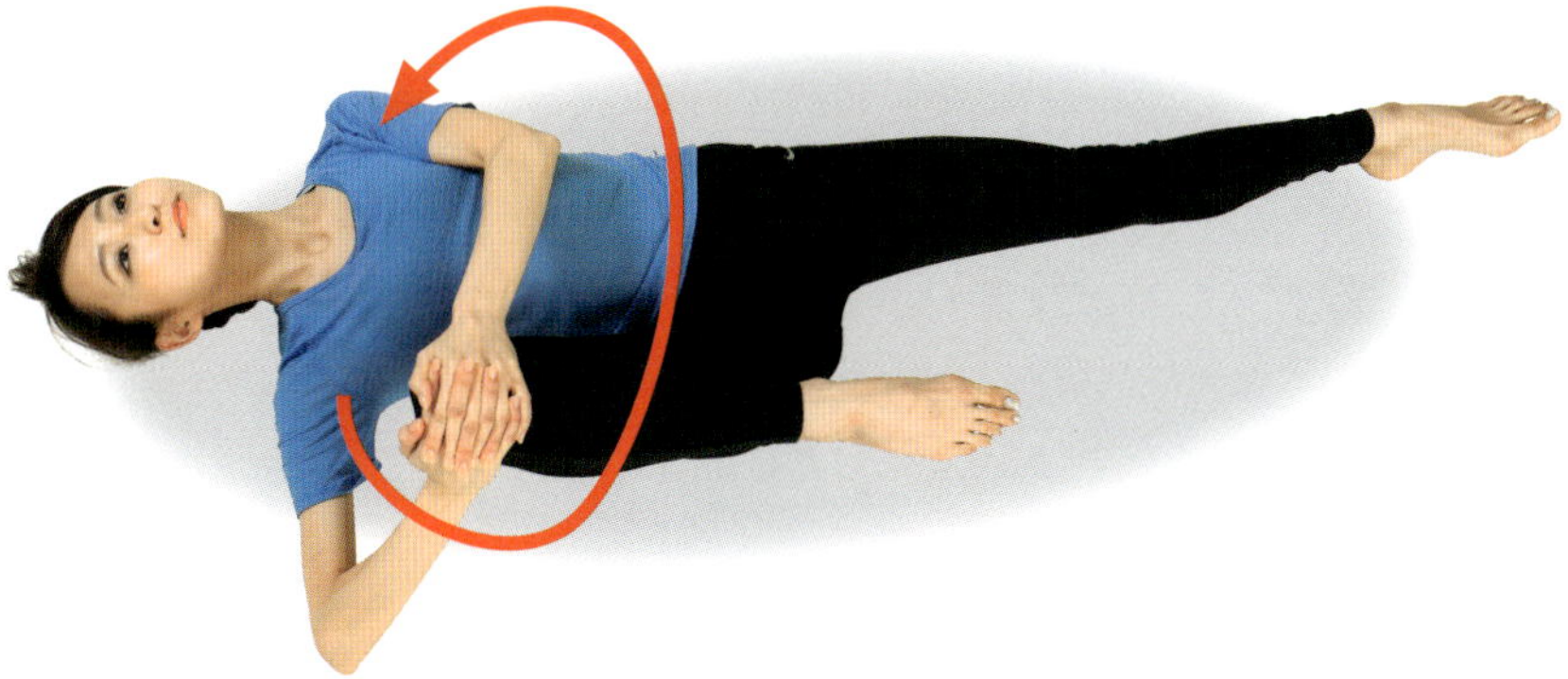

Point

- 膝を回すときはできるだけ大きな円を描くつもりで行います。
- 痛みがあって円を描くのが難しい場合は、できる範囲で行い、少しずつ可動域を広げていきます。

ゆるめる体操

ゆるめる部位 股関節

股関節痛の予防・改善

股関節ゆるめ 外旋・膝曲げ伸ばし

タオルを使い、膝を曲げ伸ばしすることで、効率的に股関節をゆるめます。とくに股関節の外転・外旋に効果があります。

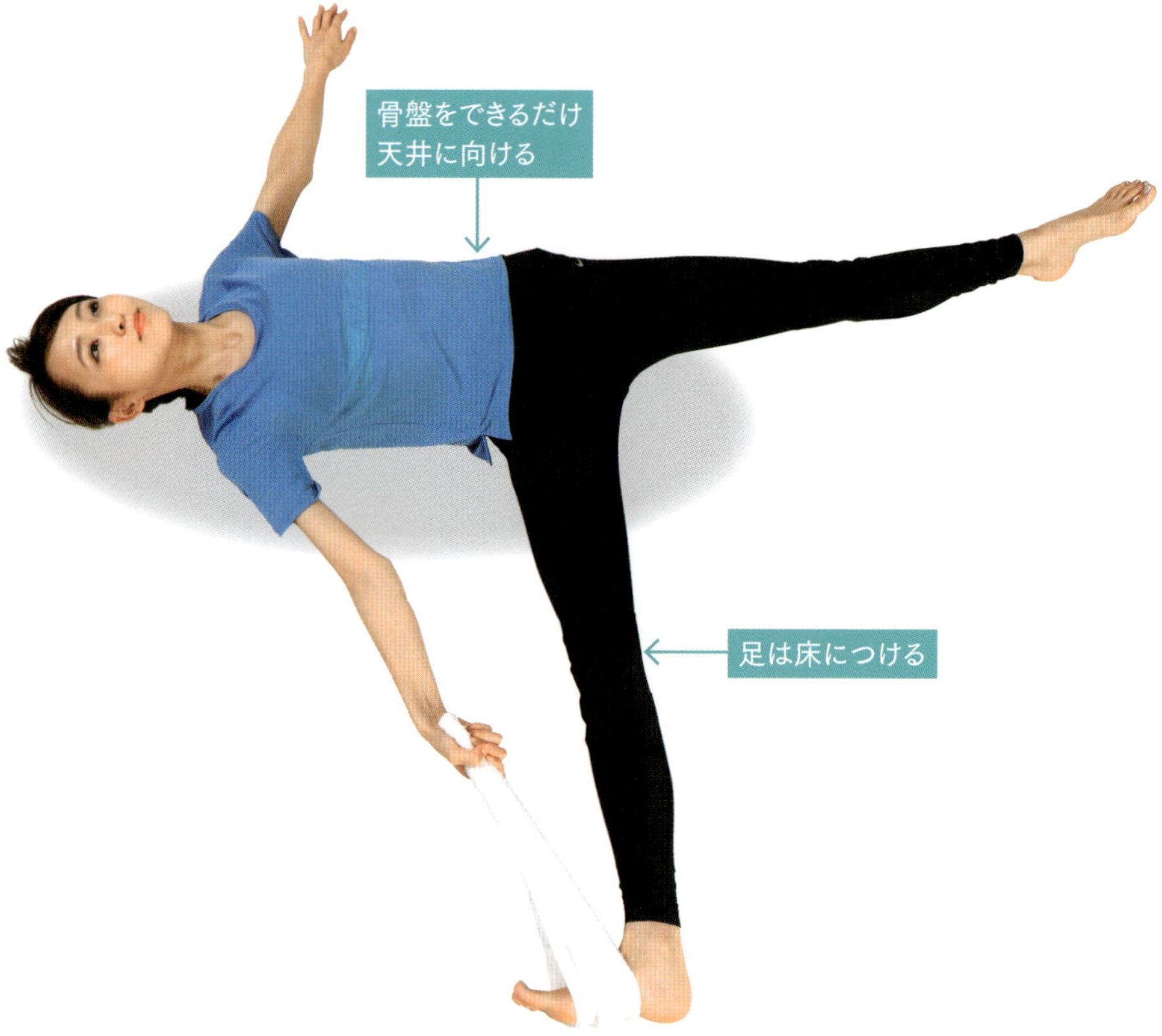

骨盤をできるだけ
天井に向ける
足は床につける

1 片足の裏にタオルをかけて仰向けになり、
タオルをかけた足と同じ側の手でタオルを持って、足を横に開きます。
リラックスした状態で足が開くように、タオルの長さを調節します。

2

タオルをかけた足はできるだけ身体から離して広げ（外旋）、踵から外側へ押し出すような感じで膝の曲げ伸ばし行います。

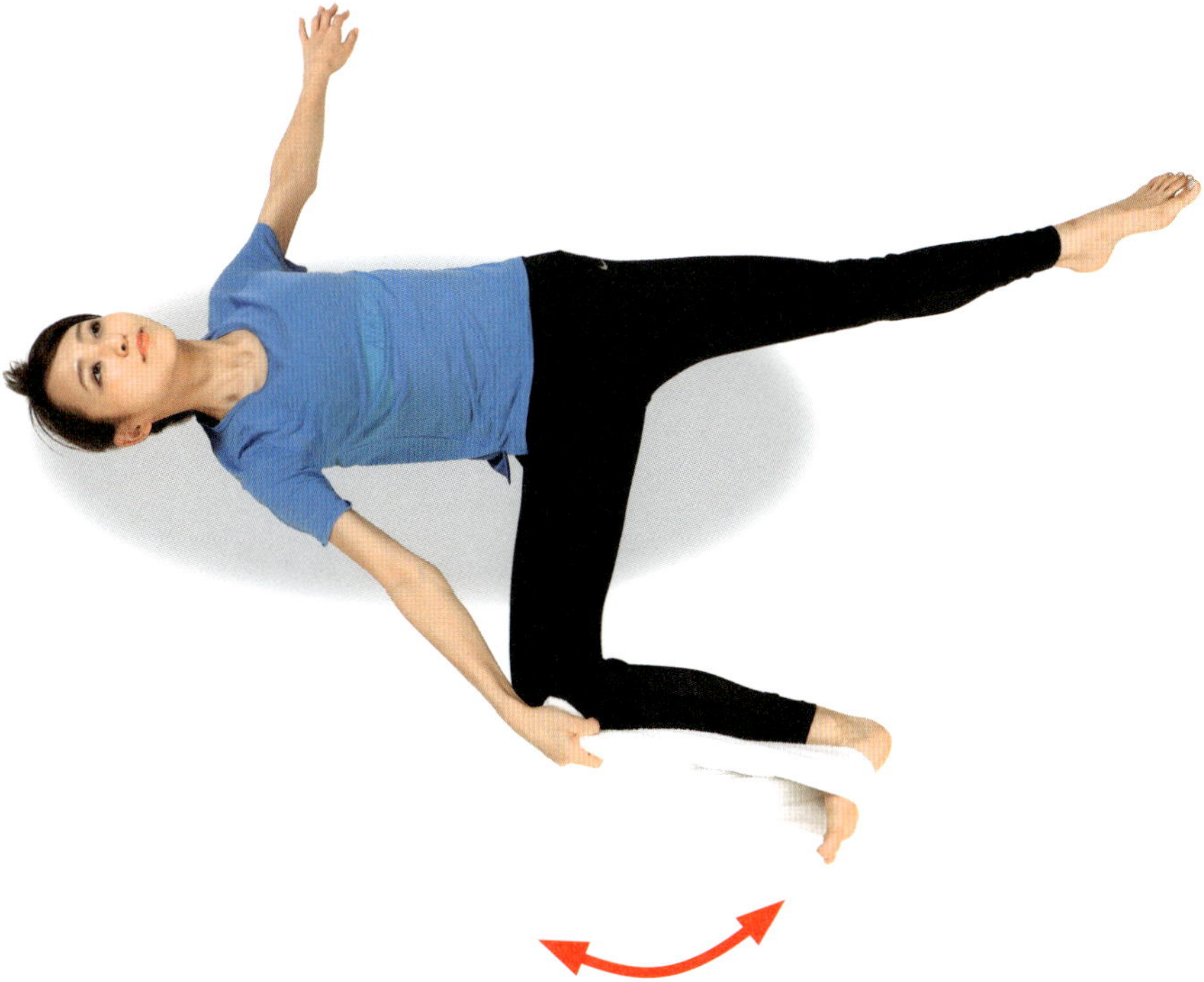

30往復行ったら、
反対側の足も同じように行う。

Point

- 手に持ったタオルの長さを調整しながら、できるだけ足を外に広げるようにします。
- 膝の曲げ伸ばしを行うときは、上体やもう一方の足が動かないように注意しましょう。

矯正体操

股関節痛の予防・改善

ランジねじり

矯正する部位

股関節

手を使い、大腿骨を外旋させて体重をかけることによって、股関節の内旋と外側のゆがみを矯正します。

1 片膝立ちになり、後ろ足の膝をついたら、つま先を内側に入れます。
前に出した膝と同じ側の手を添え、もう一方の手は後ろ足の大転子（股関節の横にある、大腿骨の外側の出っ張り）の少し下を押さえます。

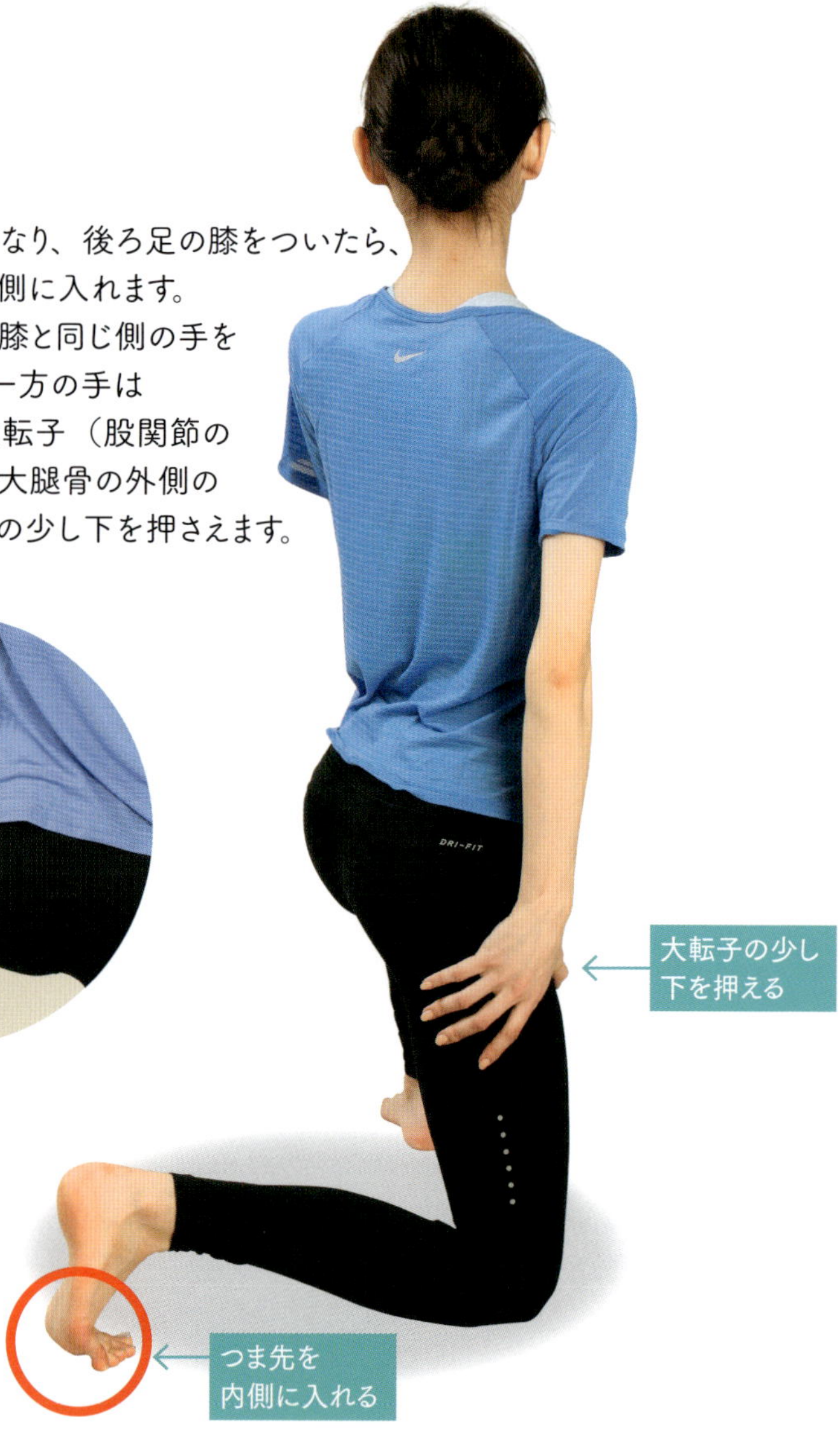
大転子の少し下を押える
つま先を内側に入れる

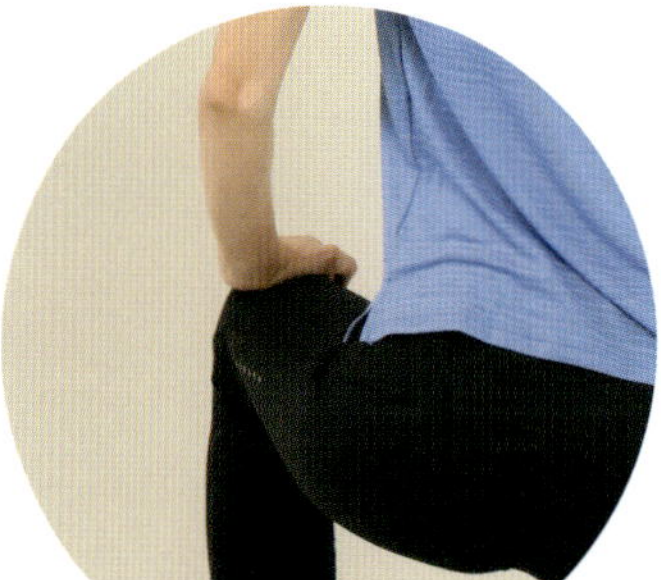

2

後ろ足の踵を床につけるようにして内側に倒し、
股関節を外旋方向にねじりながら前方に体重をかけます。
股関節を正しい位置に〝はめる〟ような動作で行います。

10往復行ったら、
反対側も同じように行う。

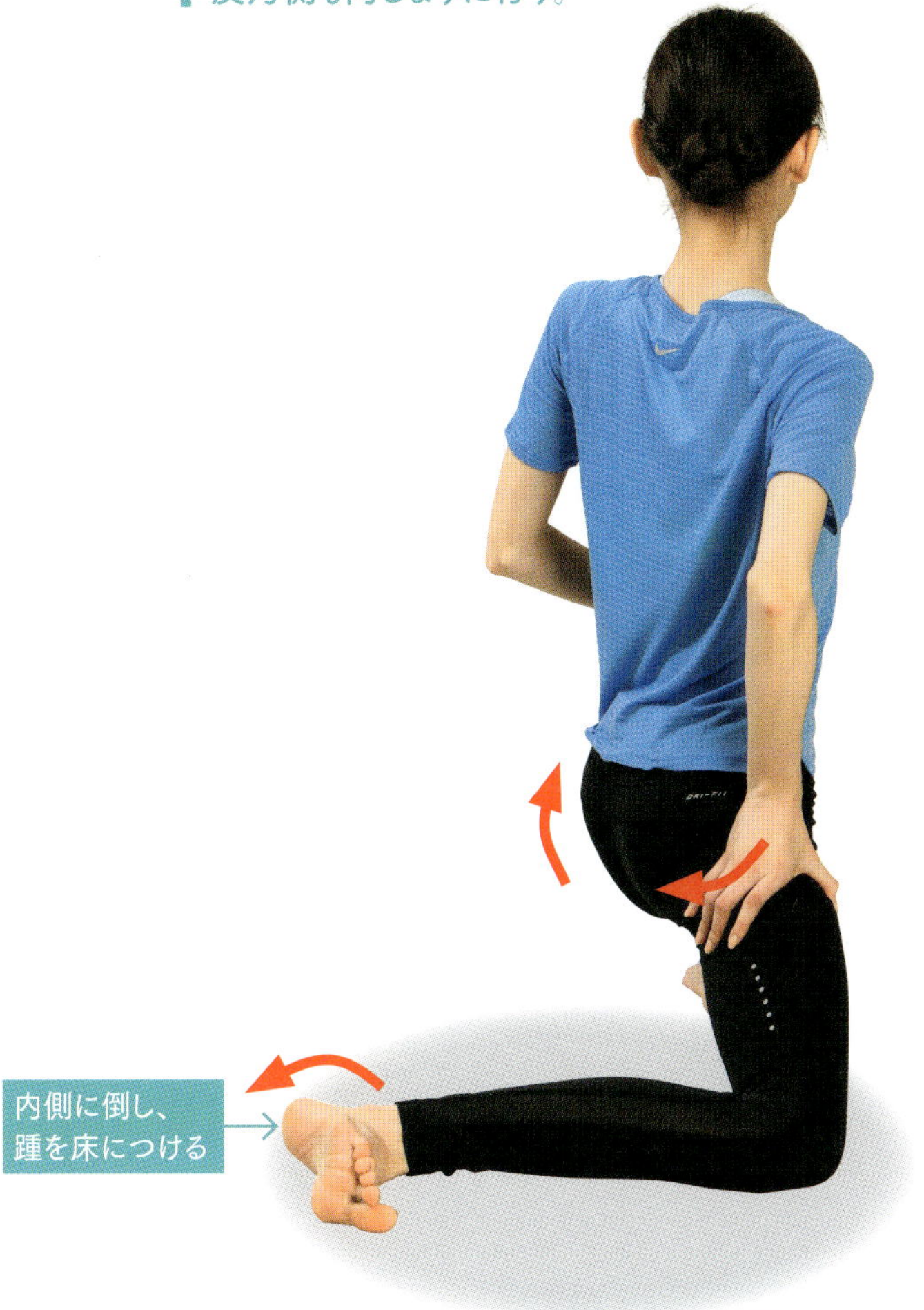

Point

- 後ろ足は、できるだけ踵が床につくように倒します。つかない方は無理をせず、できる範囲で行ってください。
- 股関節を意識しながら腰を動かしてください。

膝痛の予防・改善

膝関節の滑液不足が原因

膝痛も、股関節痛と同じく、痛みの原因は骨の変形ではありません。こすれた部分で炎症が起きていることが原因です。

膝の神経は腰から出ています。仙骨１～３番、腰椎４、５番が後ろにずれると、坐骨神経が引っ張られることで伝導異常を起こし、通り道である膝の関節で滑液が出にくくなります（**独自理論**）。

膝には、たくさんの滑液を出す袋（滑液包《かつえきほう》）があります。関節の潤滑油である滑液が不足すると、骨と骨がこすれ、悪化すると炎症が起こって歩けないほどの激痛になります。さらにＭＲＩなどの画像を見ると明らかに半月板が変形していたり、すり減っているために、それが痛みの原因と診断されます。しかし、問題は滑液不足なのです。

正座をして立ち上がるときに痛みがある人は、滑液包の働きがわるく、潤滑油の役割を果たしていない状態です。背骨コンディショニングで腰椎及び仙骨をゆるめ、矯正して、筋力が向上すれば、十分な滑液が出て膝は勝手に治ります。

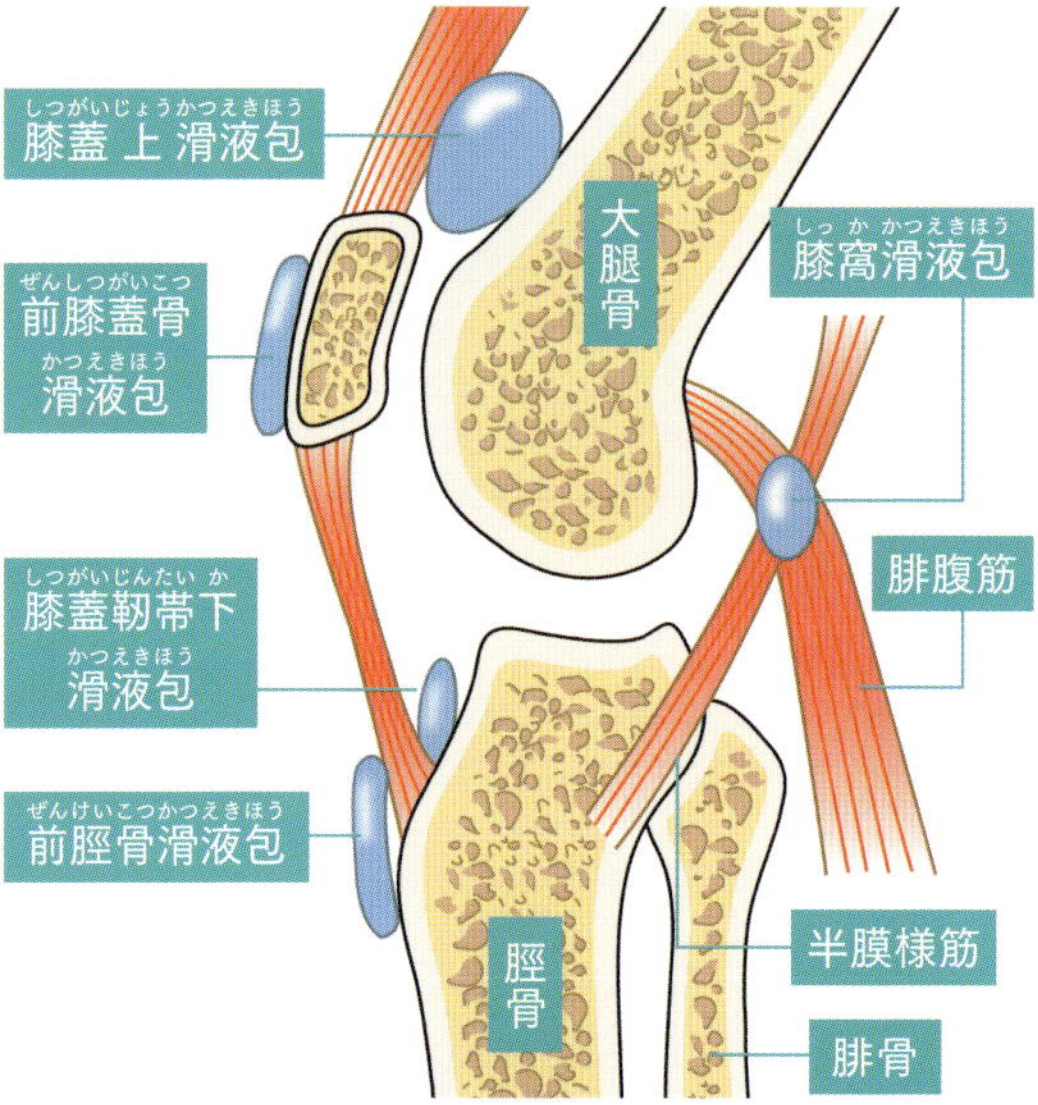

膝関節の滑液包

ゆるめる体操

膝痛の予防・改善

膝ポンプ

ゆるめる部位
膝

膝の下の入れた厚めのタオル(またはクッション)を押しつぶすことで軽めの負荷で膝の関節に働きかけ、固くなった関節をゆるめます。

1 床に座り、片足を伸ばして膝の下に厚めのタオル(またはクッション)を入れ、足首を立てます。両手は腰のやや後ろにつき、胸を張って姿勢を正します。

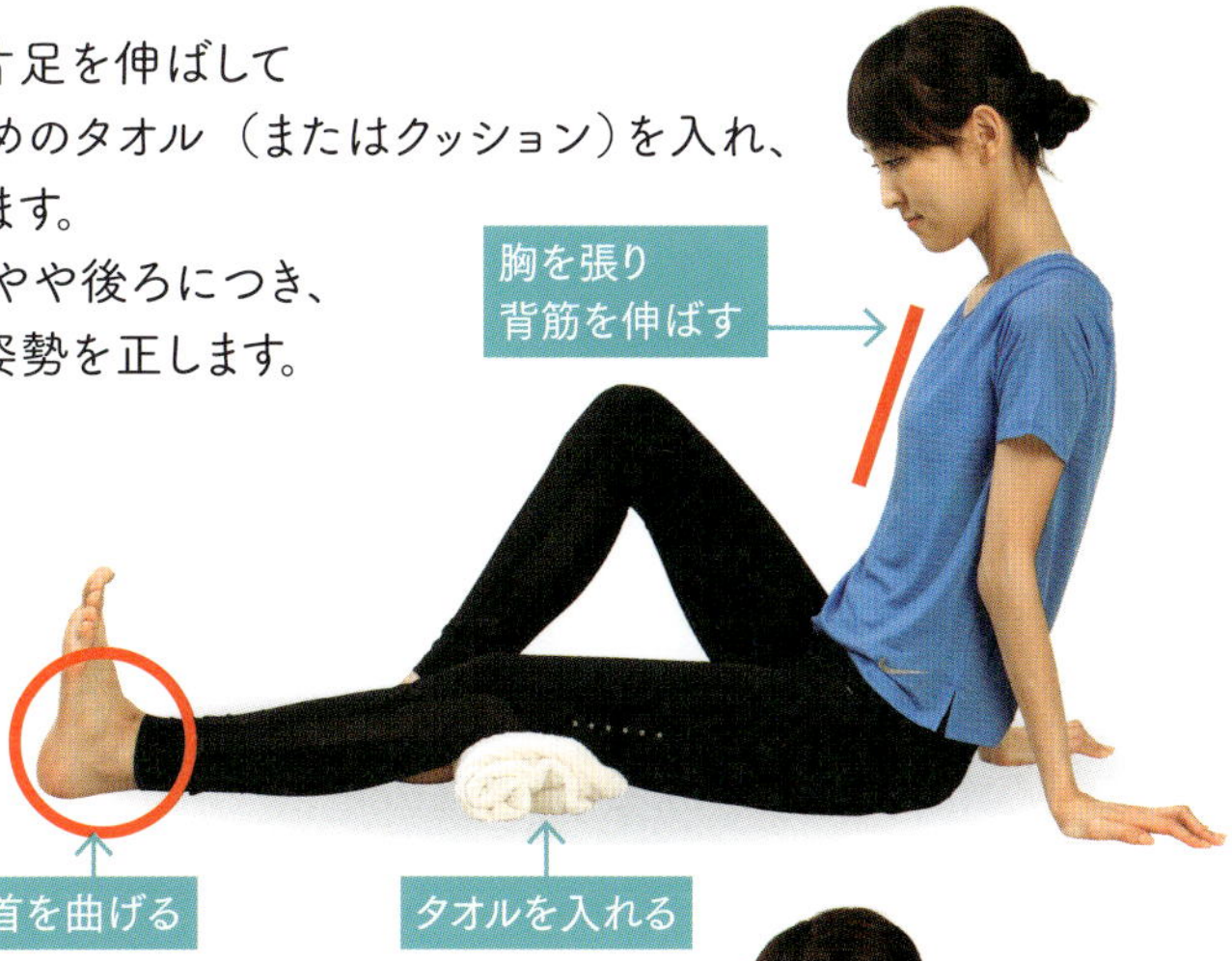
胸を張り
背筋を伸ばす
足首を曲げる
タオルを入れる

2 太ももの前面に力を入れながら、膝の裏側でタオル(またはクッション)を押しつぶし膝を伸ばす「緊張」と、力を抜く「脱力」を交互に行います。

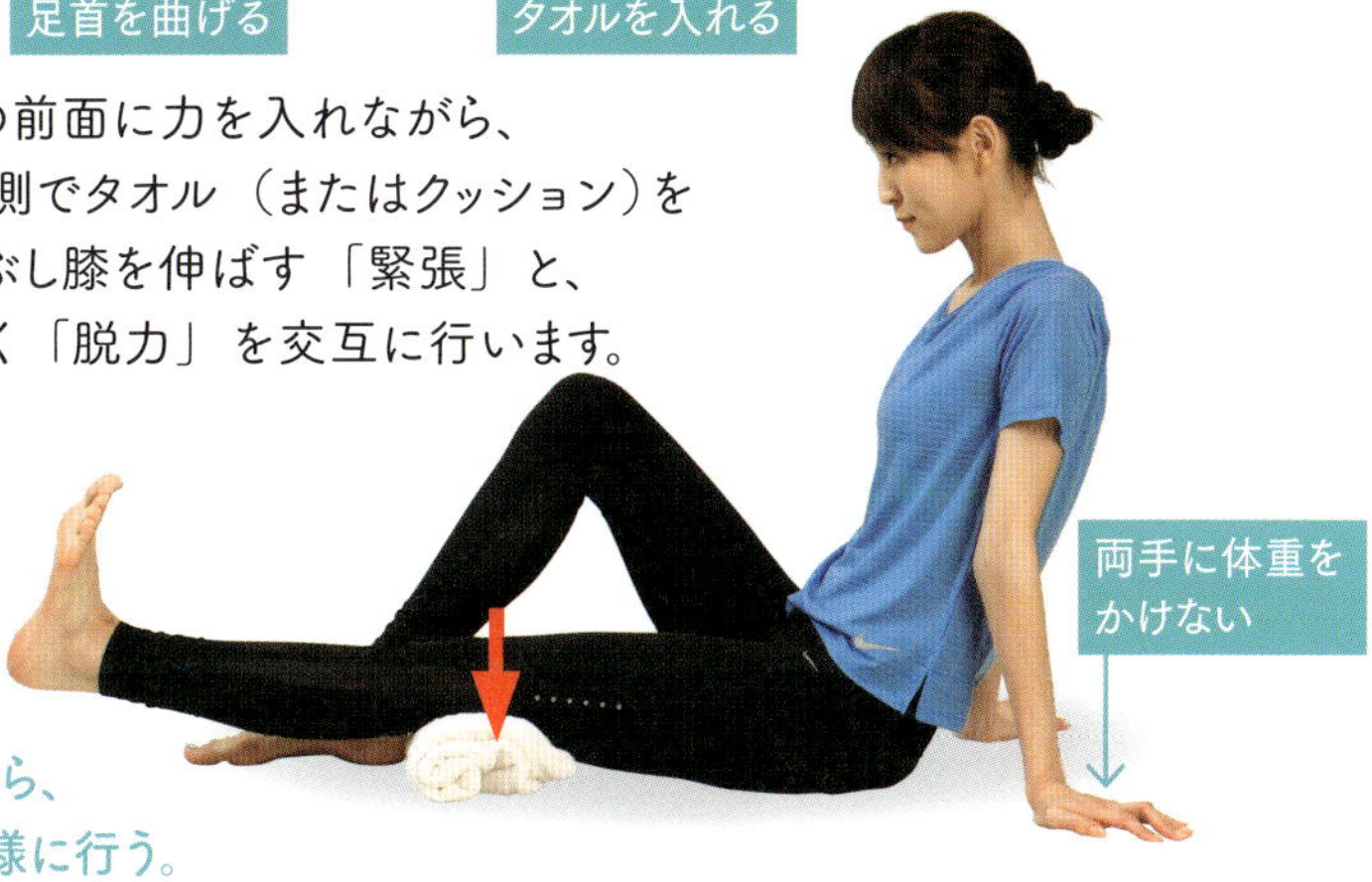
両手に体重を
かけない

30回行ってから、
反対の足も同様に行う。

Point

● 膝で押しつぶすときに、両手に体重をかけないようにします。

ゆるめる体操

膝痛の予防・改善

膝タオル

ゆるめる部位
膝

タオルを使い、テコの作用を利用することで膝に効果的に働きかけて、膝の関節をゆるめ、可動域を広げます。

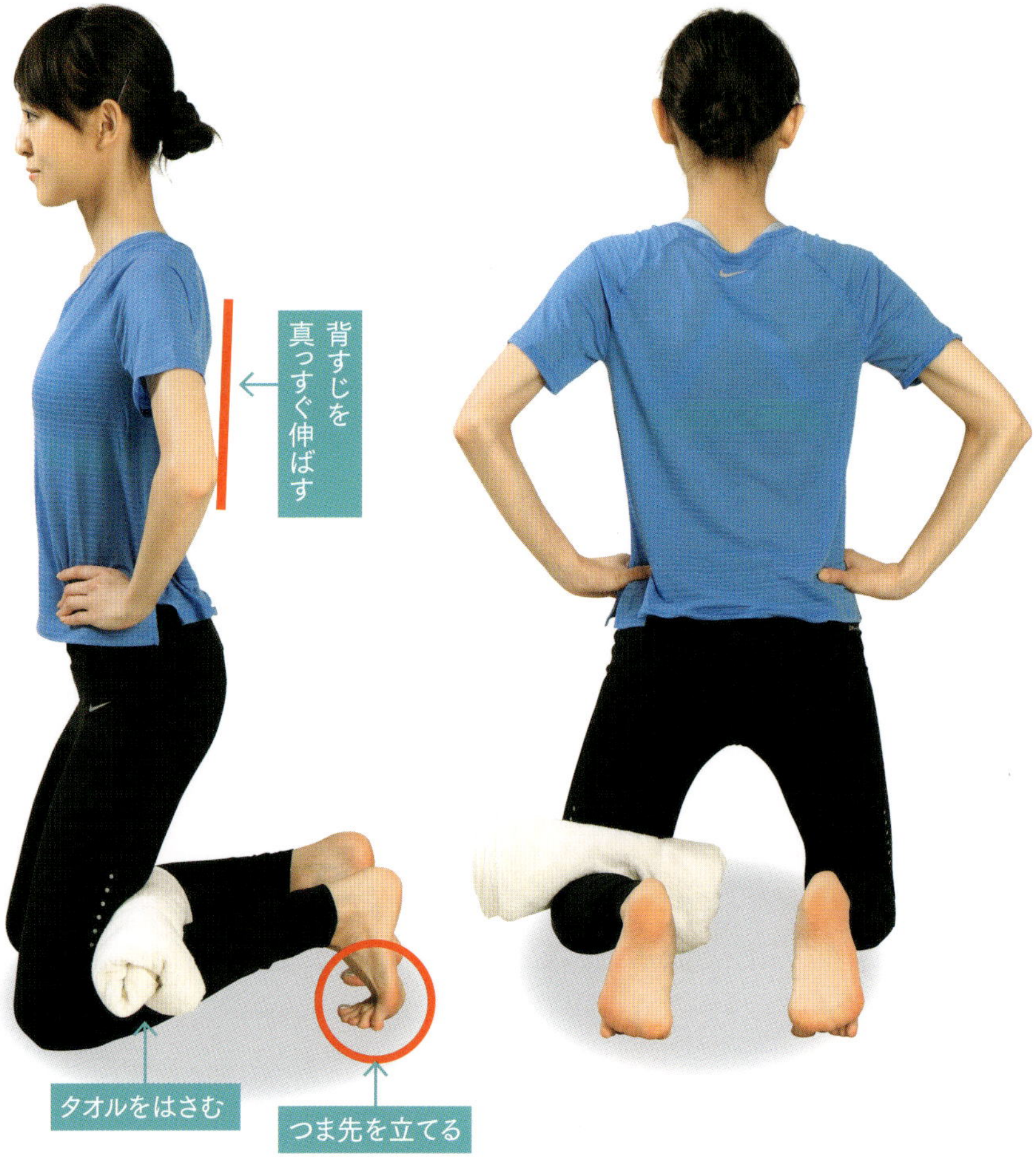
背すじを真っすぐ伸ばす
タオルをはさむ
つま先を立てる

1 両足をそろえた立ち膝の状態から、片方の膝裏にタオルをはさみます。

2 膝の後ろでタオルをはさむように腰を上下させます。

30往復行なったら、反対側も同じように行う。

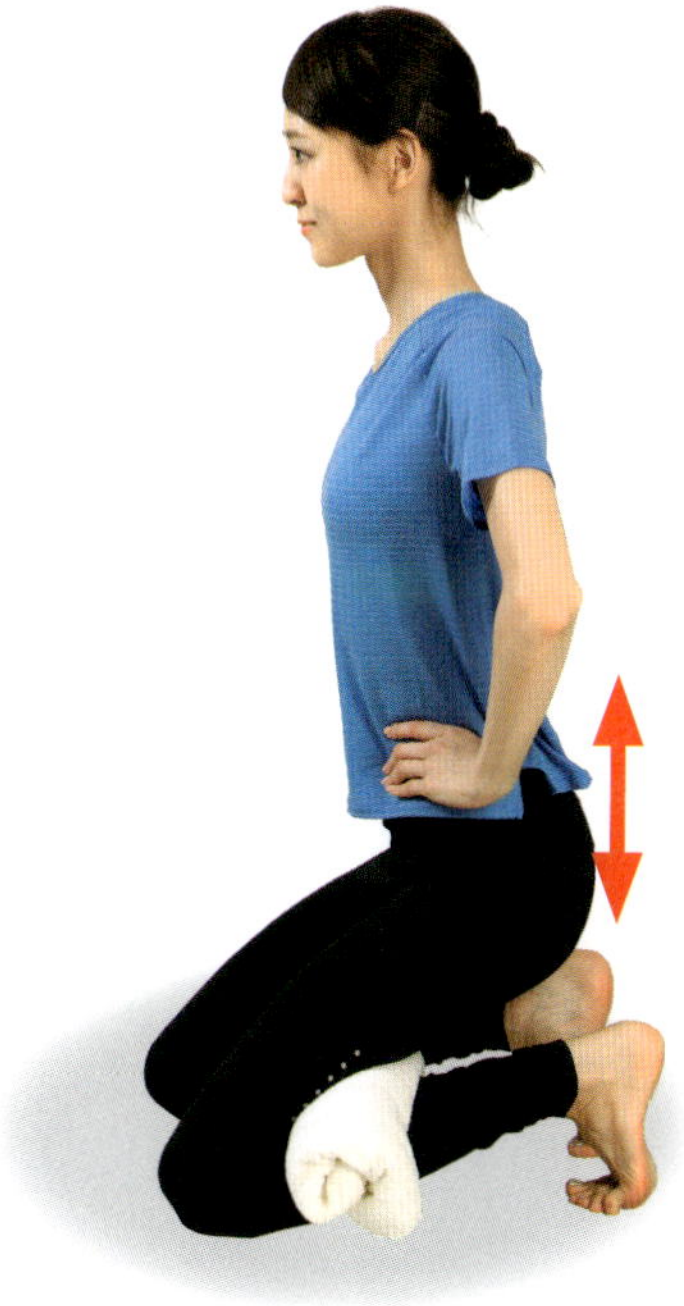

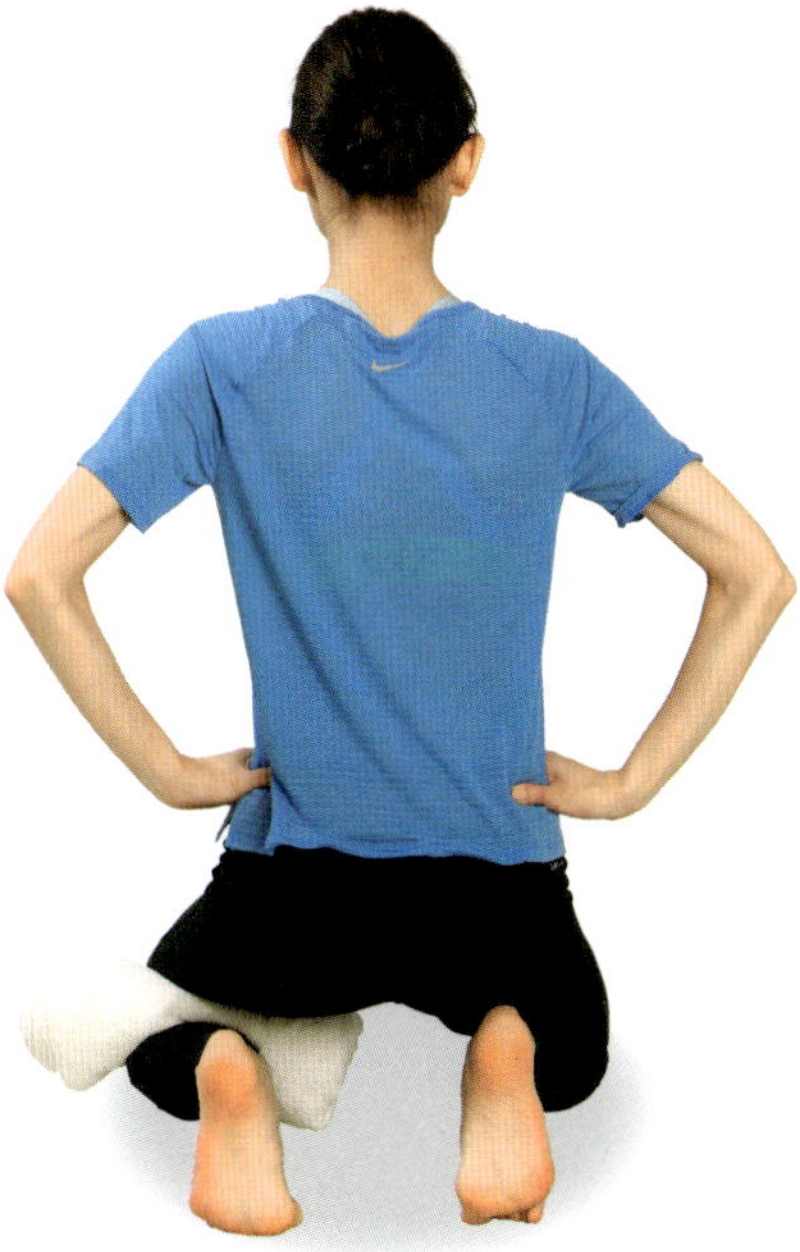

Point

- 腰を上げるときは、反動をつけずに行います。
- 補助でイスを使う場合も、イスにかけた手に体重をかけず、できるだけ足の力を使って立ち上がるようにします。

Variation

腰を下ろした姿勢から腰を浮かせて立ち上がるのがキツく、スムーズにいかない場合は、イスに手をついて行いましょう。

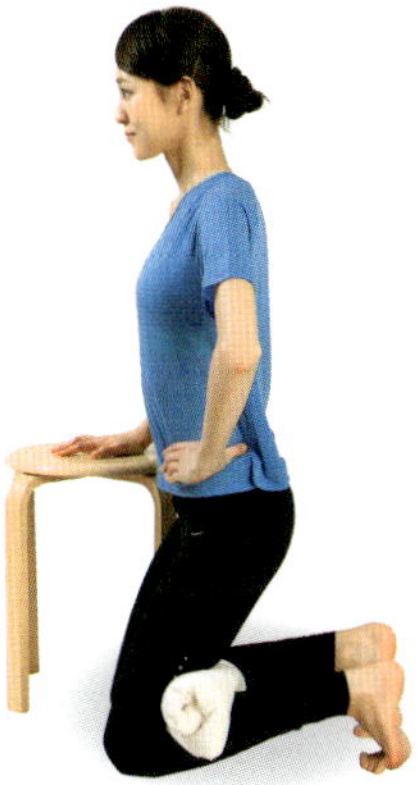

矯正《きょうせい》体操

膝痛の予防・改善
膝ねじり

矯正する部位

膝

つま先をねじることで膝関節に働きかけ、膝関節のゆがみ、とくに外側に開いた脛骨の矯正をします。

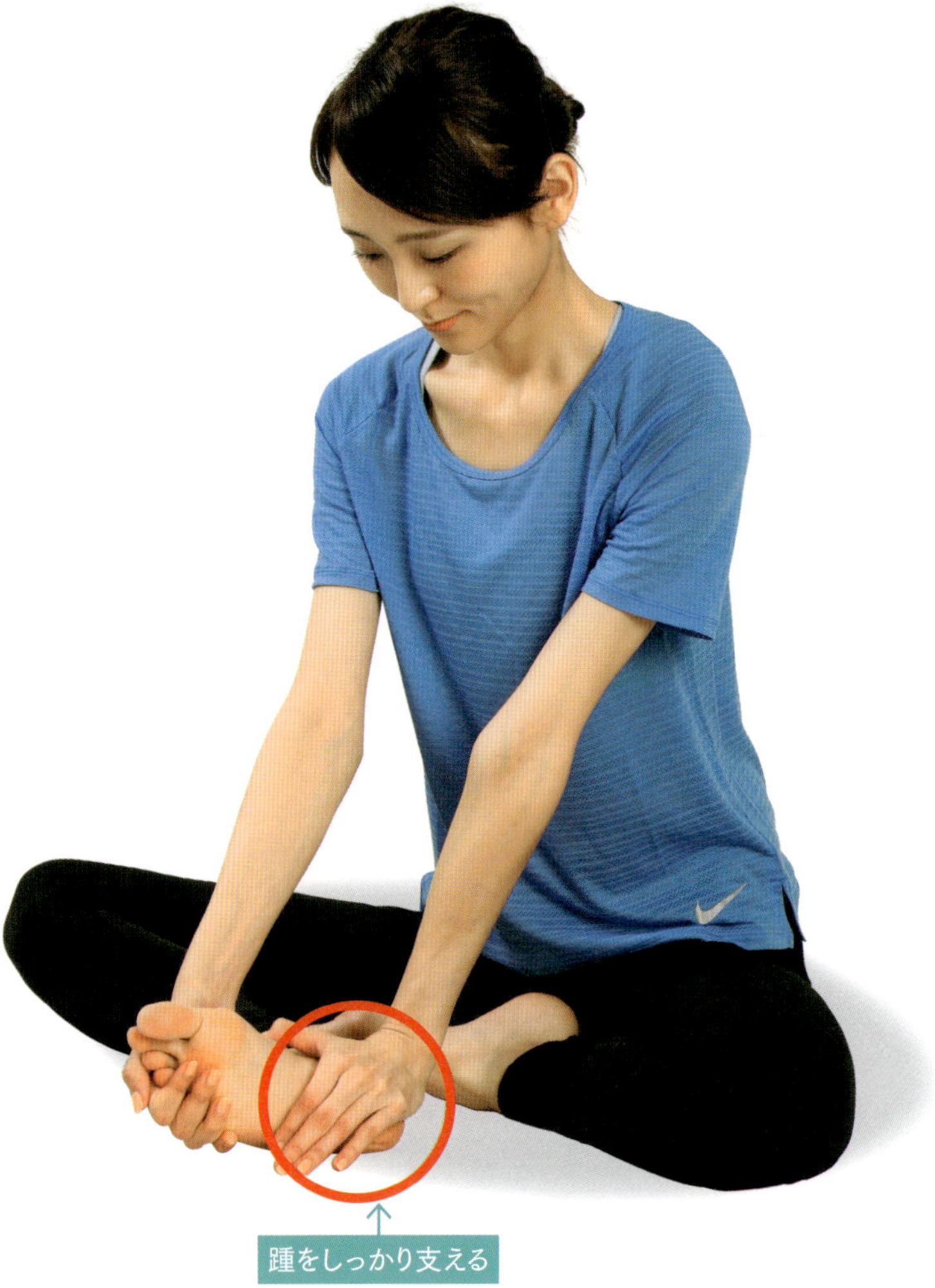

1 両膝を広げてあぐらのように座り、一方の踵を片手で押さえ、もう一方の手で小指側をつかみます。

2 小指側をつかんだ手で足先を持ち上げ、膝下全体を内側にねじります。踵を軸にして指先が天井を向くように持ち上げては戻しましょう。

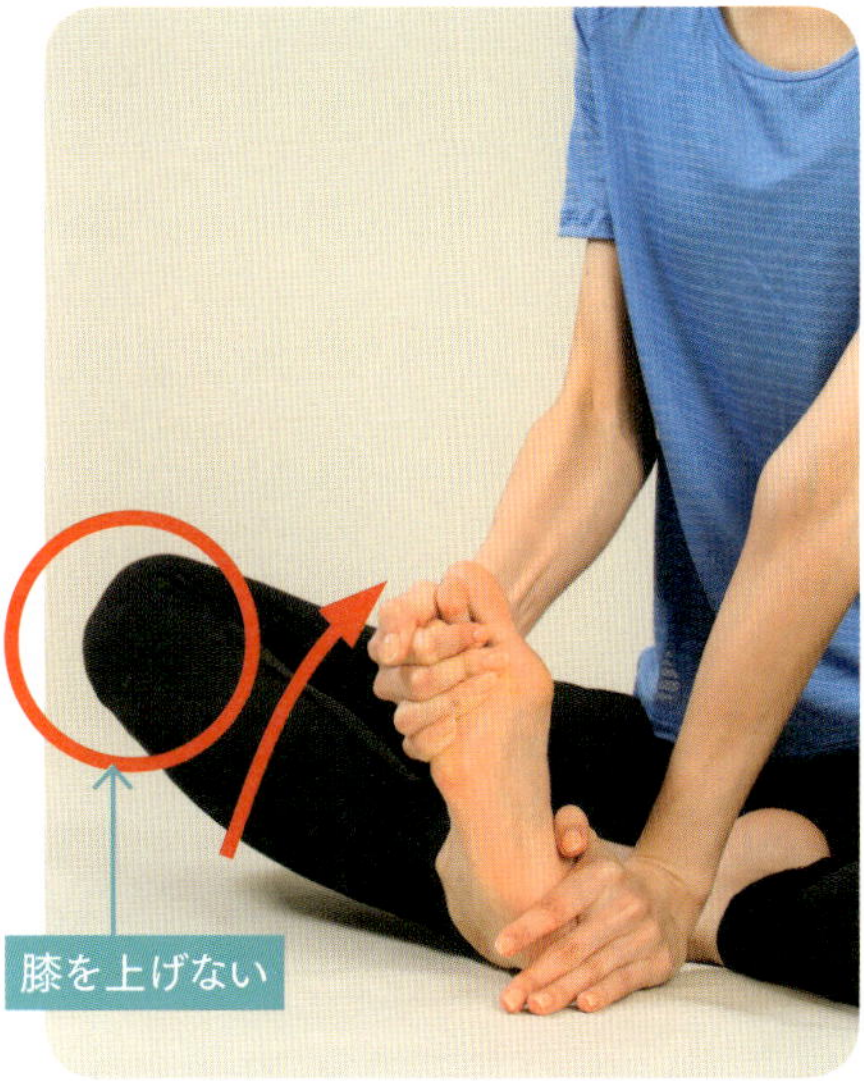

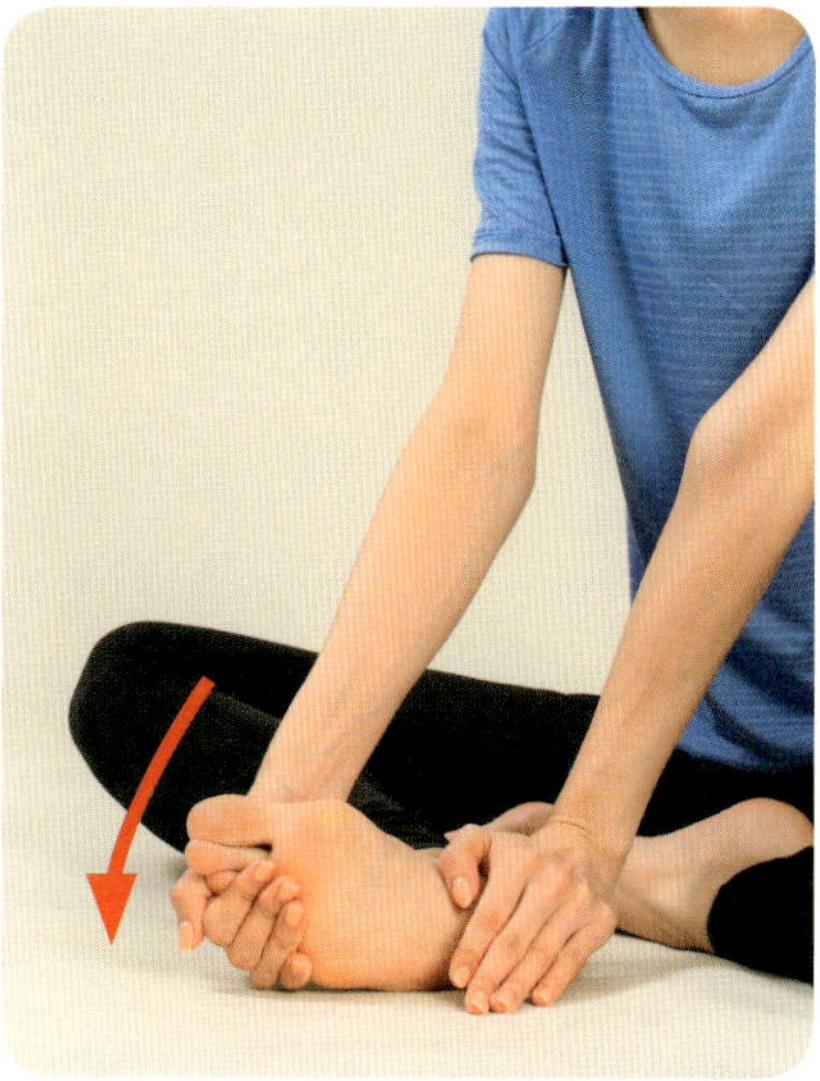

上下運動を 30 回行ったら、反対の足も同じように行う。

Point

- 膝下をねじるときは、できるだけ膝を上げないように注意します。
- 痛みがあるときは無理をせず、できる範囲で足先を上下させ、少しずつ可動域を広げるようにします。

手根管症候群《しゅこんかんしょうこうぐん》・ばね指の予防・改善

手指の症状の原因は、頚椎の後方変位による肩関節の内旋

一般的に『手根管症候群は、指に痛みやしびれが出て、ひどくなると小指と薬指の小指側以外の指がしびれてこわばり、痛みで夜中に目が覚めたり、細かい物がつかめなくなるなどの症状が現れます。手指にある腱と神経を束ねる手根管が狭くなり、中を通る正中神経が圧迫されて、人差し指や中指にしびれや痛みが出る』といわれています。

症状が進むと手術になるケースも多い一方、手術をしても症状が改善されない人がたくさんいます。しかし、**背骨コンディショニングでは、仙骨の後方変位による肩の巻き込みで腕及び指の神経が牽引されるのが原因と捉えています。指の神経に伝達異常が起こるのは、頚椎のずれと、中間部分である肩関節が内旋しているために、神経が巻き込まれて引っ張られ伝導異常を起こし指関節の滑液が出にくくなっているからで、頚椎のずれと肩のゆがみを治し、滑液が正常に出るようになれば、症状は改善されます。**

また、手指の症状ではよく、手指をよく使う人にみられる腱鞘炎《けんしょうえん》があげられますが、これも仕事やスポーツなど、腱鞘炎の原因とされる動作は〝きっかけ〟であり、手根管症候群と同じ、多くの場合は猫背の代償姿勢による肩の内旋が神経の伝導異常を起こしていることが原因と考えられます。滑液が不足しているのに指関節を動かし過ぎたために、関節がすれて痛みが出ているのです。

ばね指は、指を曲げる腱（屈曲腱）が炎症を起こし、曲がった指を伸ばそうとすると、バネのように急に戻る症状です。

症状が悪化すると、指が曲がったまま伸ばせなくなったり、反対に伸びきったまま曲がらなくなることもあります。両手のどの指にも起こります。

病院によっては、手術で腱鞘を切開することもありますが、これらの症状は頚椎を矯正して肩の関節を正しい位置に戻し、神経の柔軟性を取り戻せば手術は必要ないことがほとんどです。

手根管とは

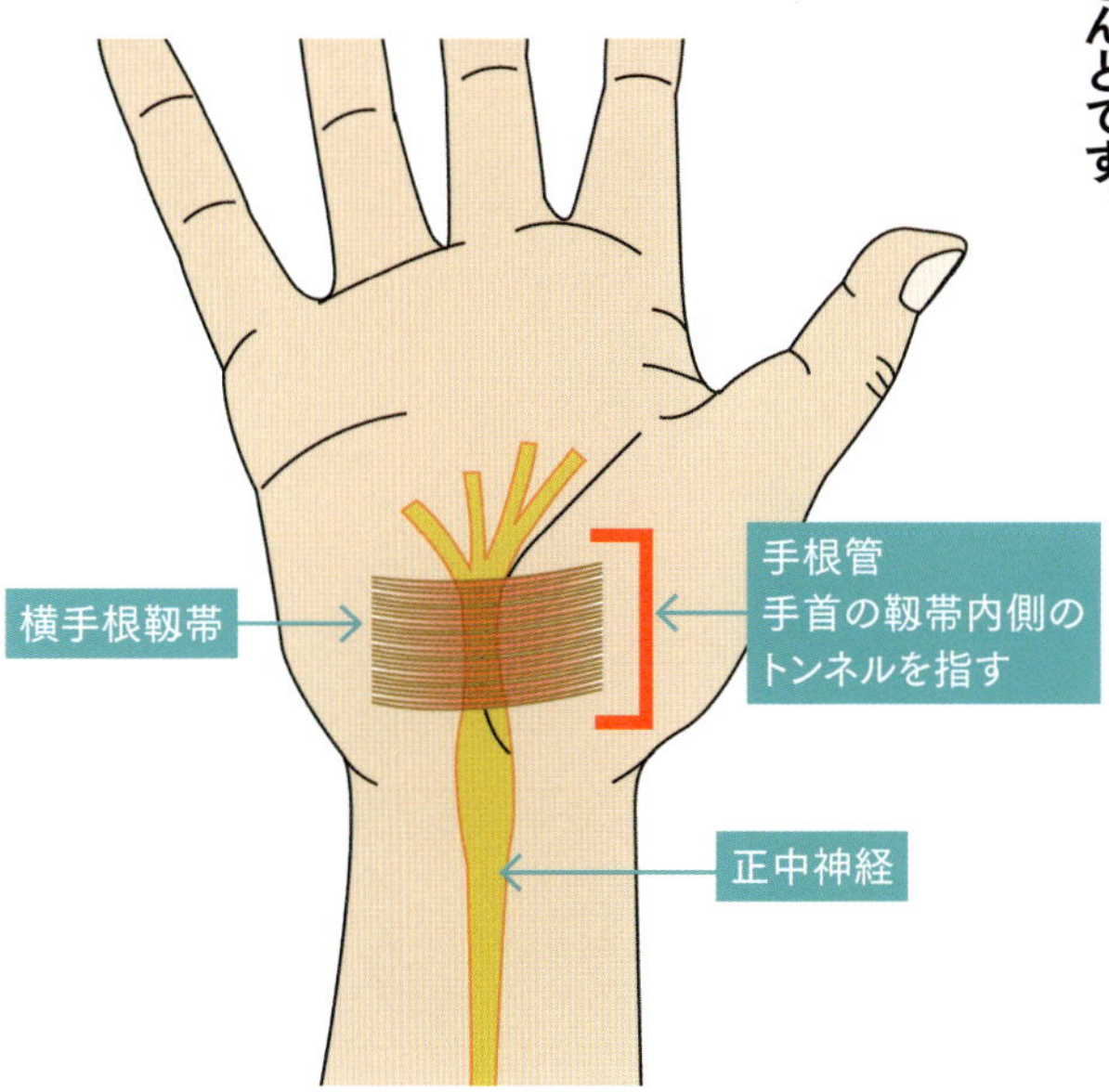

手根管症候群の症状が現れる範囲

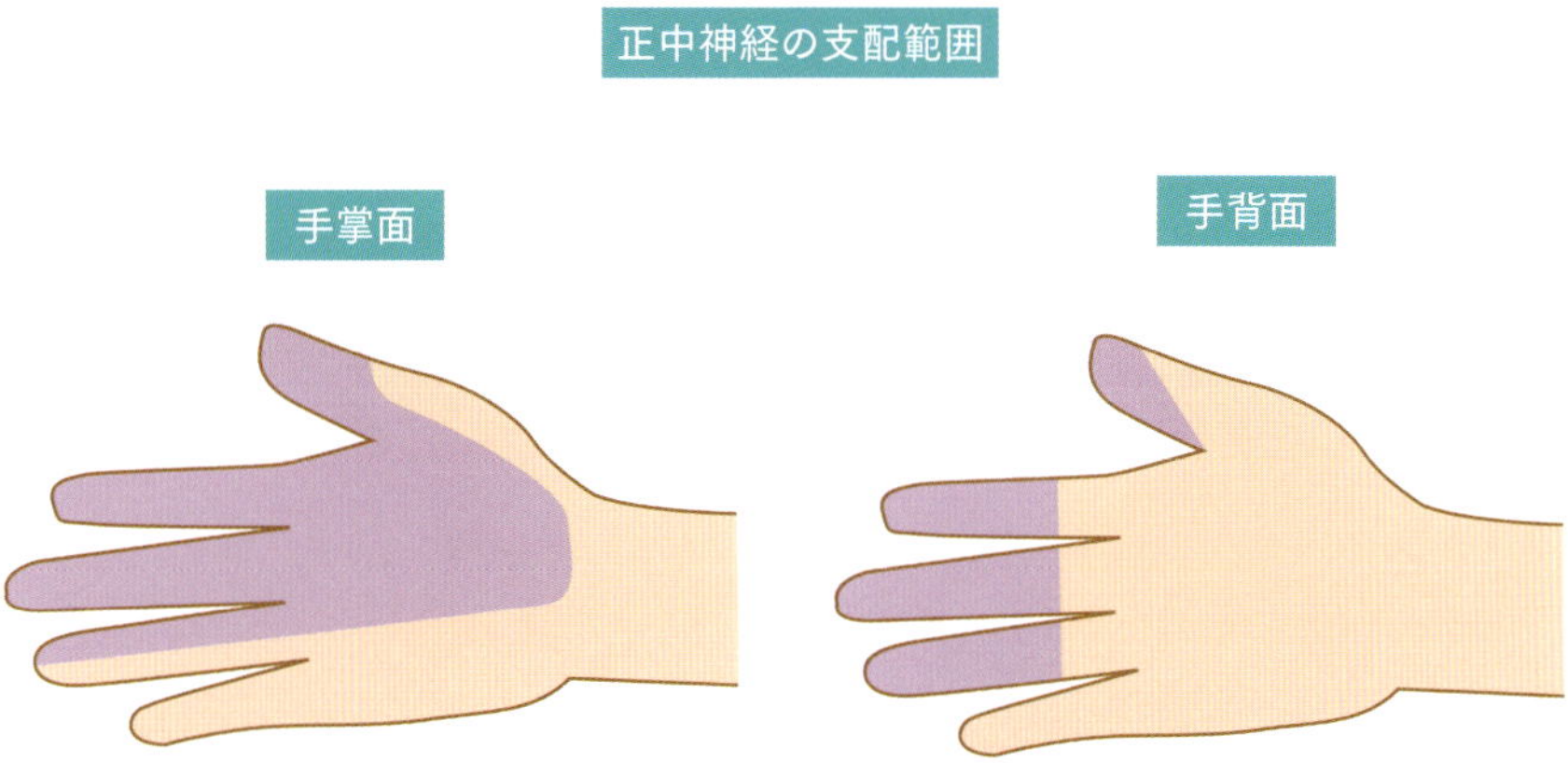

ゆるめる体操

手根管症候群・ばね指の予防・改善

肩ねじり

ゆるめる部位

肩

手を前と横に伸ばし、肩を内・外に回すことで、
肩の関節全体に働きかけ、固くなった関節や神経をゆるめます。

肩ねじり（前）

1 四つ這いになり、両足のつま先を立て、
片方の手は肘を伸ばして前につき、
反対の手は肘を曲げて立てます。

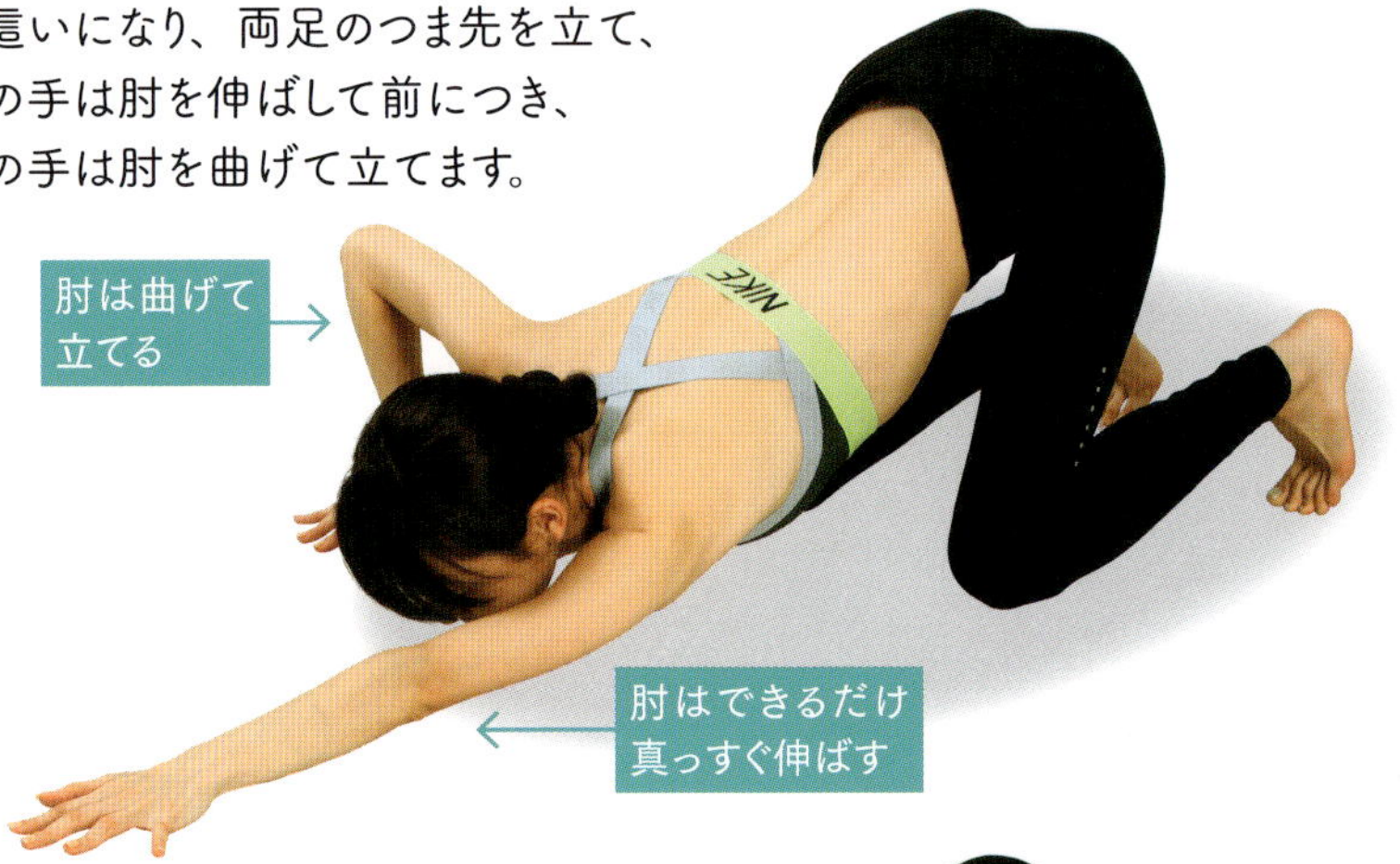
肘は曲げて
立てる
肘はできるだけ
真っすぐ伸ばす

2 肘を伸ばしたまま、
腕を肩から回すように
外側と内側にねじります。

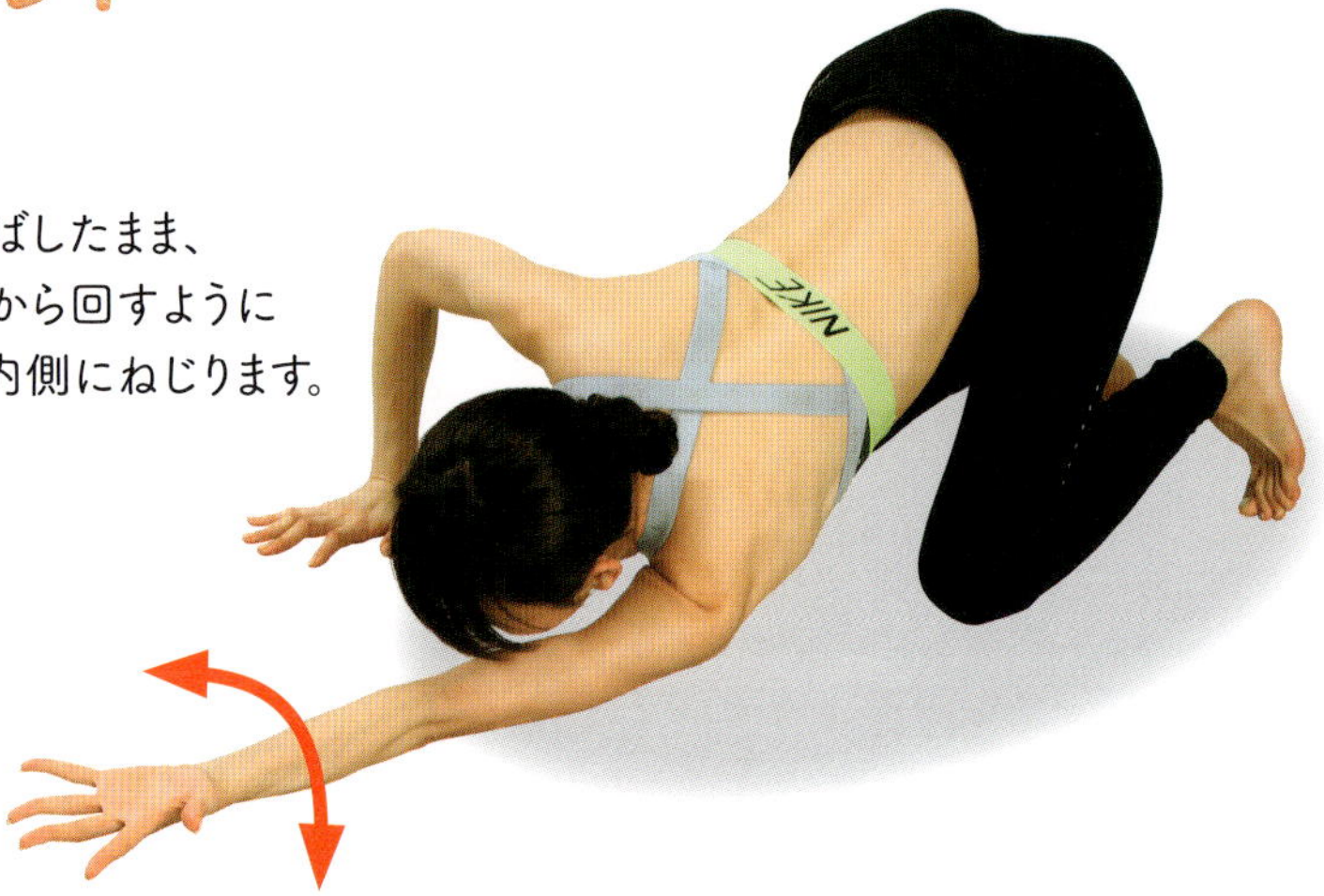

30 往復したら反対の手も同じように行う。

肩ねじり（横）

1 肩ねじり（前）と同じように四つ這いになり、肘を伸ばして横に広げます。反対の手は、肘を曲げて立てます。

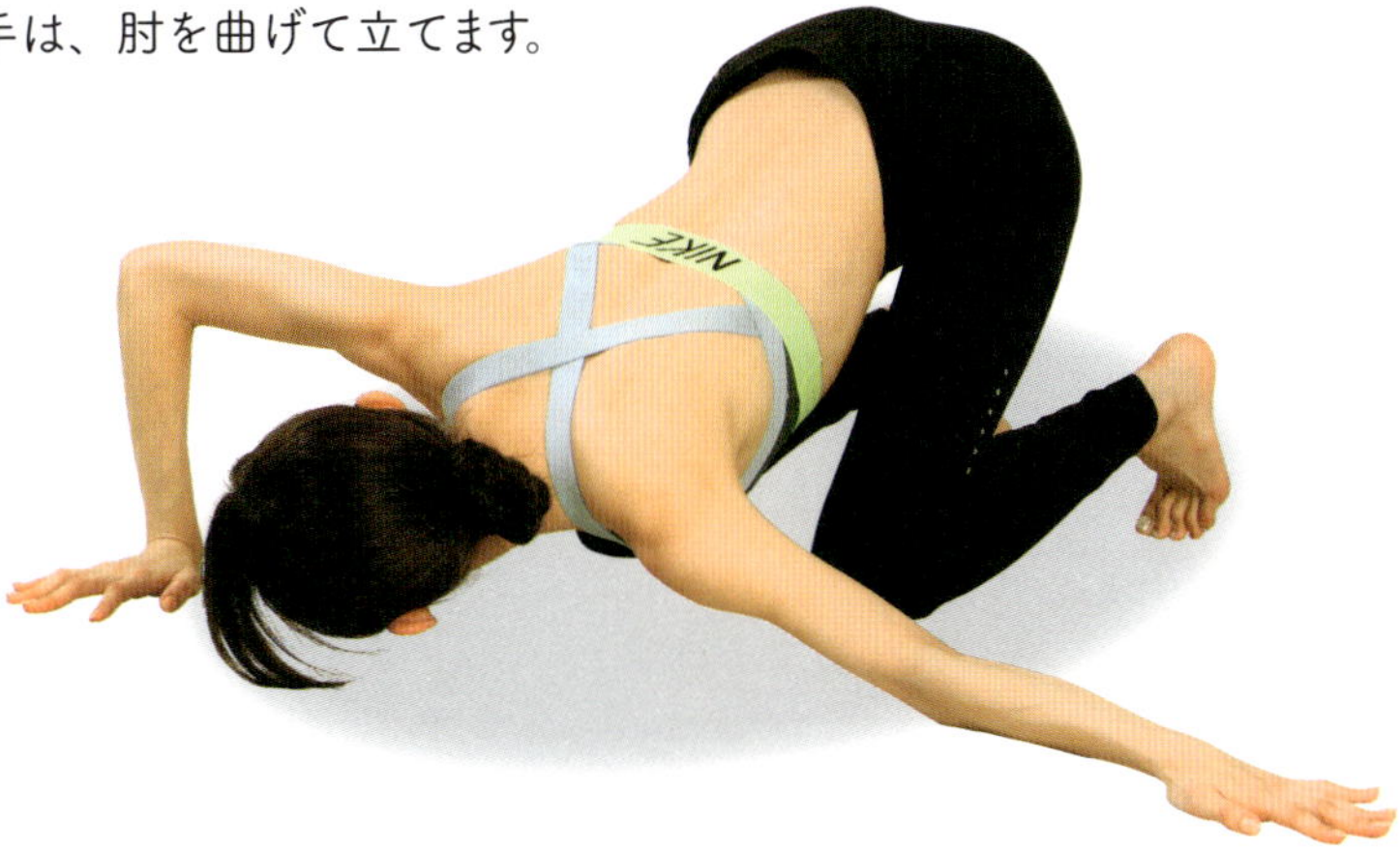

2 肩ねじり（前）と同じように肘を伸ばしたまま、肩から回すように外側と内側にねじります。

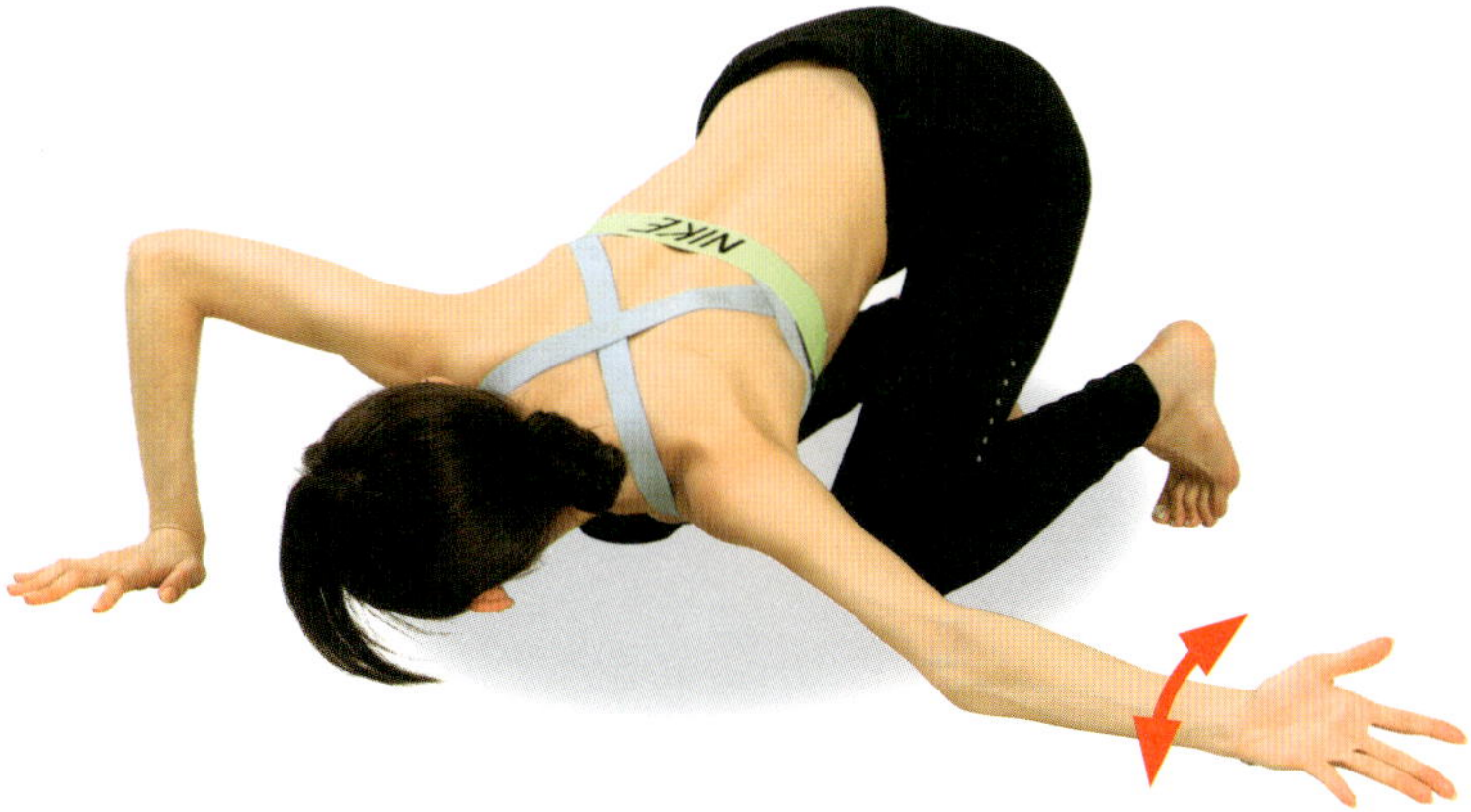

30往復したら反対側も同じように行う。

Point

- できるだけ手のひらを返すくらいまでねじりますが、難しいときはできる範囲で行います。

ゆるめる
体操

手根管症候群・ばね指の予防・改善

肘クロス まわす・たおす・指反らし

ゆるめる部位

肩・肘・
手首・指

両手をクロス、回したり、倒したりすることで、肩から指まで腕全体を効率的にゆるめます。とくに、指を1本ずつつかむことで、指の関節や神経にも効果があります。

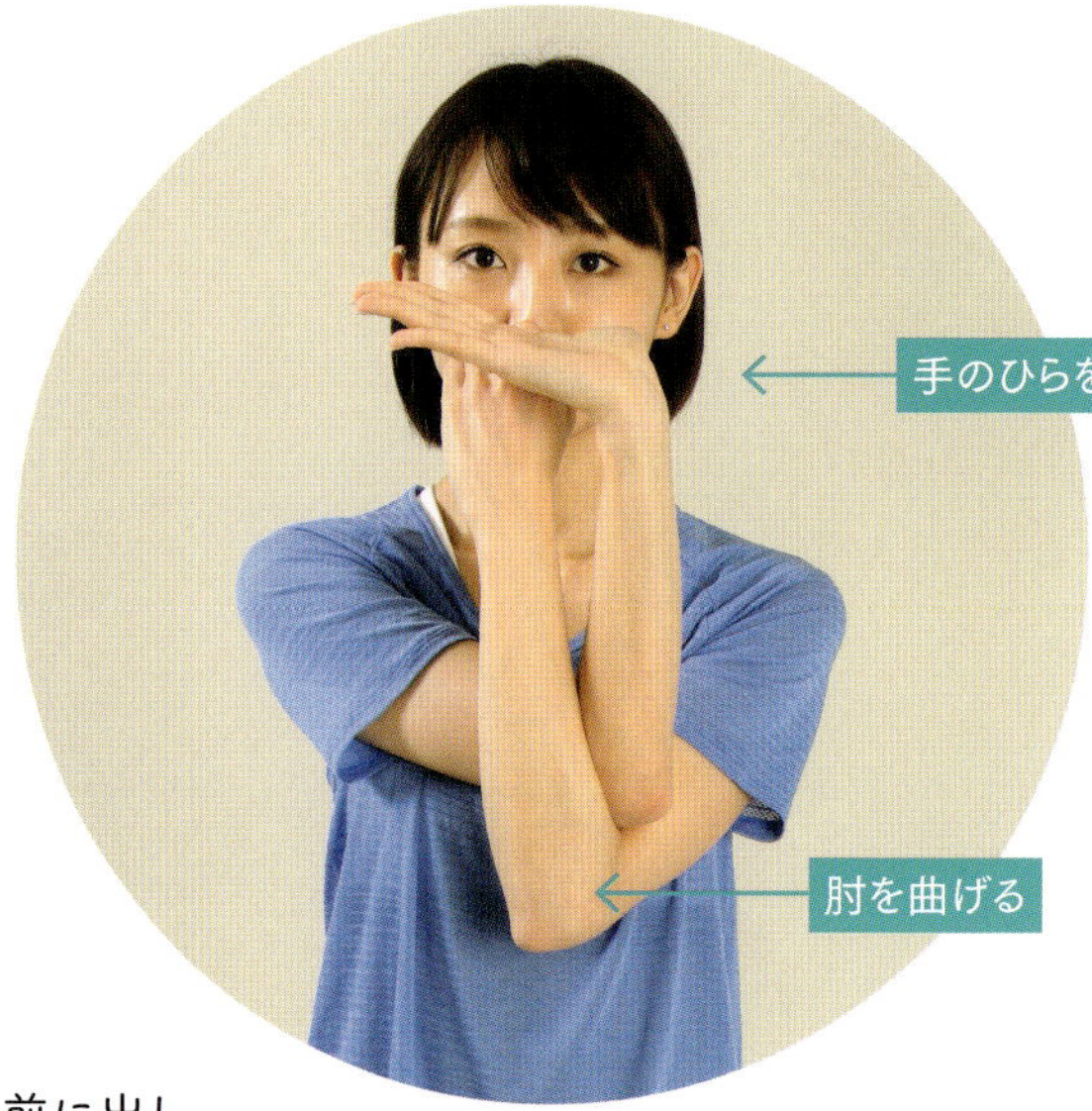

1 右手を前に出し、
左手を下からクロスさせて上腕にかけ、右の肘を曲げます。
クロスした左手で右手の親指をつかみ、右手のひらを天井に向けます。

Point

- 手を回したり倒したりするときに、苦手なほうの手を回数を増やして行うと効果的です。
- 肘を回したり倒すときは、可能な範囲でできるだけ大きく手のひらを動かし、少しずつでも可動域を広げてください。

2 まわす

肘を肩の高さの位置で、
手のひらを天井に向けたまま
肘を中心にして回します。

30回回したら、
反対回しも同じように行う。

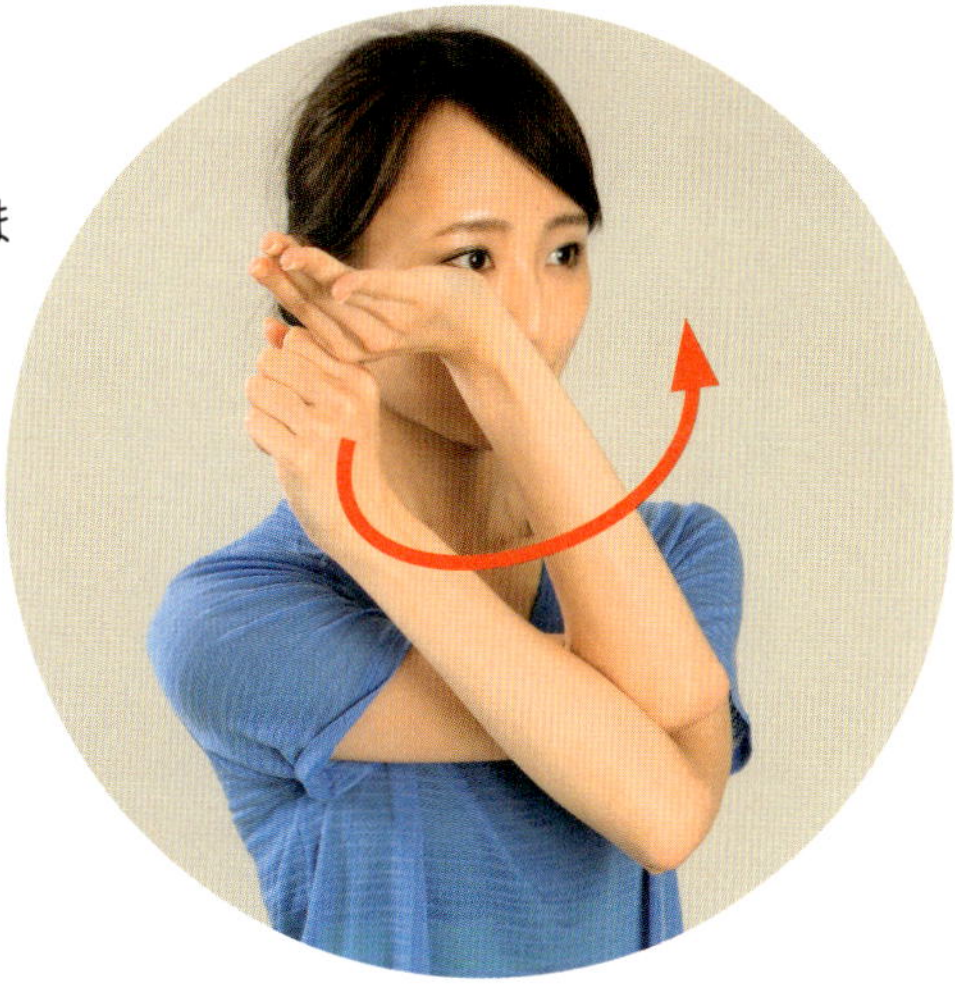

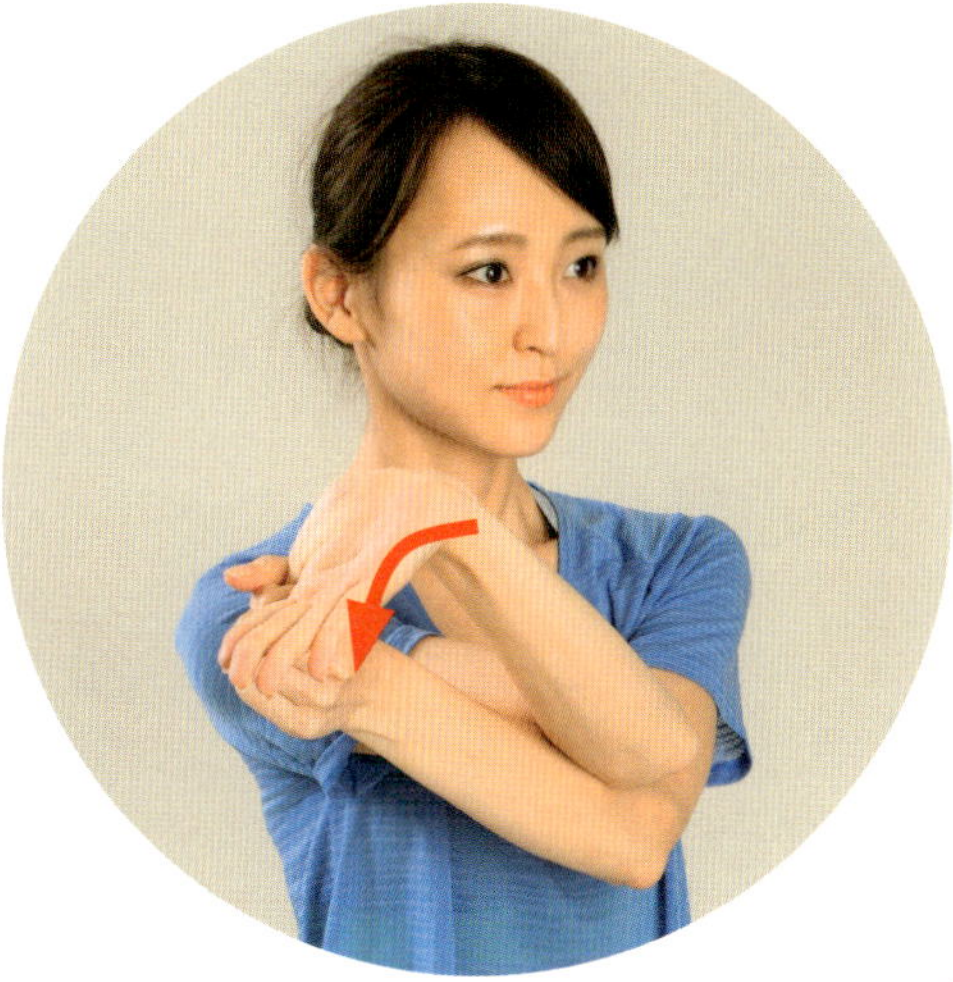

3 たおす

つぎに、手のひらを
天井に向けたまま
左手でつかんだ親指で
外側に反らして、戻します。

30往復行う。

4 反らす

最後に、手のひらを
天井に向けたまま、
親指から小指まで
1本ずつつかんで反らせます。

5本とも反らせたら、
手を入れ替えて1～4を
同じように行う。

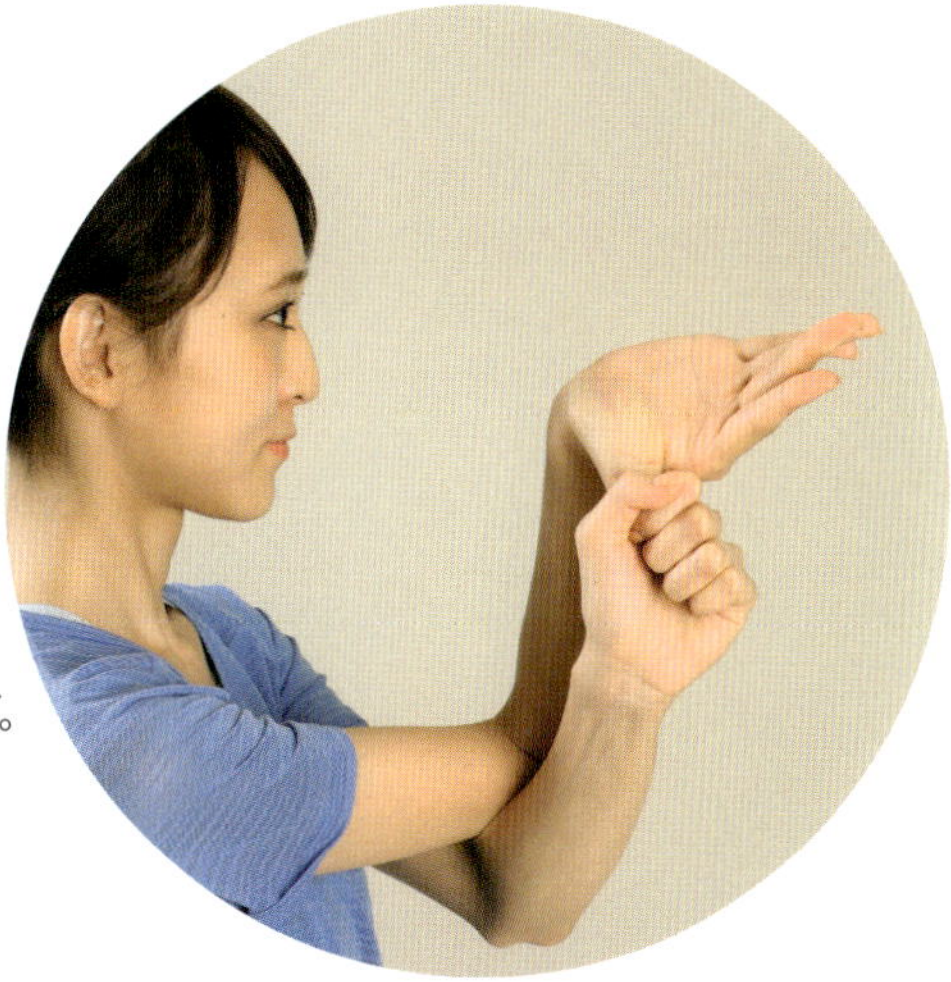

ゆるめる体操

手根管症候群・ばね指の予防・改善

手首反らし・指反らし

手首を反対の手で固定したまま、身体を前後に移動させ、手首と第2～第5指に働きかけます。

ゆるめる部位

手首
指

1 つま先を曲げて四つ這いになり、右手を返して指先を自分のほうに向けて床につけます。右手の手首を左手ではさむようにして固定します。

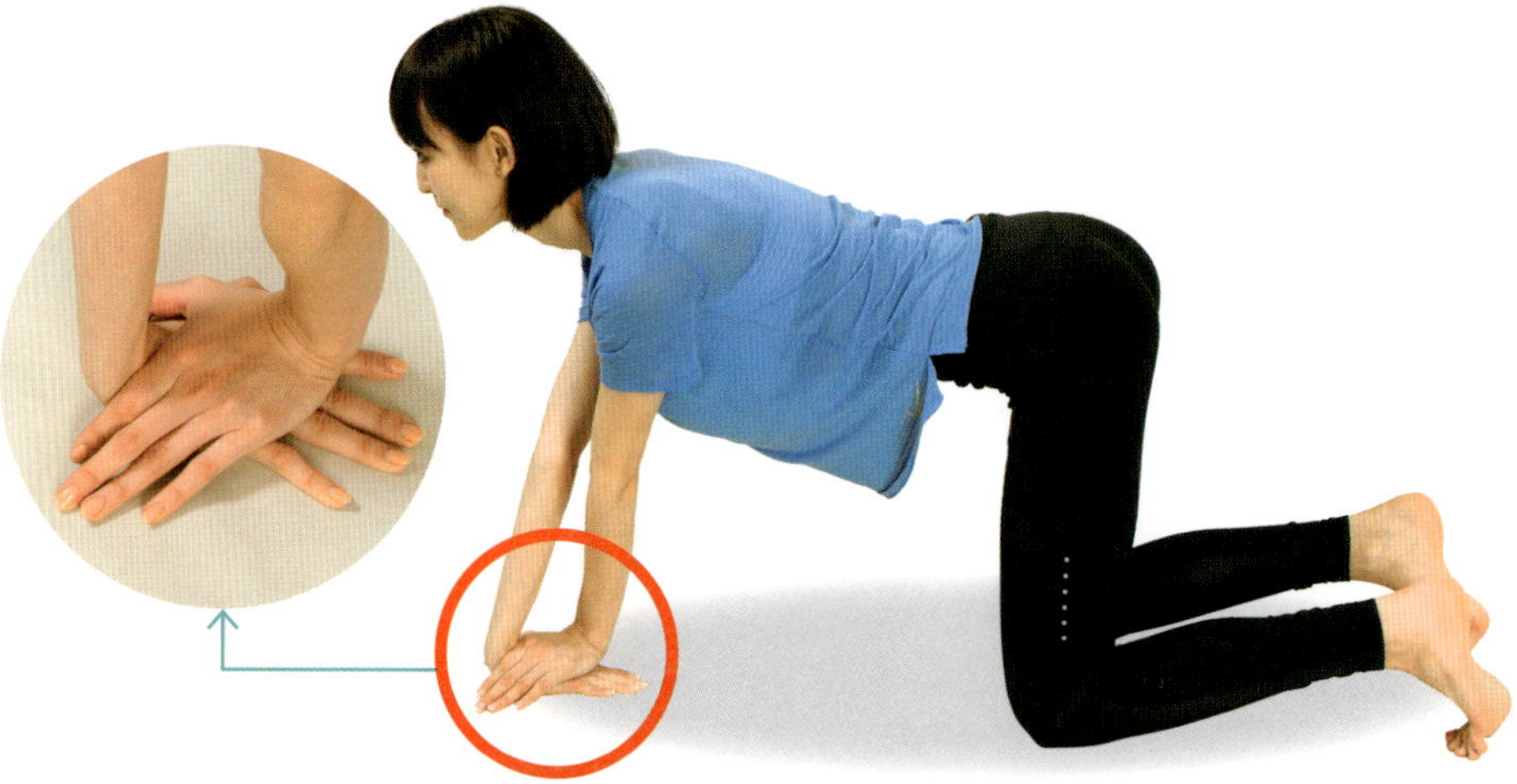

2 手首を固定したまま、身体を前後に動かします。

30往復行ったら、反対の手も同じように行う。

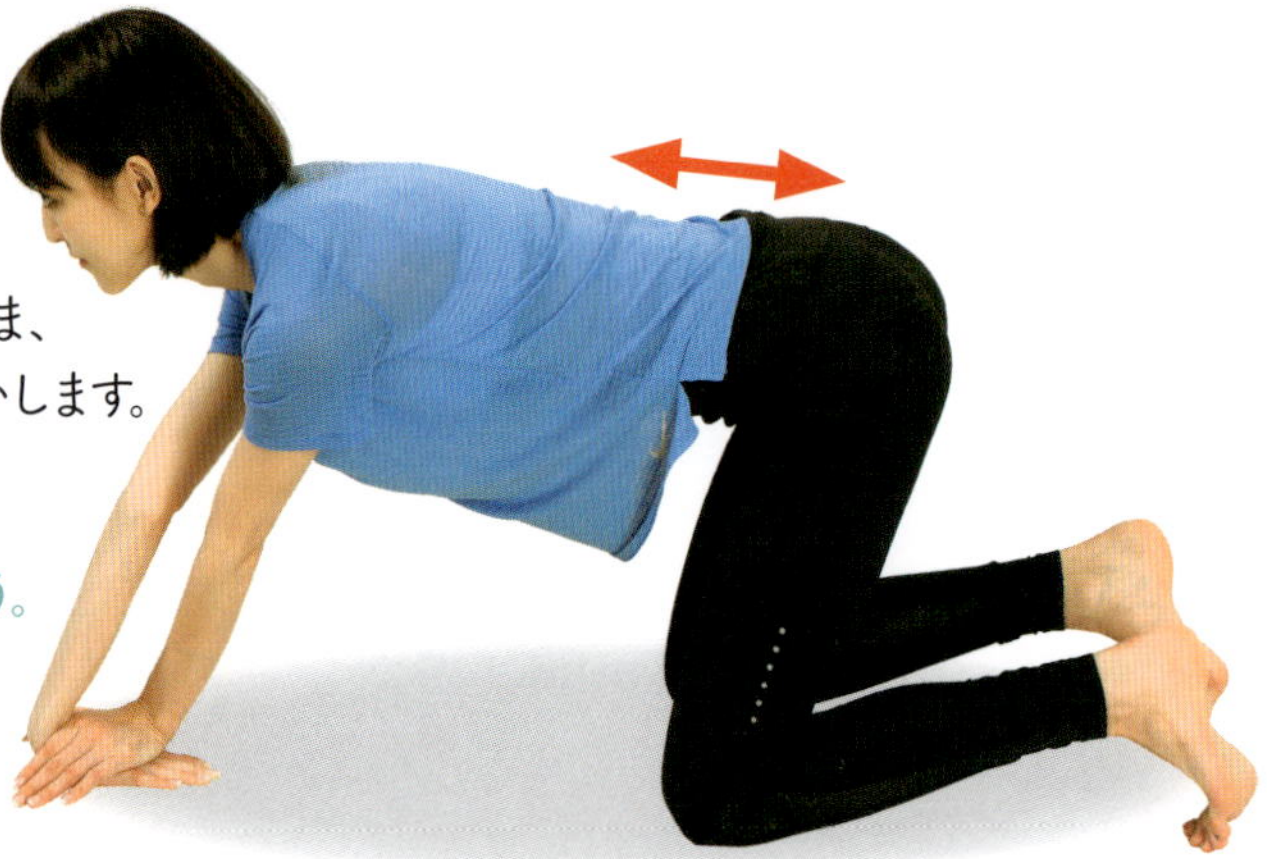

3 固定している手を手首から指の方向に移動させ、指を伸ばし、身体を前後に動かします。

30往復行ったら、反対の手も同じように行う。

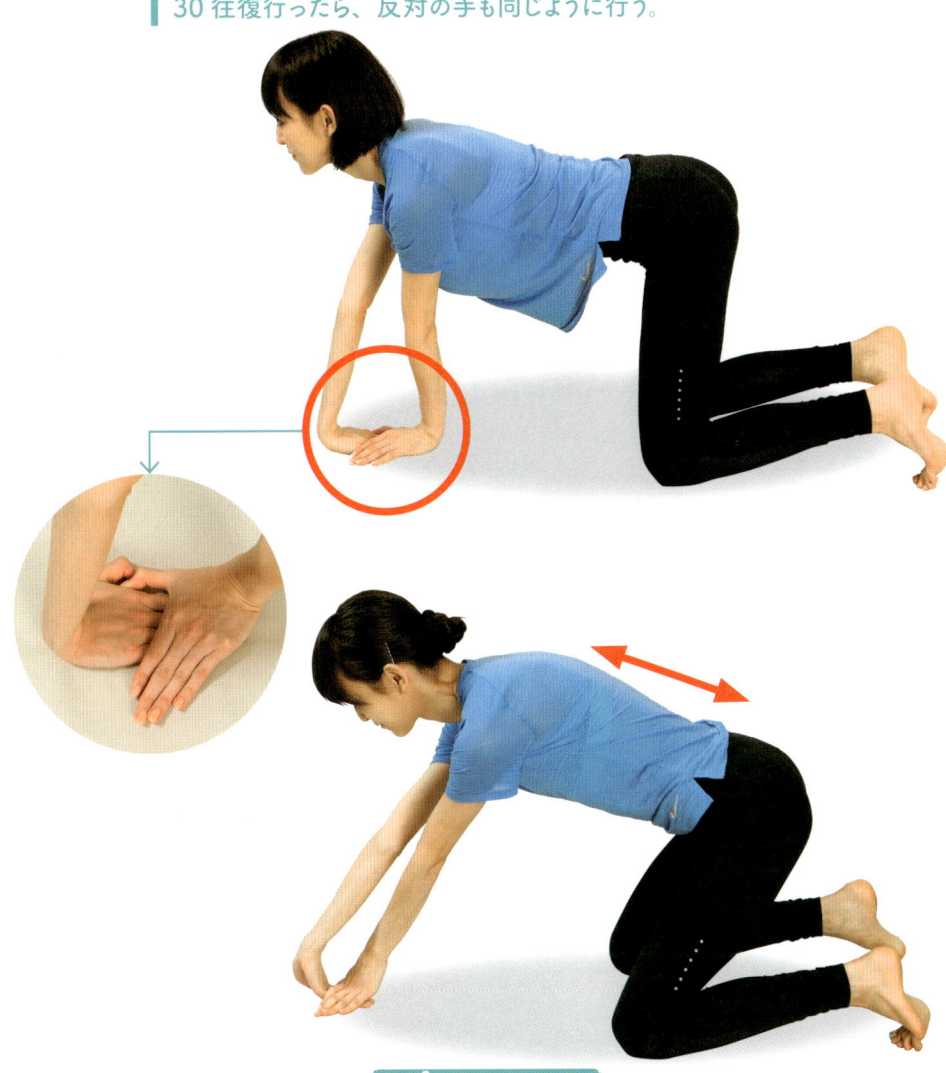

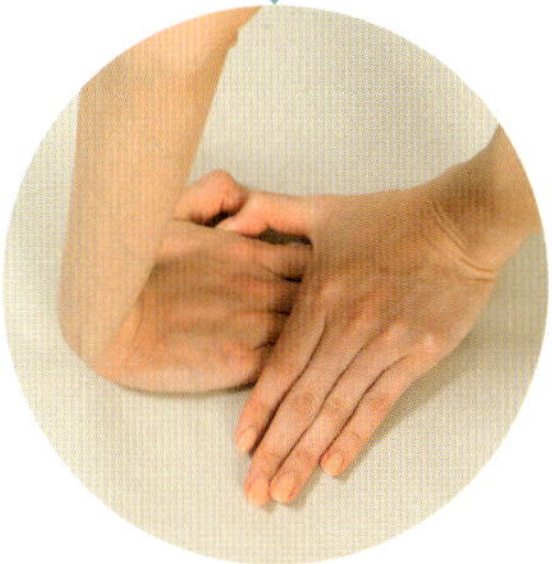

Point

- 両肘は伸ばしたまま行います。
- 身体を前後に動かすときは、腰を水平に保つように注意します。

内臓不調の予防・改善

胸椎のゆがみが内臓の不調を起こす

胃もたれやむかつきをはじめとする胃の不調や、便秘・下痢、むせやすい……など、日常生活で感じるさまざまな不調があります。検査をしても異常がないことが多く、治療の対象とはなりませんが、症状が出るたびに不快な思いをしている人も多いはずです。一見、背骨とは関係がないように思われるこうした内臓の不調も、背骨コンディショニングで改善することができます。

仙骨・背骨のゆがみは、こり・張り・痛み・しびれなどの症状を招くだけでなく、呼吸器や循環器、消化器といった内臓の機能低下を引き起こすことは胸椎の矯正後の症状が軽減されたという声により明らかです。仙骨が後ろにずれれば、代償姿勢で腰椎の前弯がなくなり、バランスをとるために胸椎が後ろにずれます。また、左右の斜転により左右の変位につながります。

背骨の中でも胸椎は、大きく動く頸椎や腰椎と違い、肋骨を介して胸の中央の胸骨とつながって胸郭《きょうかく》を形成しているため、可動域が非常に狭いのが特徴ですが、仙骨がゆがむと胸椎がゆがみ、胸椎とつながっている左右各12本の肋骨も連動してゆがみが出ますのでやはり支える筋力が重要です。

胸椎からは、肺や心臓、胃、肝臓、腎臓などすべての臓器をコントロールする自律神経が出ています。たとえば、腰椎の4、5番の前枝は大腸、後枝は坐骨神経、胸椎6～8番の右側は肝臓や胆のう、左側なら胃やすい臓といった具合です。

そのため、**背骨のゆがみによって自律神経が過緊張を起こすと、伝導異常のためにその先にある内臓の組織全体がまず固くなります。**

いまの医学に臓器の固い柔《やわ》いという概念はありませんが。治癒力《ちゆりょく》は低下するようです。たとえば、消化管が固くなれば、食道なら誤嚥《ごえん》（食べ物が誤って気道に入ること）、そして、胃なら胃もたれやむかつき、小腸や大腸なら消化不良や下痢・便秘などを起こしますし、肺なら息切れを感じたりします。

しかし、こうした不調も、仙骨・腰椎・胸椎のゆがみを正すことでそれらの症状を改善することができるのです。

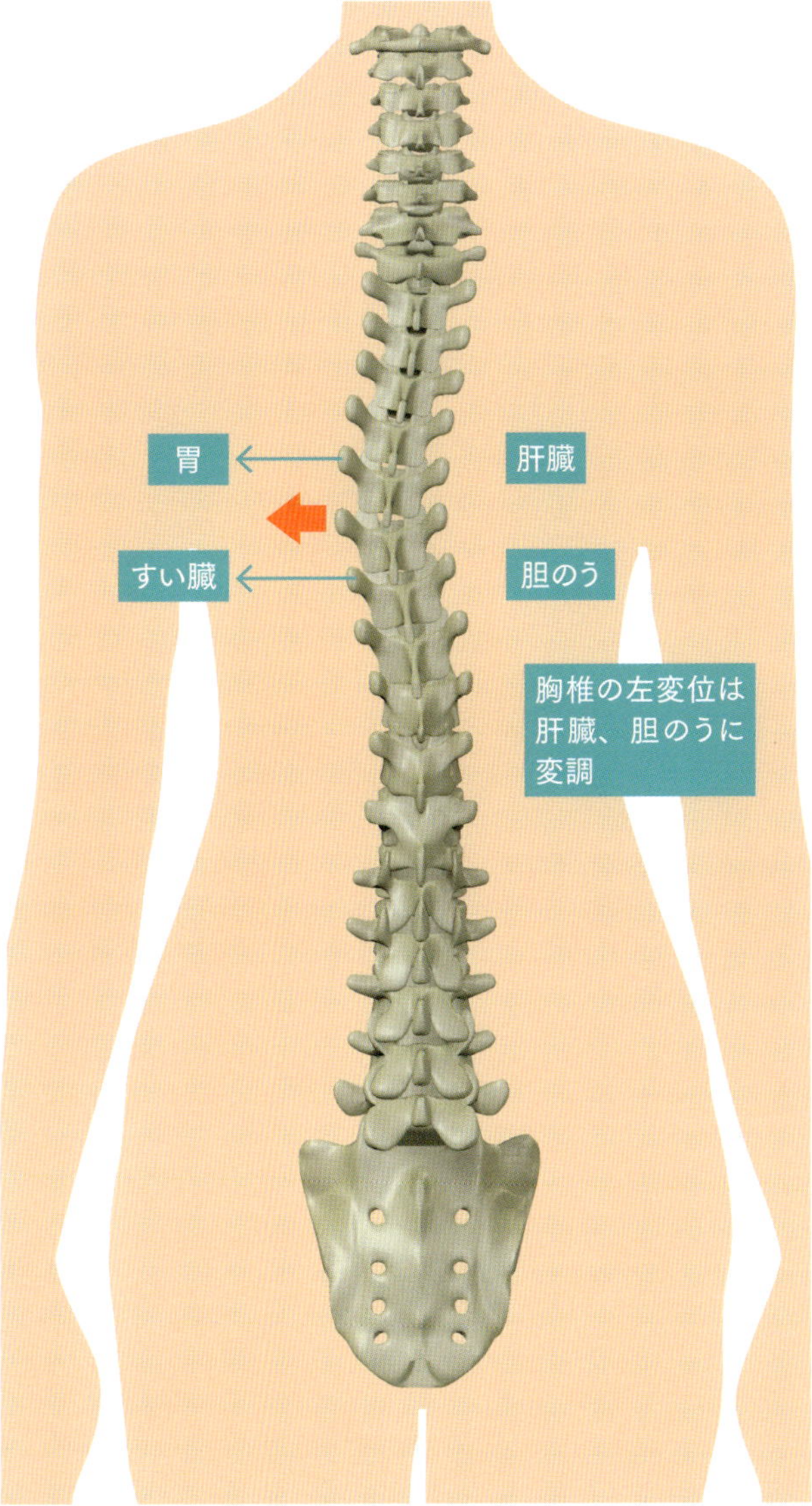

胸椎の変位と内臓の関係

ゆるめる体操

内臓不調の予防・改善

開脚膝たおし（胸椎）

ゆるめる部位

胸椎6～8番

タオルと自分の体重を使って胸椎を効果的にゆるめることができます。両膝を左右に倒すことで胸椎6～8番に働きかけ、自律神経の緊張をほぐします。

1 胸椎に丸めたタオルを横向きにあてて入れ、仰向けになり、足を腰幅より広めに開いて膝を立てます。両手は身体の脇に軽く広げておきます。背中が痛いときは、タオルを入れずに行ってください。

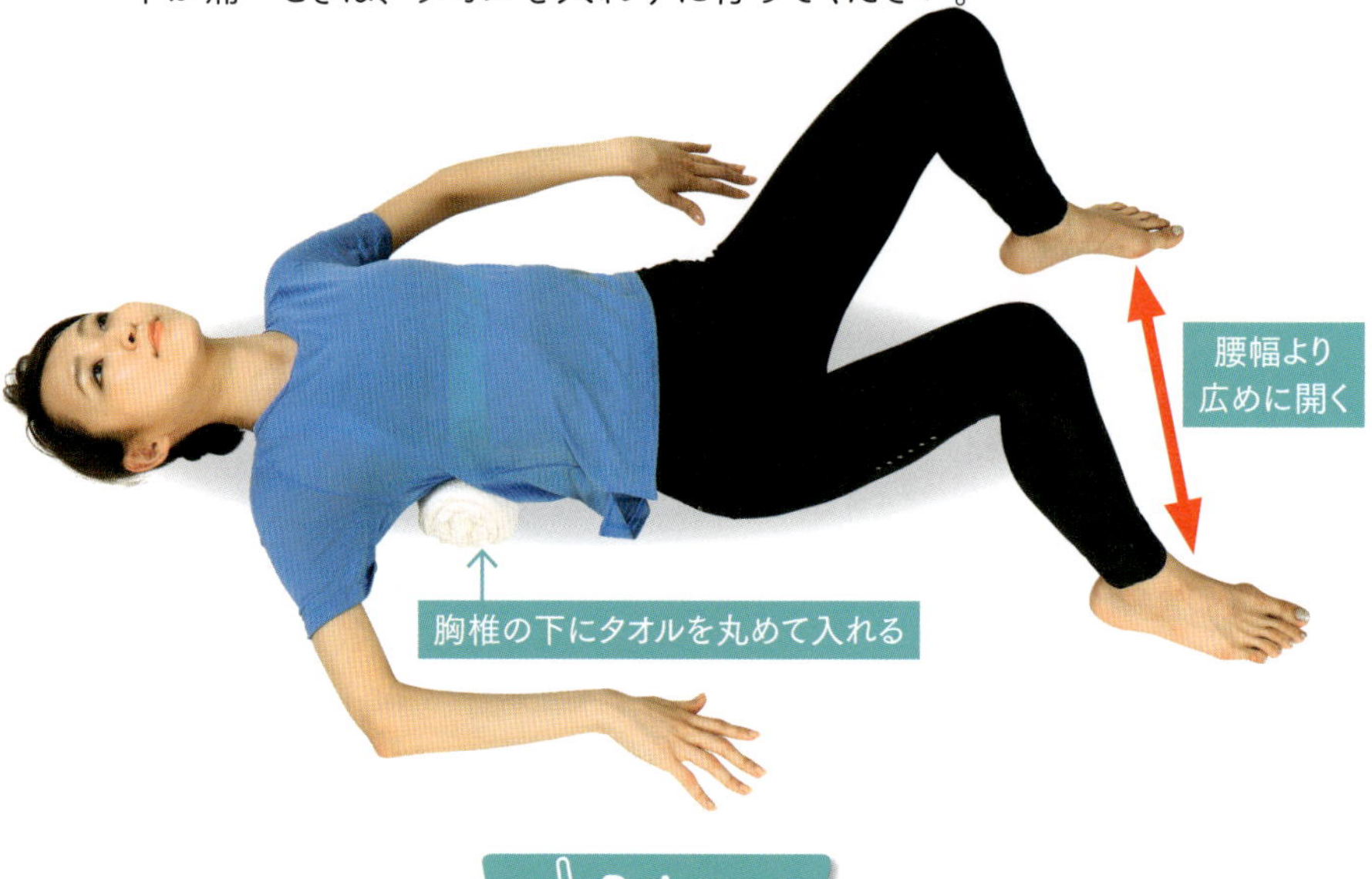
腰幅より
広めに開く
胸椎の下にタオルを丸めて入れる

Point

- 両足を左右に倒すときは、腰から下をねじり、肩を上げないように注意します。
- できるだけ両膝が床につくようにしますが、難しいときはできる範囲で行い、少しずつ可動域を広げていきます。

2 両肩を床につけたまま、両膝を左右に倒します。

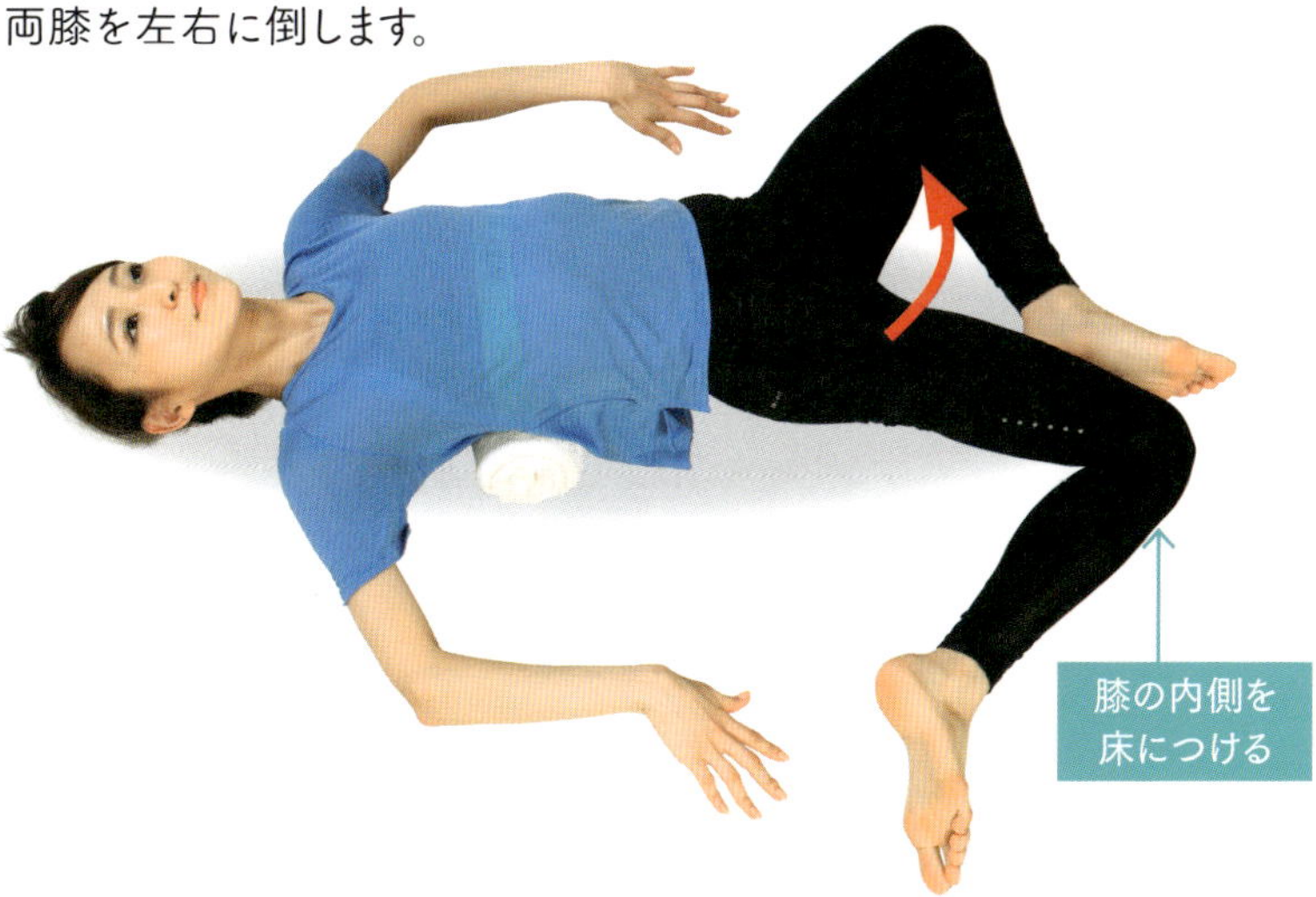

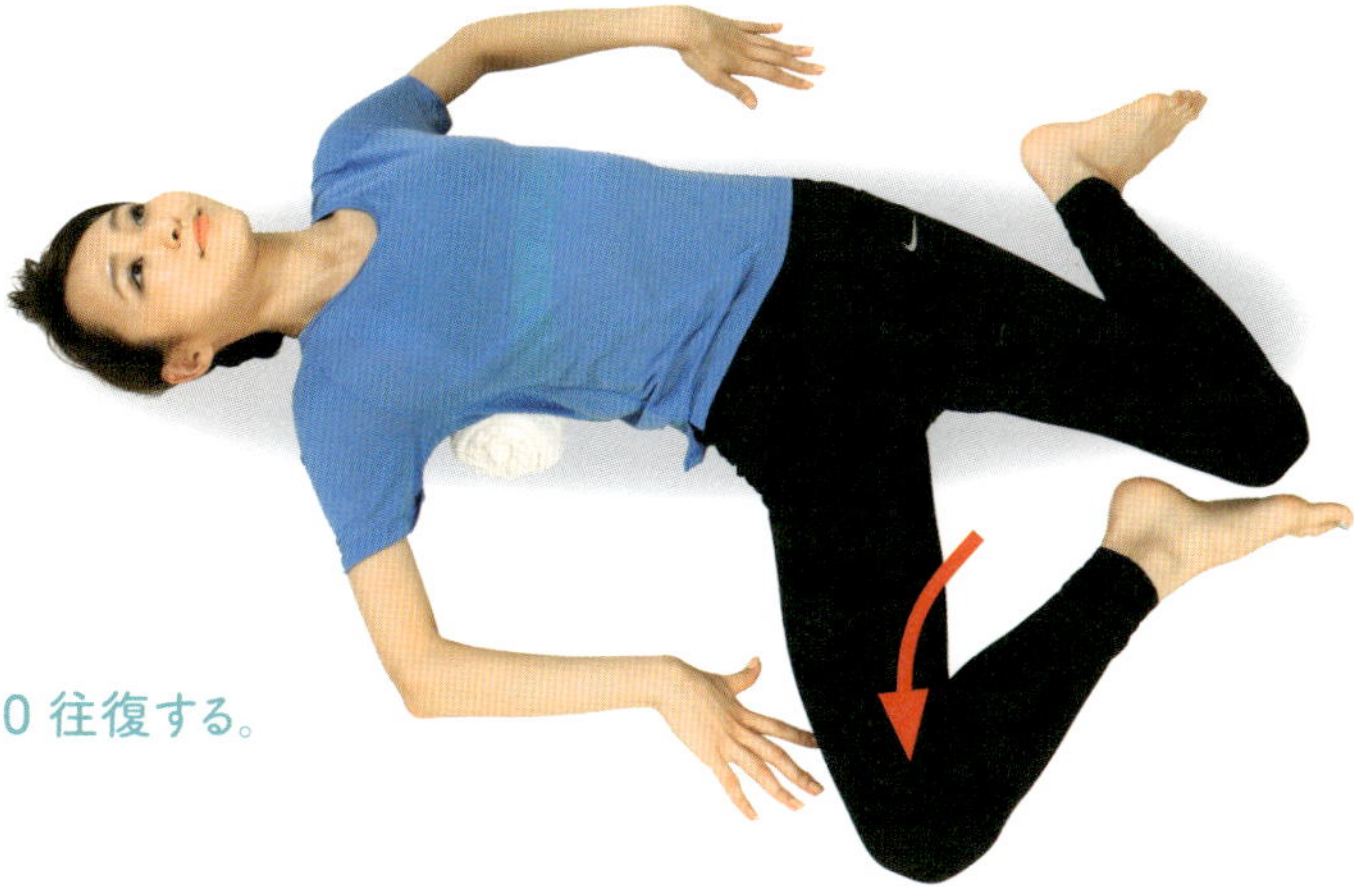

左右に 30 往復する。

Variation

1の姿勢で、両手の指を組んで頭の上に伸ばし、両膝を左右に倒します。広背筋も伸ばします。

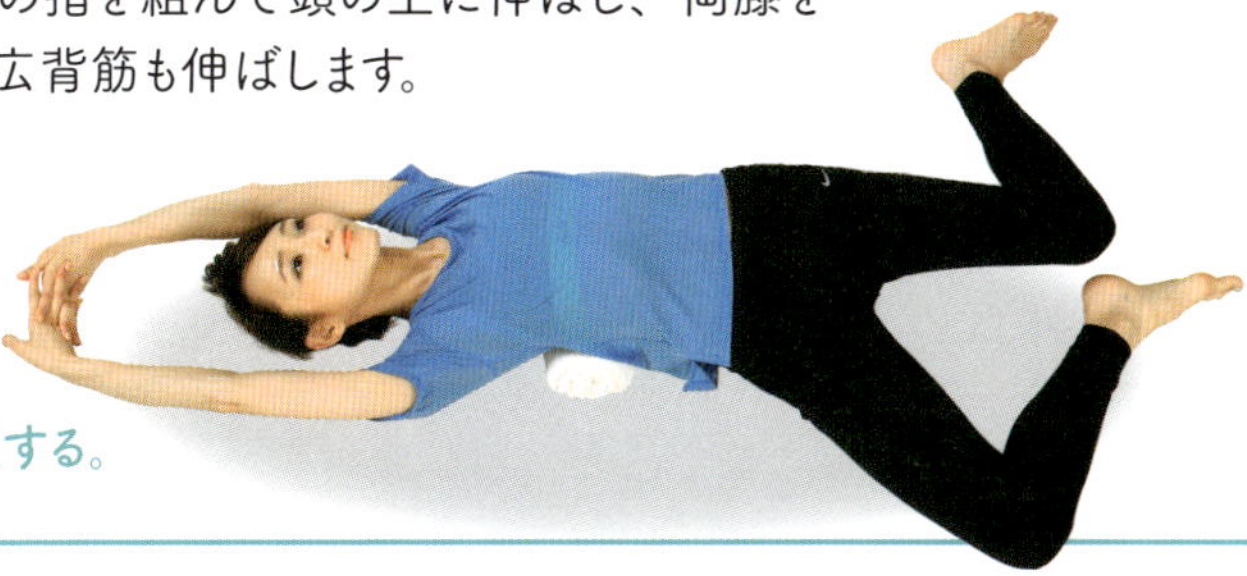

左右に 30 往復する。

矯正
体操

内臓不調の予防・改善

脇はさみ足クロス

胸椎にタオルを横向きにあてて足を伸ばして
大きくクロスすることで胸椎に強く働きかけ、
胸椎のねじれを矯正します。

矯正する部位

胸椎

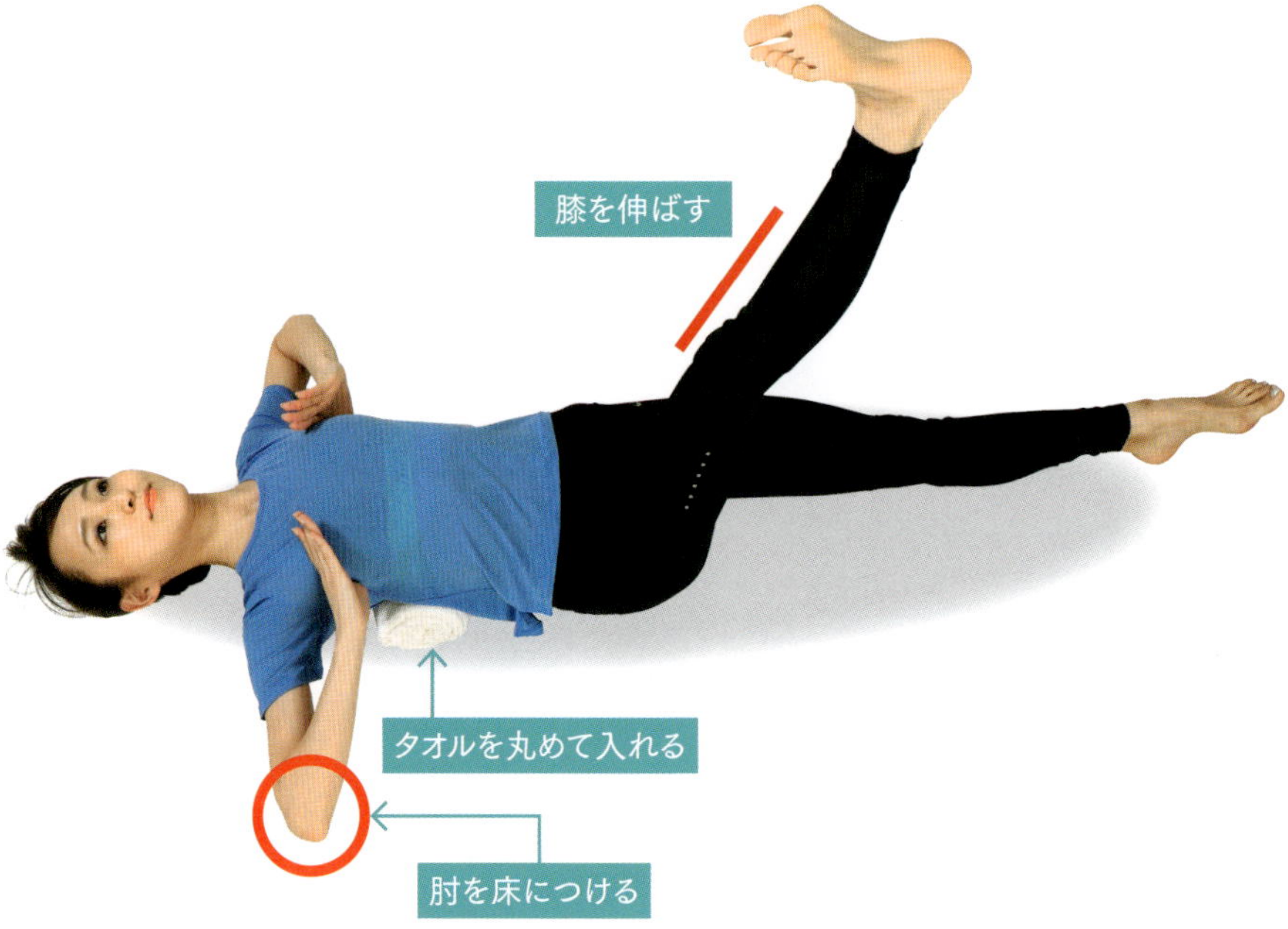

膝を伸ばす
タオルを丸めて入れる
肘を床につける

1 胸椎に丸めたタオルを横向きにあてて仰向けになり、両足を伸ばします。
脇の下を両手ではさみ、肘を床につけて上体を固定したら、
片足を上げて天井に向けます。
背中に痛みがあるときは、タオルを入れずに行ってください。

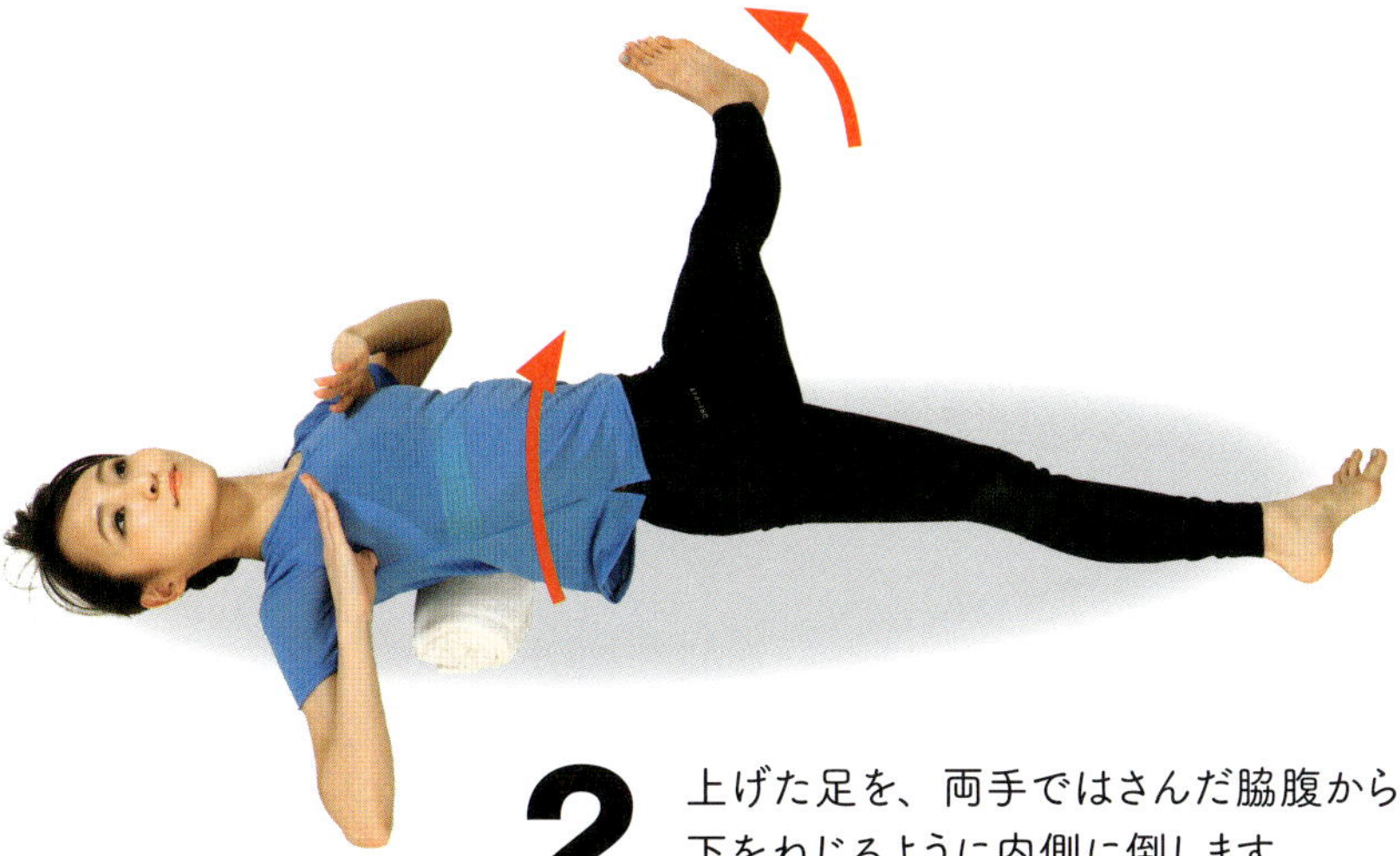

2 上げた足を、両手ではさんだ脇腹から下をねじるように内側に倒します。
できるだけ膝を伸ばし、つま先から遠くに倒したら、元の位置に戻します。

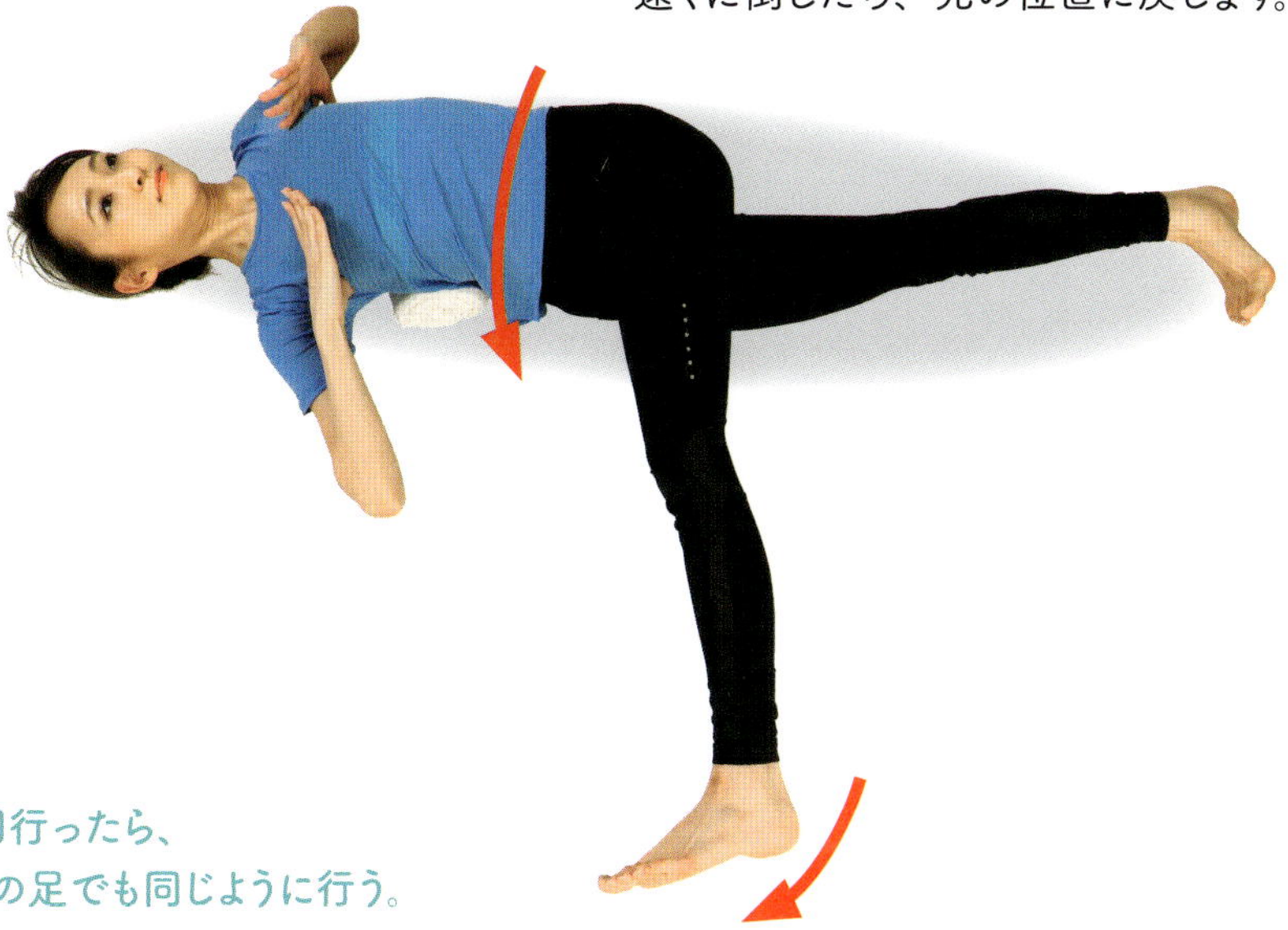

10回行ったら、
反対の足でも同じように行う。

Point

- 足を倒すときは、肩から上を動かさないようにして、脇の下からねじるようにします。
- 足を動かすときは、反動をつけないようにします。

矯正
体操

内臓不調の予防・改善

うつ伏せ胸椎ねじり

ゆがんだ胸椎をほぐして矯正し、緊張した神経をゆるめ、圧迫された内臓を正します。

矯正する部位

胸椎

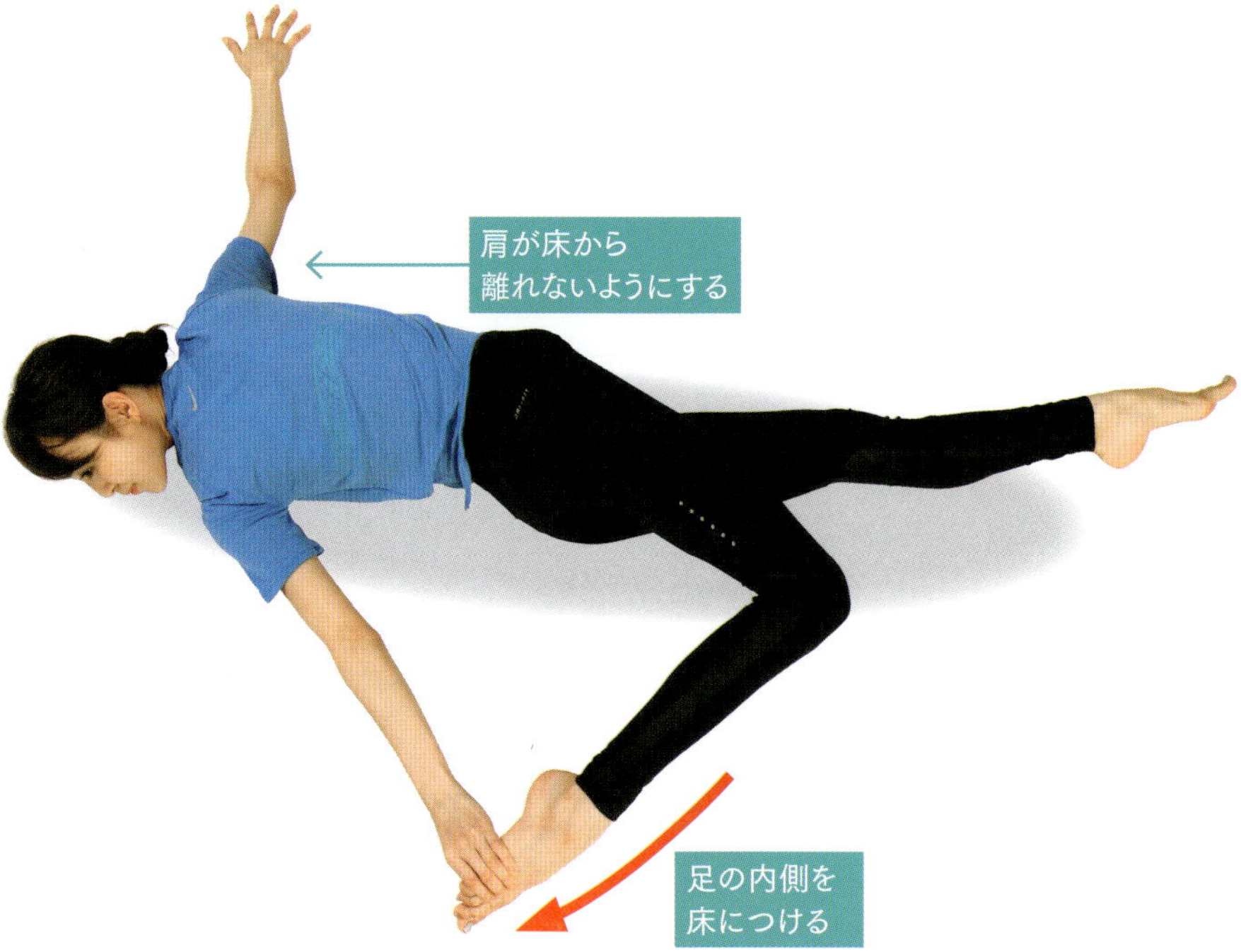

肩が床から
離れないようにする
足の内側を
床につける

1 うつ伏せになって両手、両足を大きく広げ、顔を左に向けます。足を上げて腰をねじり、左手で反対側（右）の足の甲をつかみ、反対側に倒します。できれば足の内側を床につけます。30 秒～ 1 分ほどキープして戻します。

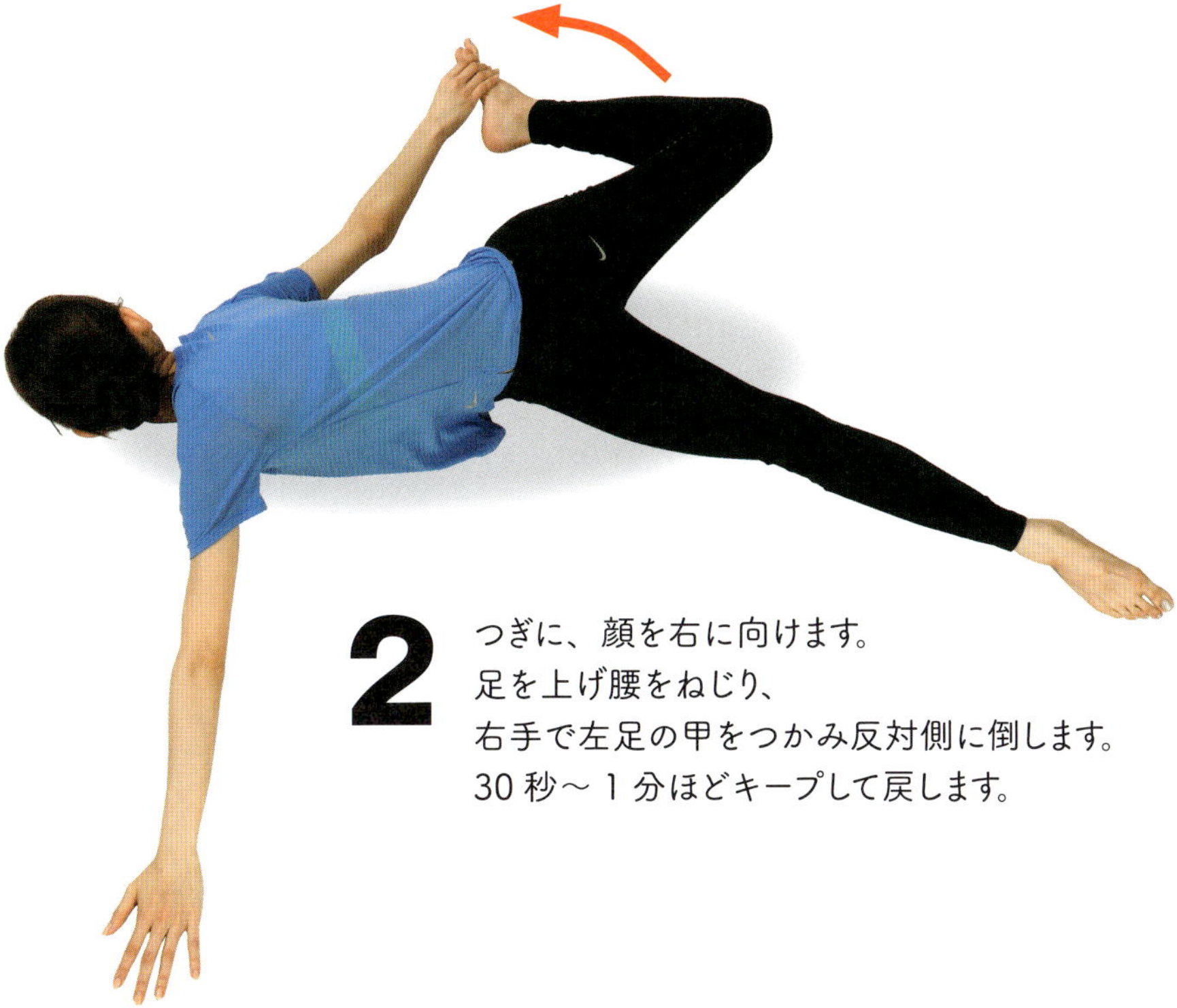

2 つぎに、顔を右に向けます。
足を上げ腰をねじり、
右手で左足の甲をつかみ反対側に倒します。
30秒～1分ほどキープして戻します。

Variation

足をつかんで倒すのが難しい場合は、足だけで行います。

うつ伏せになり、手の甲を重ねた上にあごをのせ、足を肩幅より広く開いてつま先を立てます。片足を反対側にできるだけ大きくねじります。

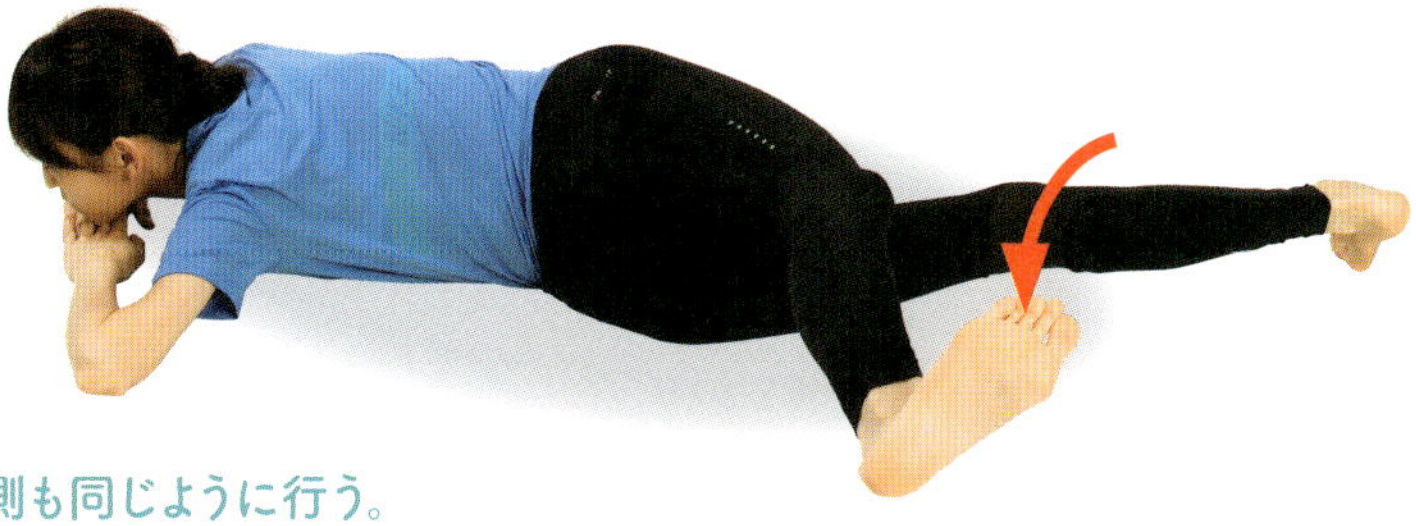

反対側も同じように行う。

自律神経失調症の予防・改善

自立神経の不調も背骨のゆがみが原因

自律神経とは、自分でコントロールできない神経のことで、すべての内臓と血管、ホルモンの分泌などを支配して、私たちの生命活動を維持しています。交感神経と副交感神経に分かれ、交感神経は、脊髄の外側から出て脊髄の両わきにある交感神経幹に入ることでたくさんの臓器を一度にコントロールし、副交感神経は、中脳、延髄《えんずい》、仙髄《せんずい》から出て、それぞれの臓器と個別につながりながら影響を与えています。

自律神経失調症は文字どおり、こうした自律神経の働きがバランスを失った状態で、検査では異常がないものの、さまざまな症状が繰り返し現れます。しかも、交感神経と副交感神経は互いに絡み合いながら全身に分布しているため、原因を特定するのは困難です。いわば「コレ」という症状が確定できないのが特徴です。

背骨コンディショニングでは、自律神経失調症は内臓の不調と同様、背骨のゆがみによって神経が引っ張られ、神経の先にある臓器がさまざまな異常を起こすと考えます。

自律神経が集中する背骨のまわりをていねいにゆるめ、筋肉をつけていけば、症状は改善します。

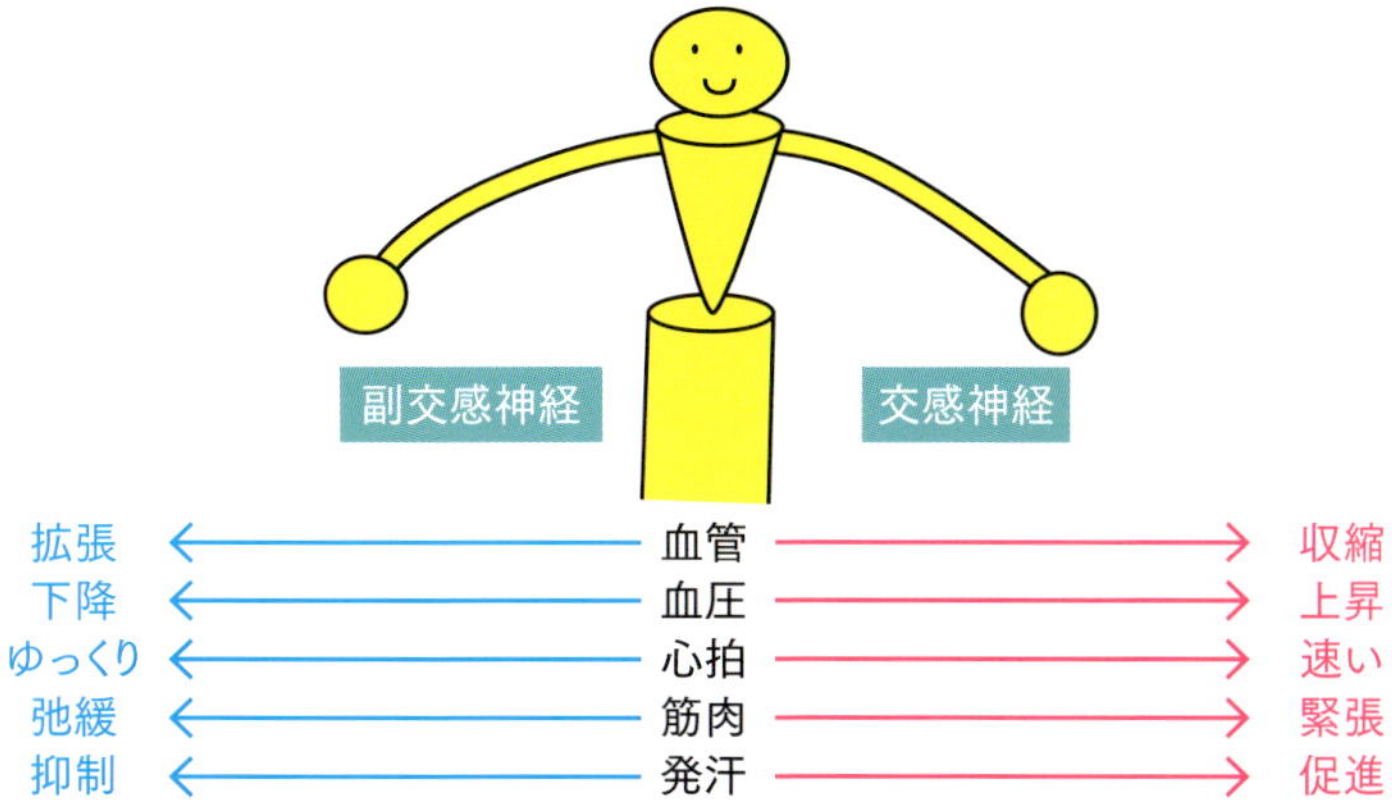

交感神経と副交感神経の比較

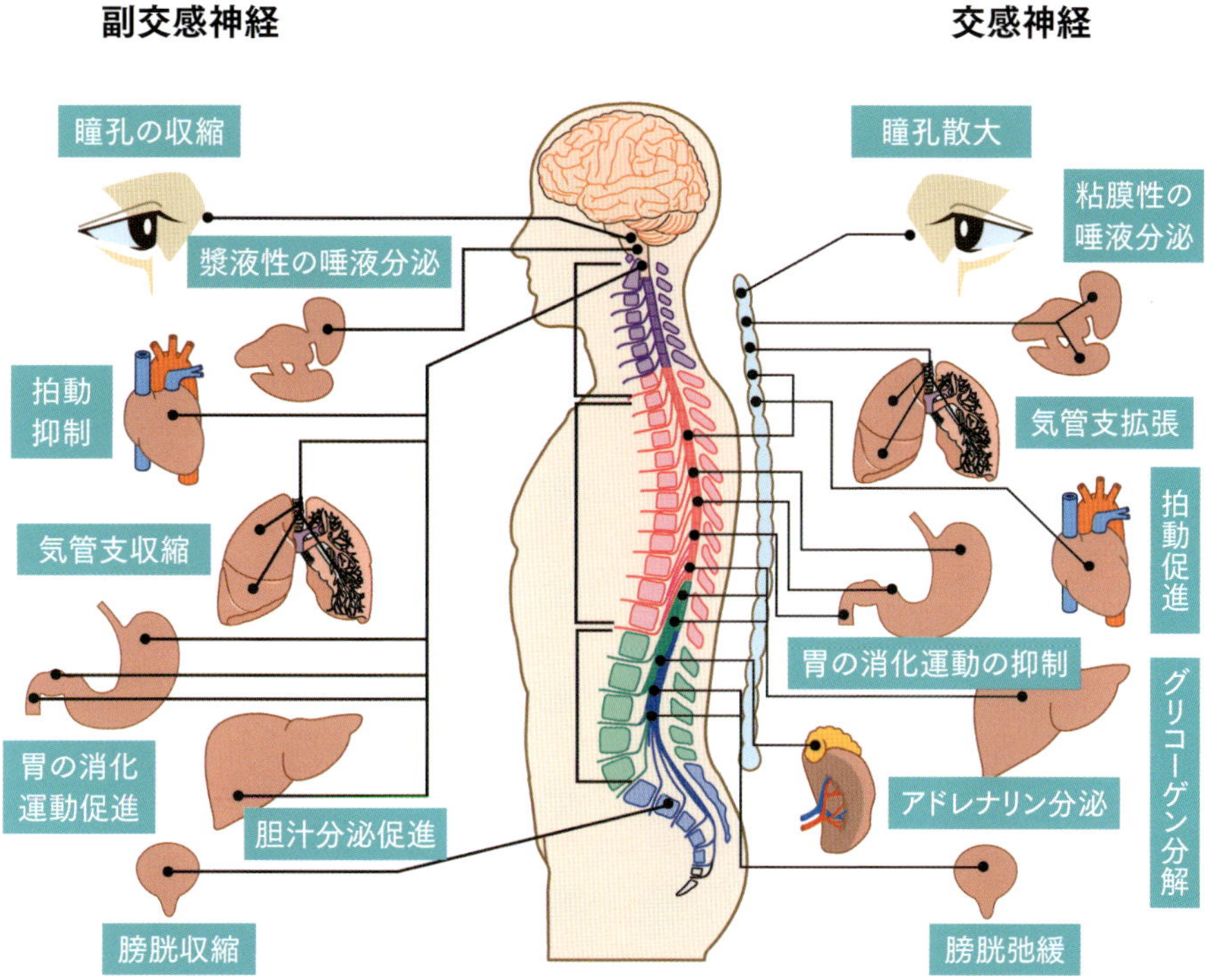

自律神経の働き

ゆるめる
体操

自律神経失調症の予防・改善

指組み肩まわし

ゆるめる部位
肩・胸鎖
関節

肩甲上腕関節と胸鎖関節に働きかけ、背骨のゆがみを正して
緊張した自律神経の伝導をスムーズにします。

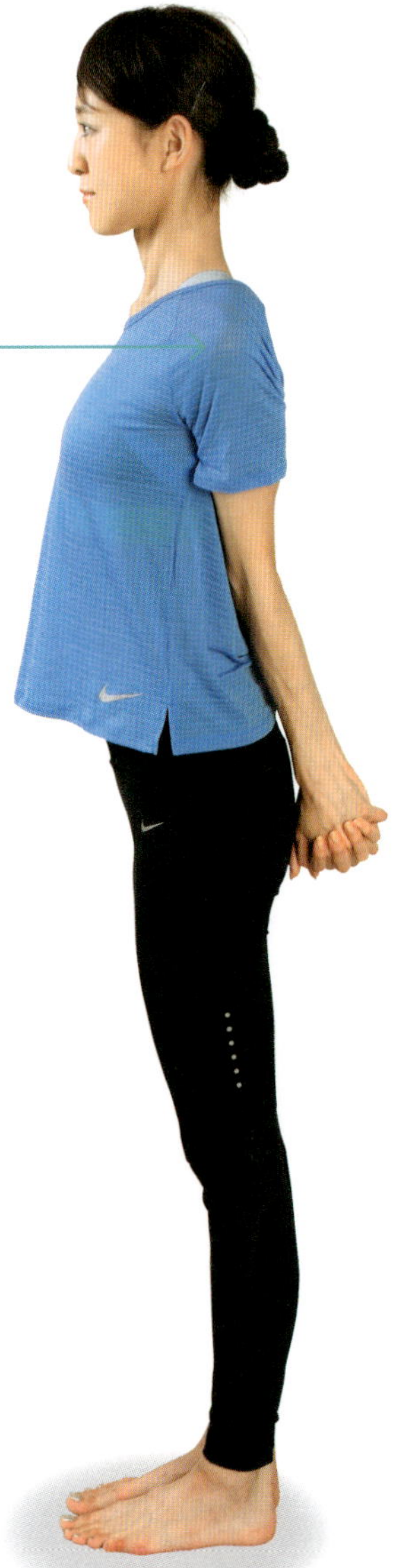

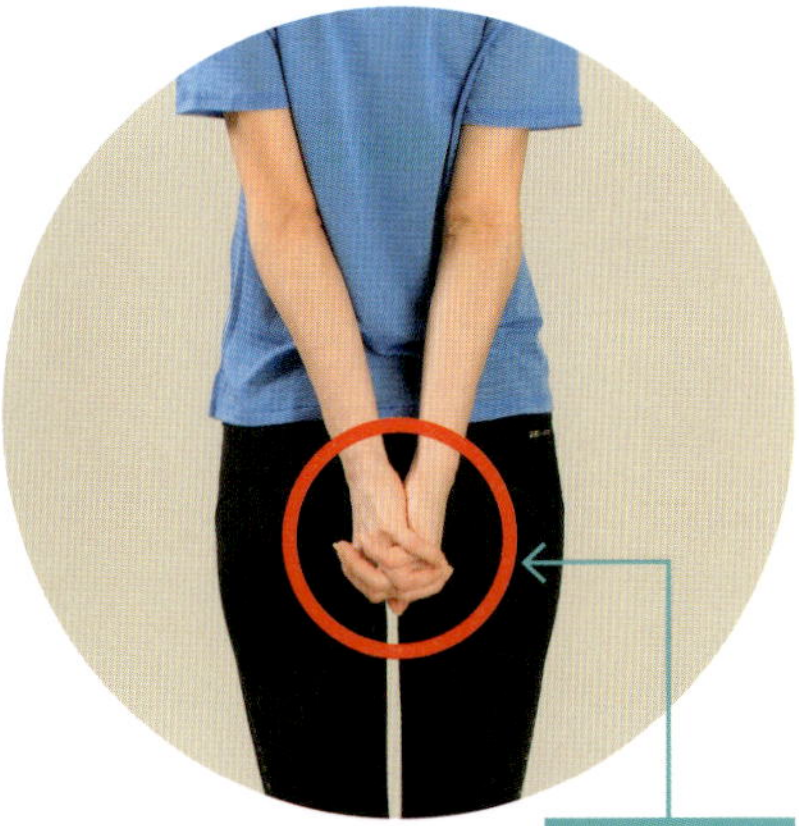

1 胸を張って立ち、両肩を開き、
身体の後ろで肘を伸ばし、
手のひらを合わせるようにして
両手を組みます。

2 肘は伸ばしたまま、できるだけ身体から離した位置で、大きな円を描くように両手を回します。

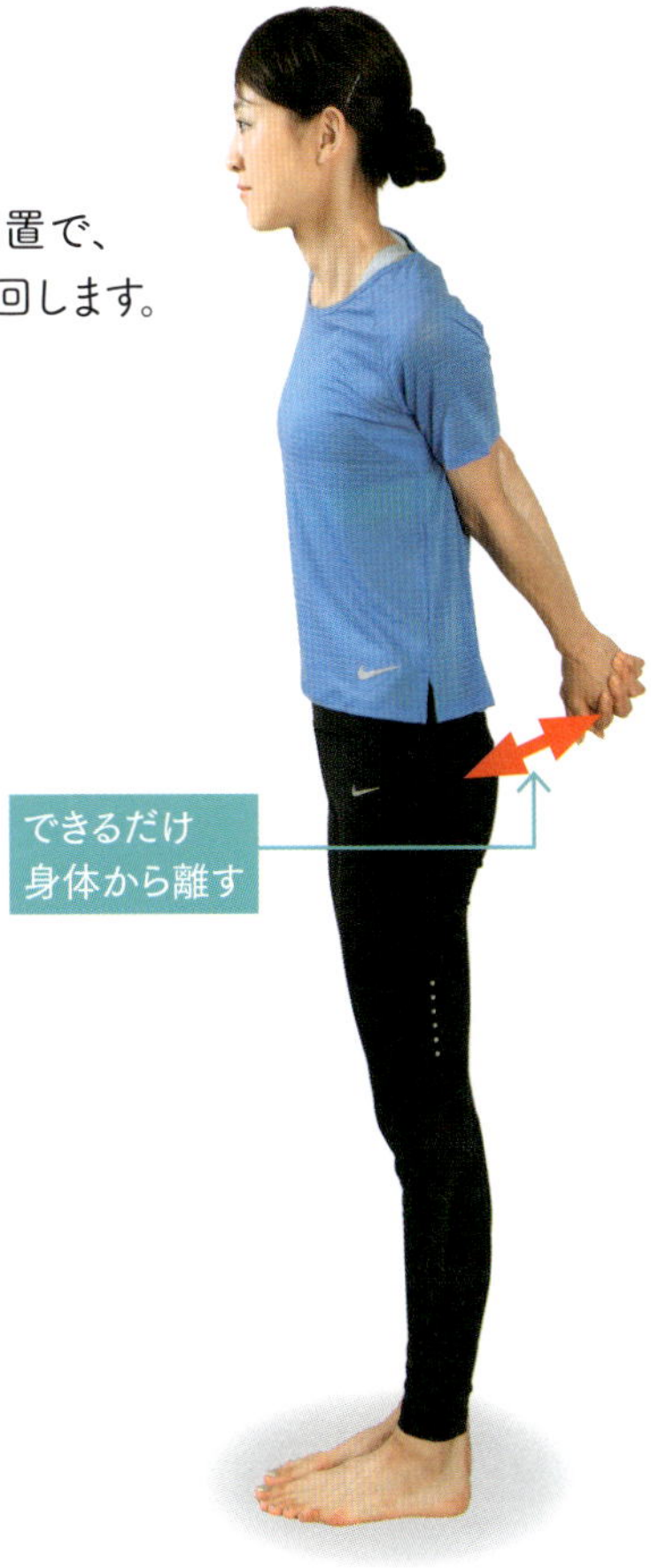

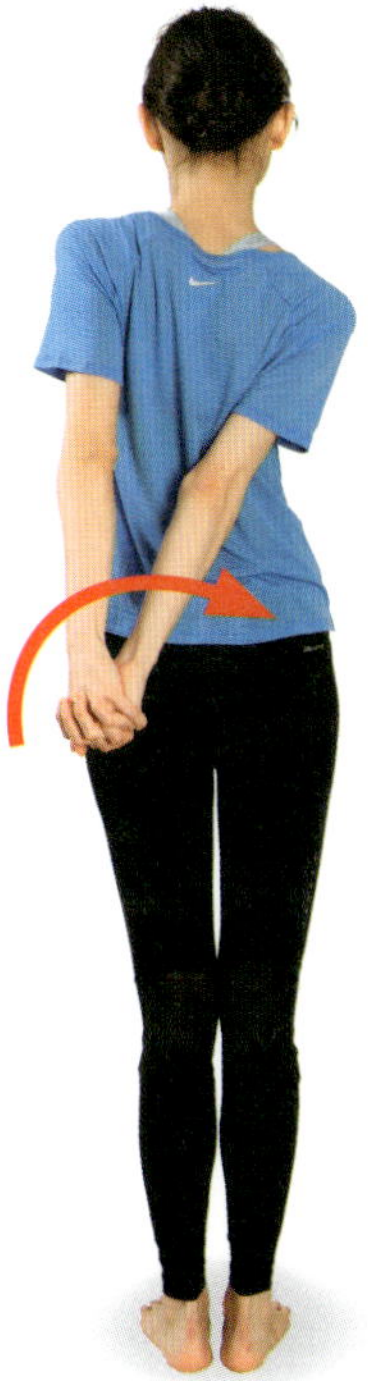

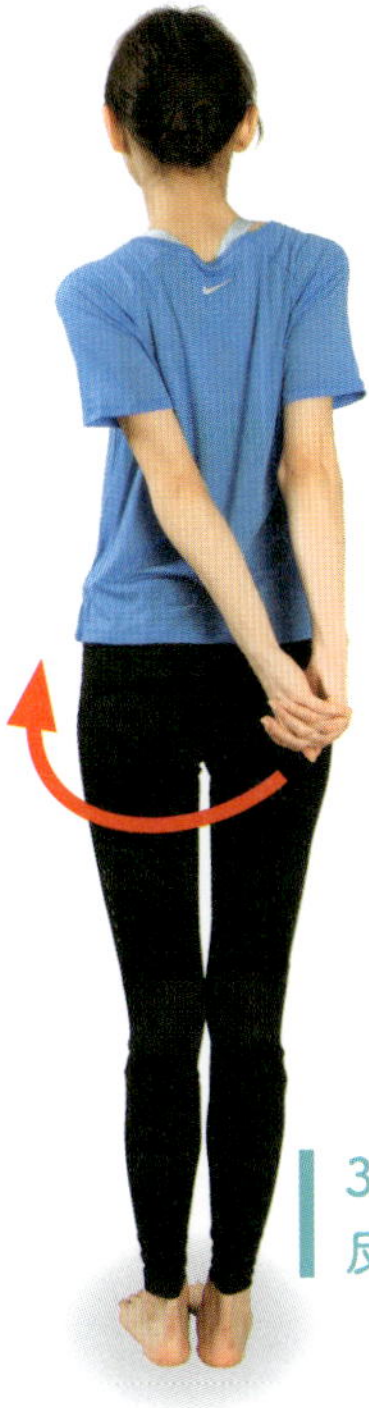

30回回したら、
反対の方向にも回します。

Point

- 両手を回すときは、腕は伸ばしたまま肩と腕だけで回すようにし、できるだけ上体は動かさないようにします。
- はじめはきれいな円を描けなくても、少しずつ可動域を広げていきます。

矯正
体操

自律神経失調症の予防・改善

胸椎上部はめ

矯正する部位
胸椎
上部

胸椎上部をゆるめて胸椎のゆがみを矯正します。こぶしを2点にすることで頭を安定させ、より効果的に胸椎上部に働きかけます。

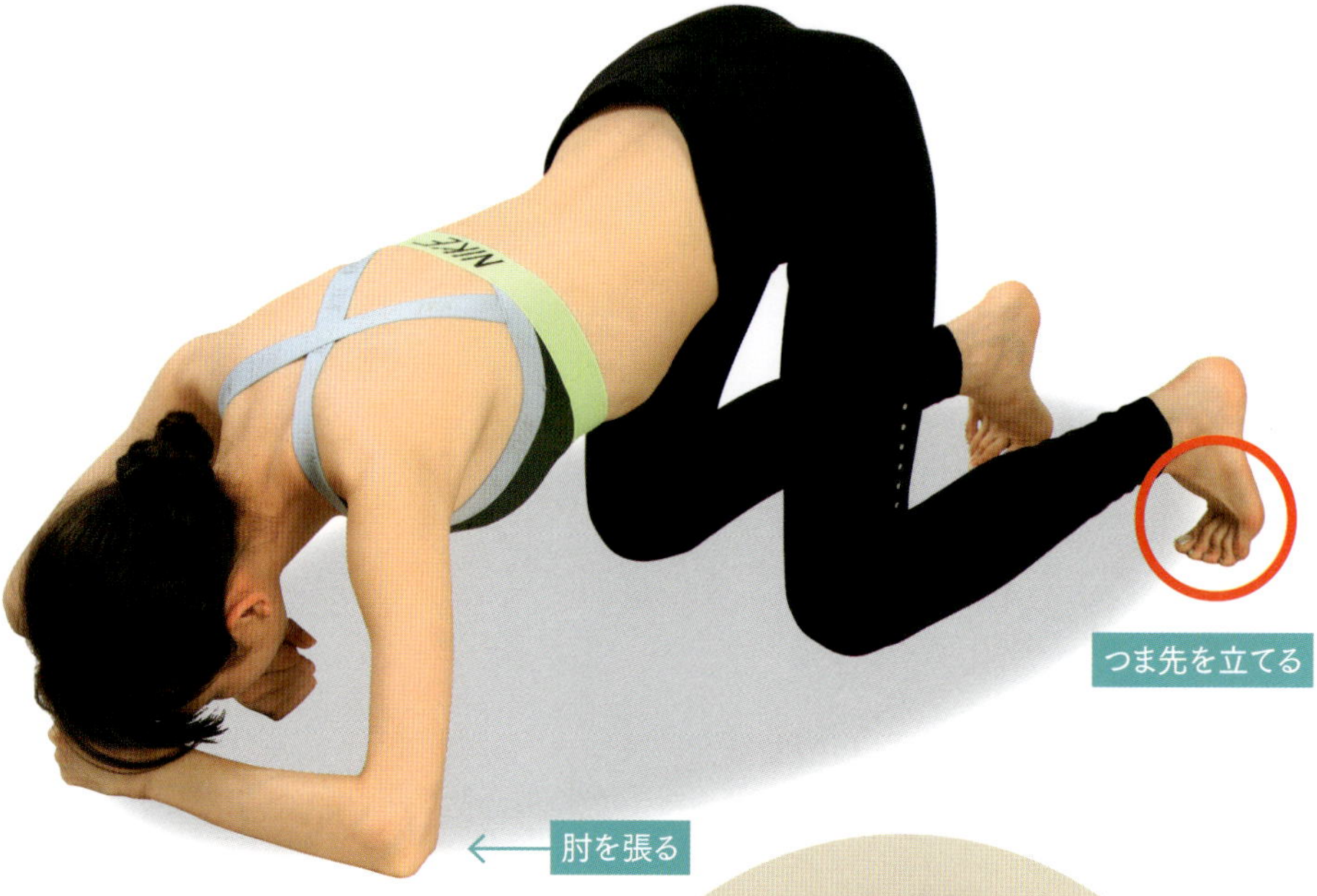
つま先を立てる
肘を張る

1 四つ這いになってつま先を立て、額とあごの下にこぶしを入れ、できるだけ両肘を張って肩甲骨を寄せます。

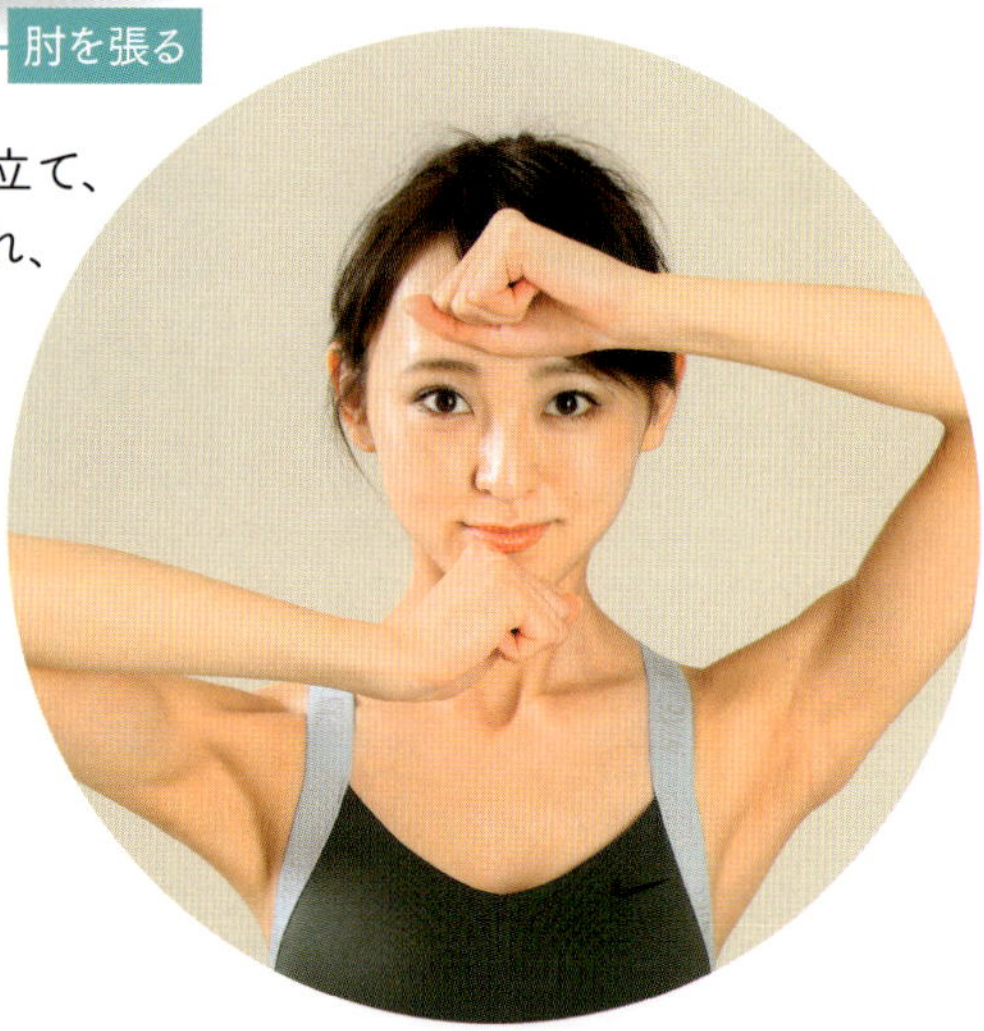
額とあごにこぶしをあてる

2

額とあごはこぶしにつけたまま、
肩を丸めて肩甲骨を開きます。

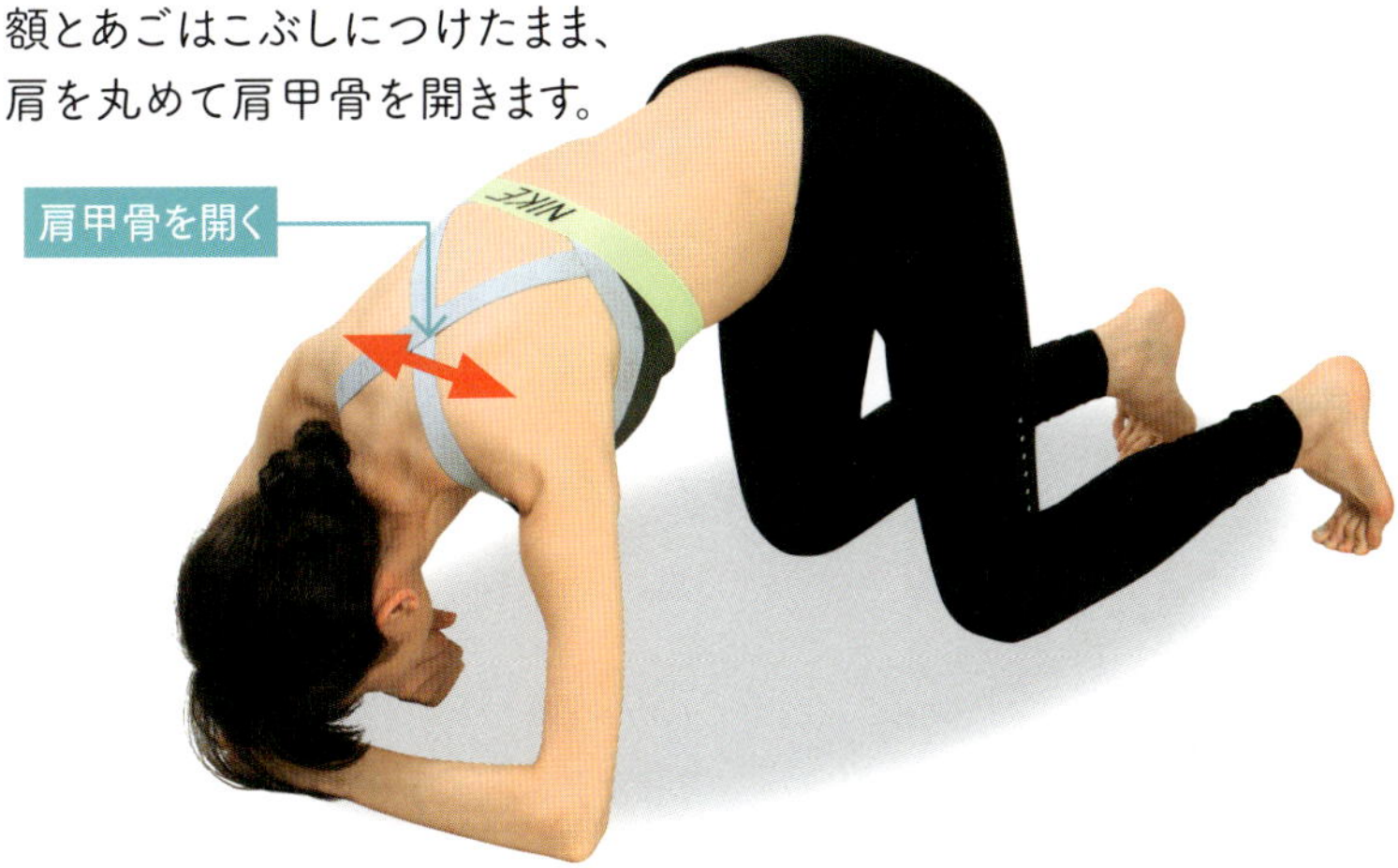

3

額とあごでこぶしを押し、
肩甲骨を寄せて、
つぶすように顔をこぶしに押しつけます。

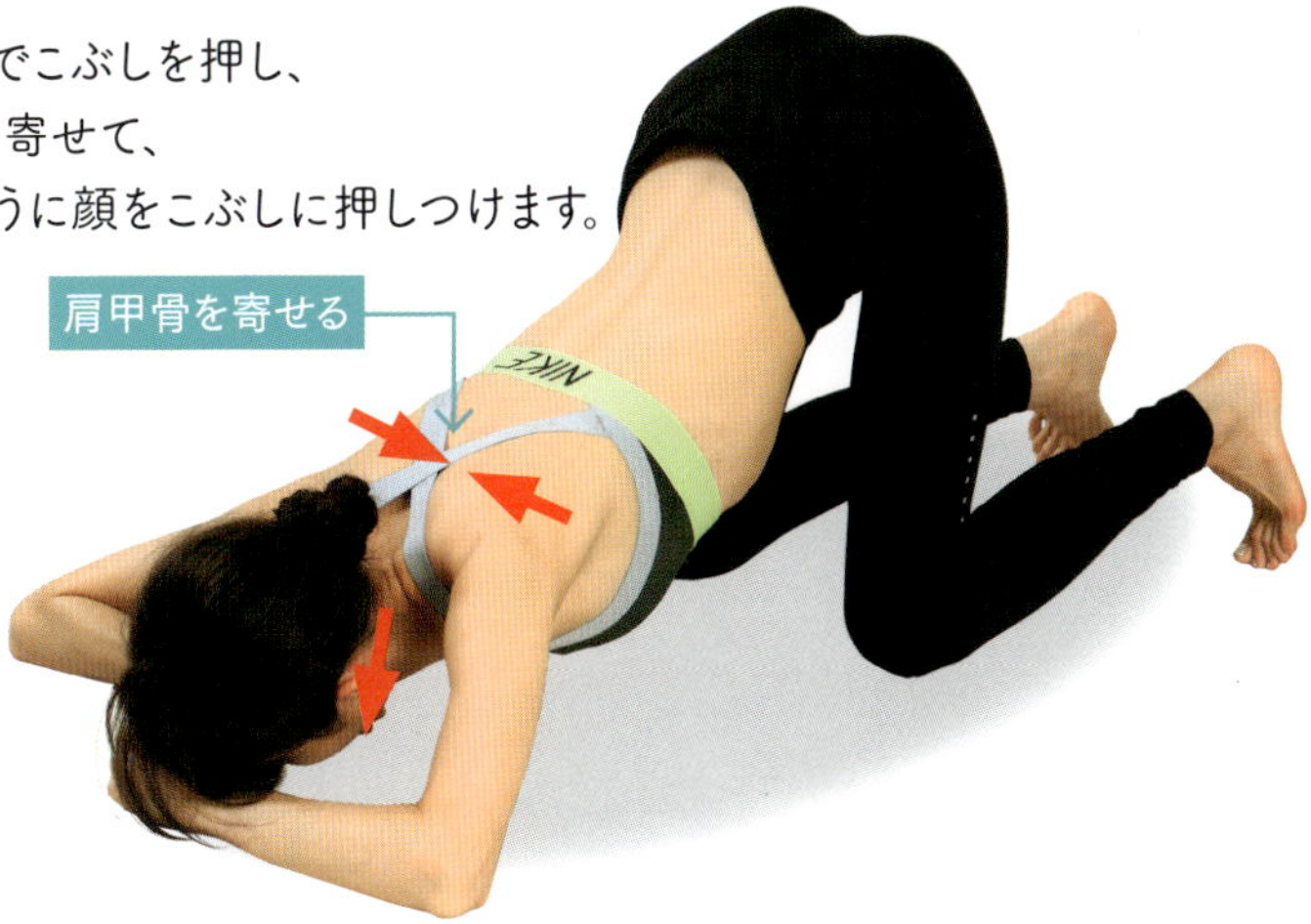

2と3を10往復行ってから
両手の位置を入れ替えて同じように行う。

Point

- 肩甲骨を意識しながら行います。
- 肩甲骨を開くときも、できるだけこぶしから顔を離さないようにします。

足のしびれ・足裏痛の予防・改善

足のしびれ・痛みは仙骨や腰椎が関係する

足は、母《ぼ》趾《し》球《きゅう》（親指のつけ根）、小《しょう》趾《し》球《きゅう》（小指のつけ根）、踵の3点でバランスをとり、それぞれの点を結ぶ2本の縦アーチと1本の横アーチを構成します。足が正しく使われないと筋肉が弱ってアーチが崩れ、いわゆる扁平足《へんぺいそく》になってしまいます。アーチは1本でも崩れると、ほかのアーチにも影響を及ぼし、それをカバーするために姿勢がゆがみます。そのゆがみが痛みとなり、さらにはその痛みをかばおうとして反対側の足にもゆがみが出る悪循環に陥《おちい》ります。

私たちの身体は、「キネマティックチェーン（運動学的連鎖）」と呼ばれる機能によってそれぞれの部位が連動しているため、**足裏のアーチが崩れると仙骨が崩れ、反対に仙骨が崩れても足裏のアーチが崩れてしまい足の痛みだけでなく、一見足とはかかわりのない腰痛や肩こりまで起こしてしまうのです。**痛みのない身体を保つには、仙骨と足裏、両方の改善が必要です。アーチの崩れは足裏の筋力の向上や短期的にはインソールを使用するのも効果的ですがまずは仙骨の矯正と筋力の向上が必要です。

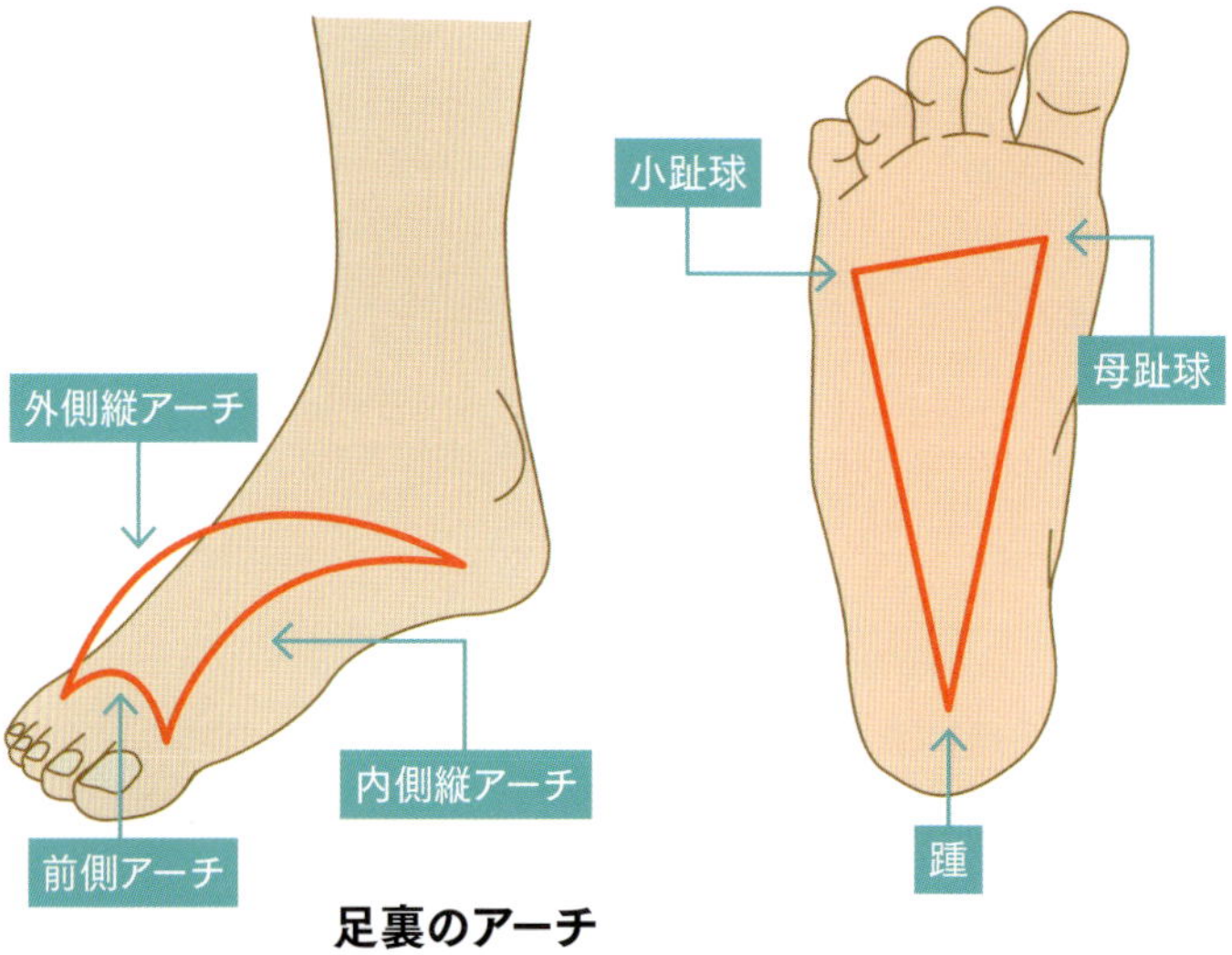

足裏のアーチ

矯正体操

足のしびれ・足裏痛の予防・改善

お尻ゆりかご

矯正する部位

仙骨

タオルと体重を使うことで、効果的に仙腸関節をゆるめ、仙骨のずれを矯正します。

1 仰向けに寝て、タオルを丸め縦にしてお尻の中央に入れます。腰幅に足を開き、両膝を立てます。膝を外側に開き、足の裏を合わせます。仙骨枕を使う場合は仙骨面を縦にあてます。

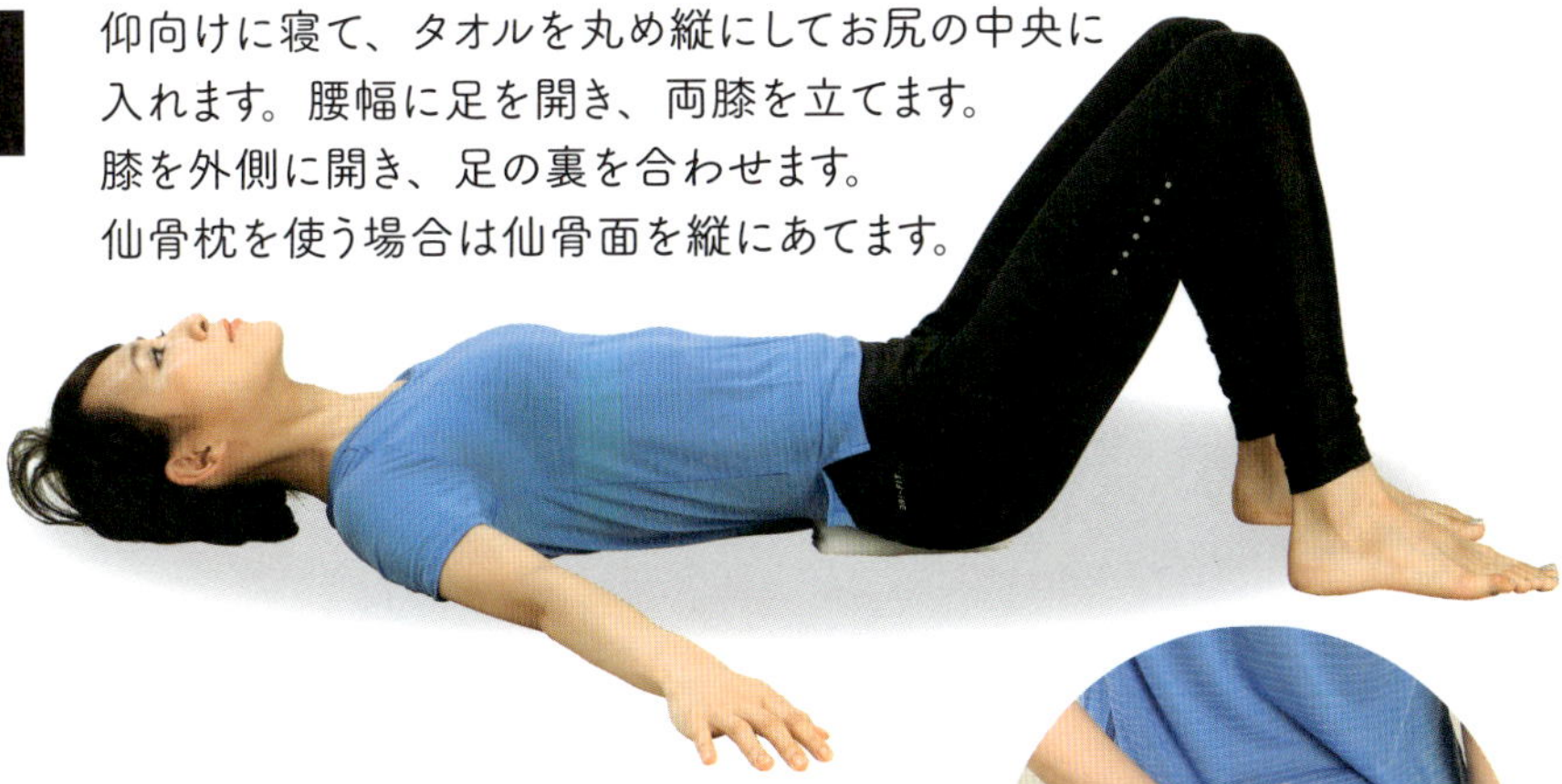

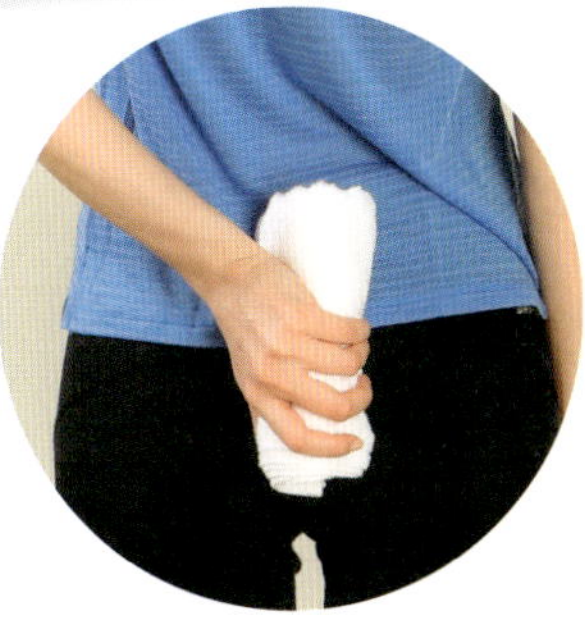

2 タオルに仙骨を押し込むようにしながら、腰を左右に揺らします。

30往復ゆらす。

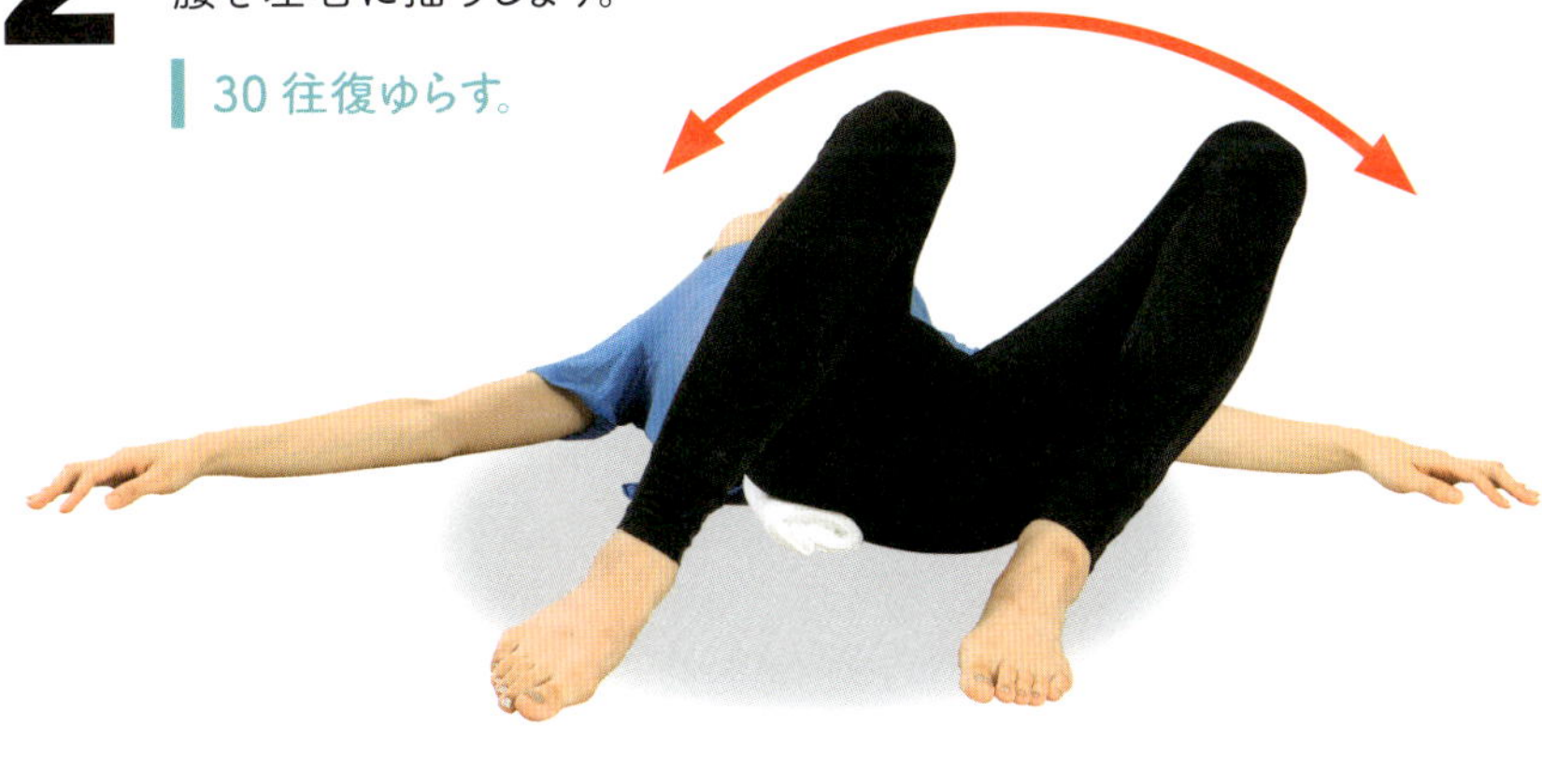

ゆるめる体操

足のしびれ・足裏痛の予防・改善

足首・足指

ゆるめる部位

足関節
足指

自分の足の重さを使い、効果的に働きかけ、
足関節・足指の神経をゆるめます。

1 うつ伏せになって両肘をつき、つま先を立てます。
片足を反対側の足の踵の上に重ねるようにして乗せます。

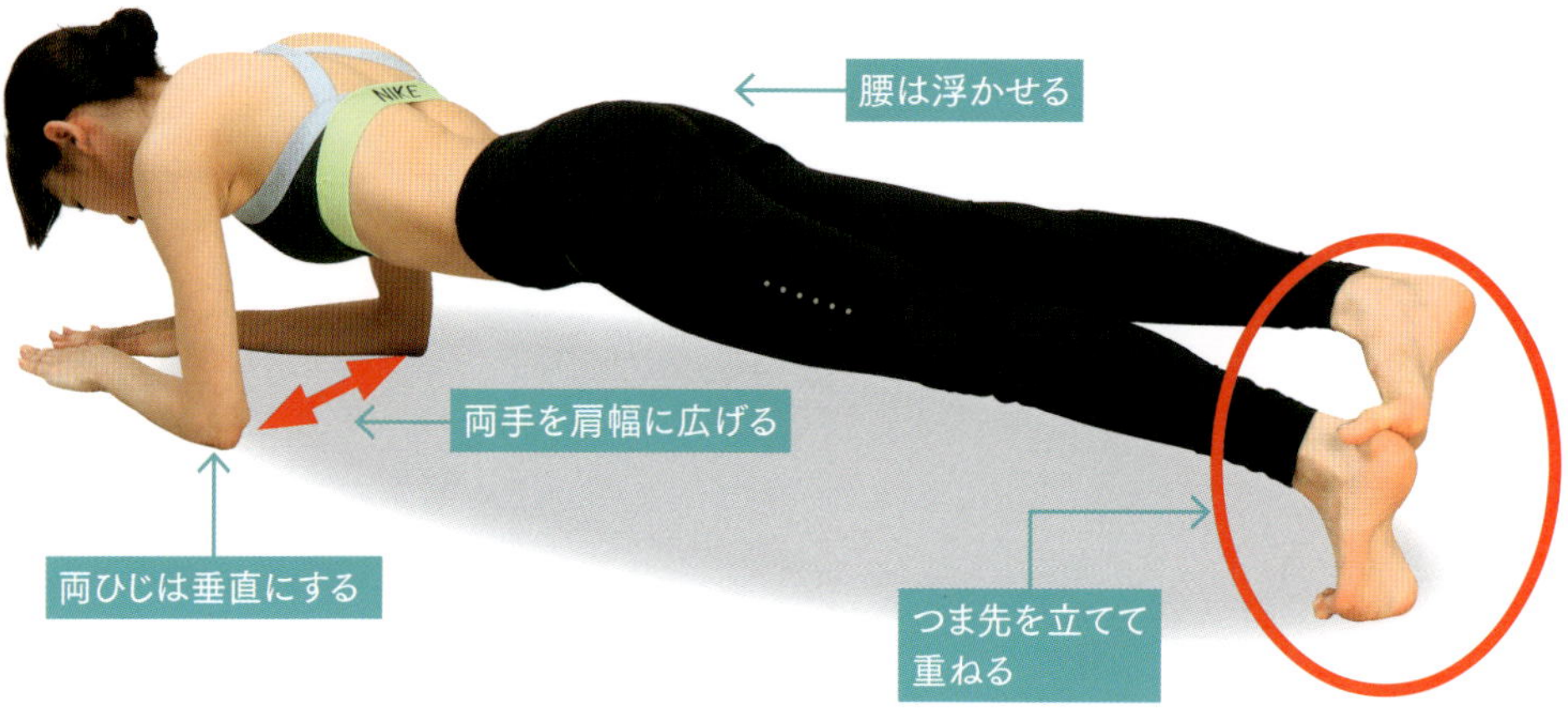

腰は浮かせる
両手を肩幅に広げる
両ひじは垂直にする
つま先を立てて
重ねる

Point

●上に乗せた足を倒すときは、下の足が動かないようにします。

2 下の足を固定して、上に乗せた足だけを左右に倒します。

30往復行ったら、反対の足も同じように行う。

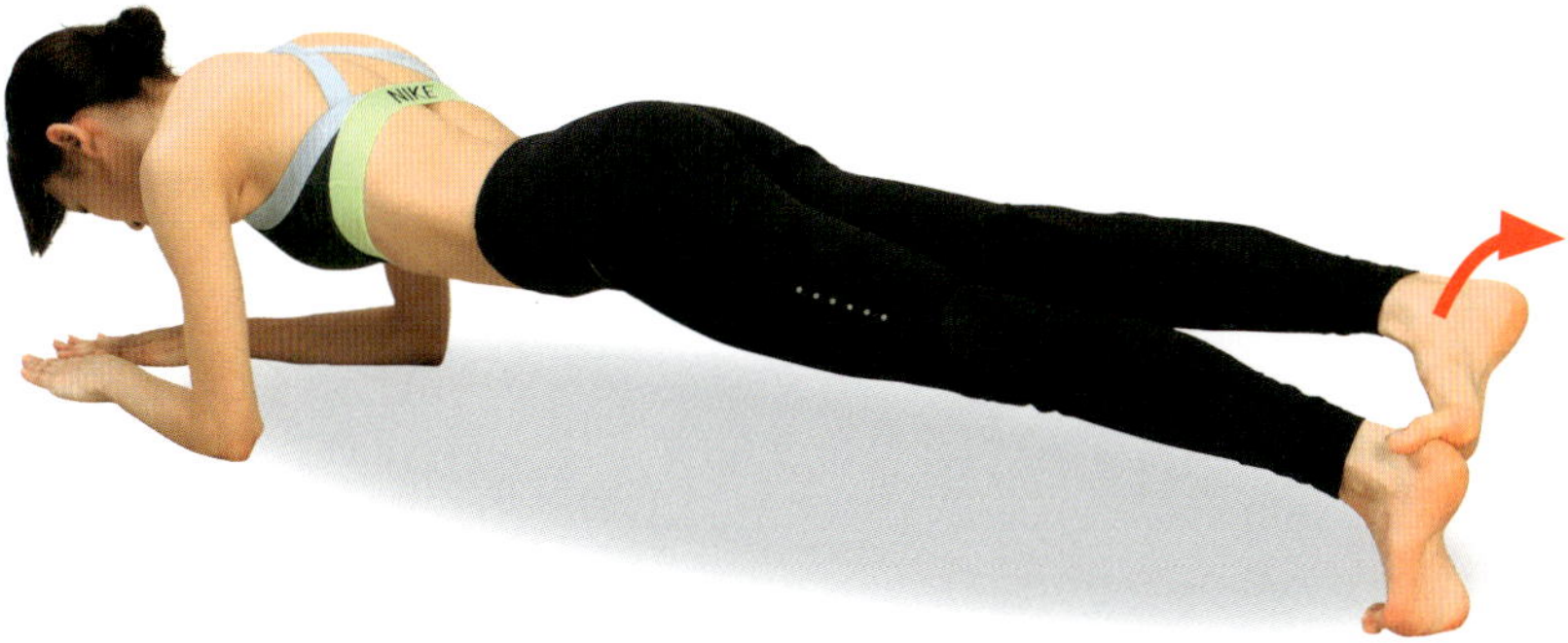

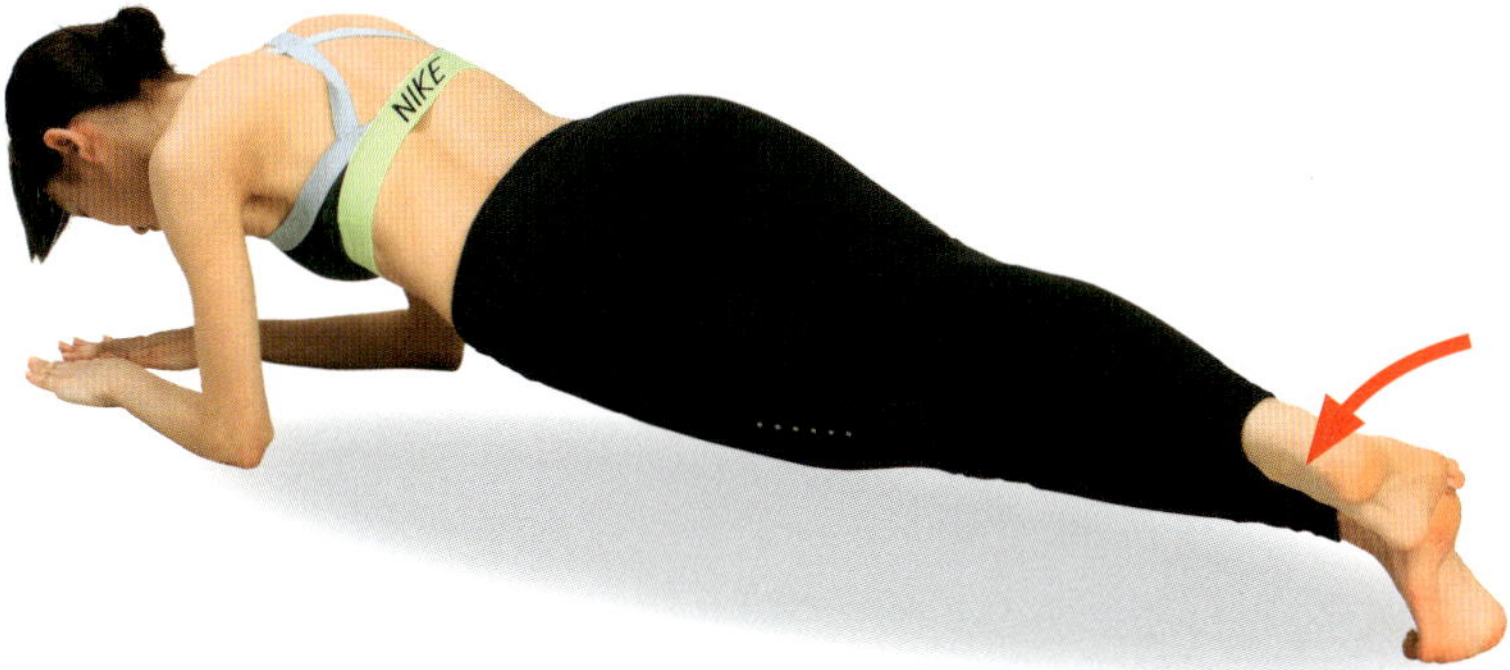

Variation

両足を重ねるのがきつい方は
腹ばいになって足を重ねず、
つま先を床につけて踵を一緒に左右に倒します。

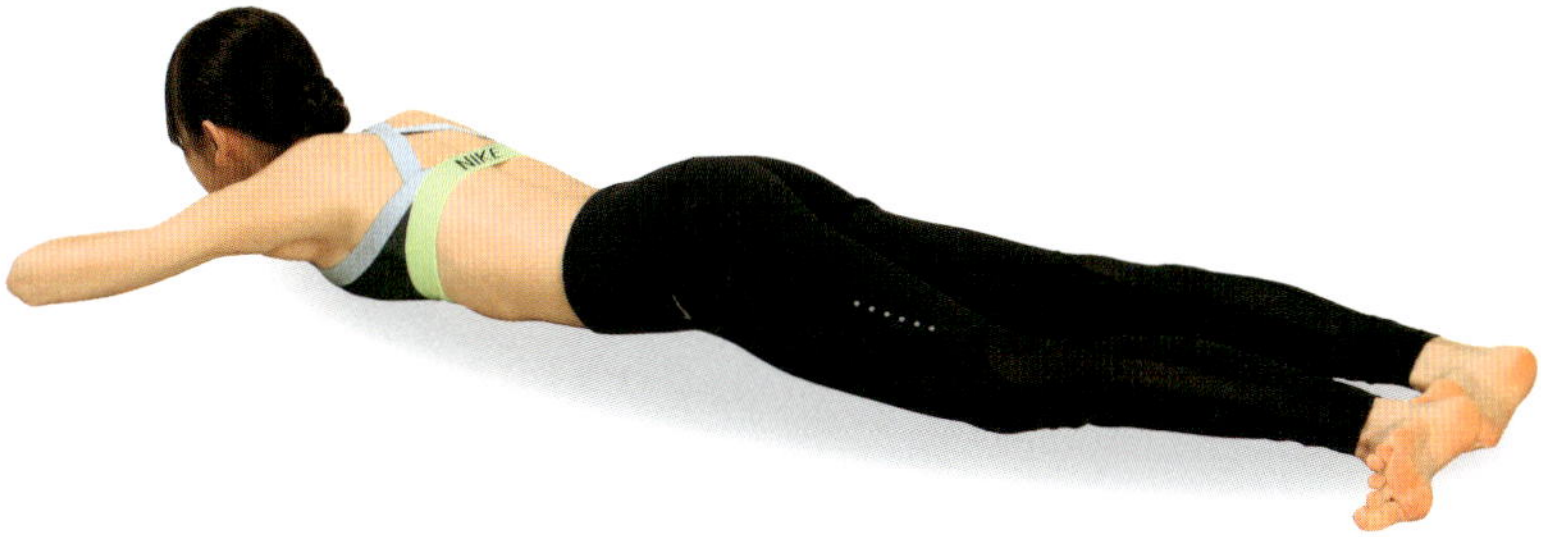

コラム

正しい強度の運動で効果を上げる

背骨コンディショニングで①ゆるめる運動②矯正する運動③筋力を向上させる運動を主に教えていますが、④有酸素運動（ウォーキング・ジョギングなど）もやらなければいけない運動と捉えています。

①ゆるめる運動②矯正する運動にはとくに、強度はありませんが、③と④の運動には強度がハッキリと決まっています。筋力であれば最大拳上重量が50％以上の負荷を加えなければ効果はありません。

有酸素運動の強度は、安静時心拍数心を加味して運動強度を算出する「カルボーネン法」によって算出します。40%のときにもっとも脂肪の燃焼効率が高まり、60%を超えると脂質に代わって糖質がエネルギーとなるため、脂肪を減らす効果はなくなります。また、強度50%以上のインターバルトレーニングを数週間続けると全身の持久力がアップしますが、心拍数が高くなり過ぎるとアシドーシス化（酸性化）したり、心臓への負担が上がり危険です。安全で正しい強度で効果的に運動を行うためにも「カルボーネン法」によって自分に合った強度の運動を行うことが大切です。ただし、心臓の疾患がある方の場合などは適応にならないこともあります。

カルボーネン法で適切な心拍数を求める

目標心拍数(HR)＝｛最高心拍数－安静時心拍数｝×運動強度(%)＋安静時心拍数

＊最高心拍数の推定式＝220－年齢（個人差±10）
＊安静時心拍数（HRrest）の計測法＝人差し指、中指、薬指を揃えて、親指のつけ根にあて、15秒間脈を測る。その数値を4倍したものが安静時心拍数となる。
＊運動強度の設定　高齢者：40%、中高年：50～60%、若者：50%

〔例〕年齢50歳、安静時心拍数70、運動強度40％の場合の目標心拍数は

（220－50－70）×40％＋70＝110拍／分

第4章

症状別
トレーニング＆ストレッチ

週に2回の筋トレで筋力アップ

ゆがんだ骨を矯正しても、その状態を維持するだけの筋力がなければ、すぐにゆがんで症状が再発してしまいます。症状の解消には筋力をつけることが不可欠ですが、**筋トレは、正しいやり方をしなければ効果がありません。「頻度」「強度」を正しく行うことが大切です。**とくに、「強度」は重要で、少なくとも最大挙上重量（自分がギリギリ1回上げることのできる重さ）の50％以上の負荷（強度）が必要となります。大まかな目安として、最大挙上重量を100％MAXとすると、50％MAXなら15回、75％MAXなら10回くらいあげられる重さです。はじめて基礎トレーニングのバックキックやハイエルボーローイング（↓P74〜77）の筋トレを行うときは、「ギリギリ10回はできるけれど11回目は無理」というくらいの負荷で行いましょう。

筋トレは、たくさん行えば効果があるというものではなく、強い負荷をかけて筋繊維を破壊しては、筋組織が再合成されることを繰り返して、筋肉を増やしていくものです。筋肉を使い切った状態（オールアウト）から疲労回復までの時間は24時間から100時間ほどで、筋肉の部位によっても異なります。バックキックで鍛える大殿筋のように大きな筋肉の場合は回復までの時間を考えて、週2回程度の頻度で行います。

トレーニングするときの注意事項

- **正しいトレーニングフォームや目的部位を意識し、反動を使わないようにします。**
- **トレーニングを行っている間は、呼吸を止めないでください。**
- **トレーニング後は必ずストレッチを行います（トレーニング＋ストレッチ＝1セット）。**

筋力向上トレーニングの中・長期プログラム

筋力アップには、自分の筋力に合わせた負荷をかけて行うことが大切です。週2、3回のペースで、以下のプログラムに従って負荷を段階的に上げていき、効率的に筋力をつけましょう。同じやり方を続けると効果が出づらくなりますので2ヵ月ごとに刺激を変えて、効果を出し続けるようにします。

期間	引っ張る（ポジティブ）	キープ	戻す（ネガティブ）	回数	
基礎トレーニング 最大筋力の70～75%					
10週間＝2ヵ月	2秒	3秒	2秒	10回×3セット	10週間＝2ヵ月
バルクアップトレーニング（筋肉増大） 最大筋力の80～85%					
1～2週目	4秒		2秒	6～8回×2～3セット	10週間＝2ヵ月
3～4週目	6秒			6～8回×1～2セット	
5～6週目	8秒				
7～8週目	10秒			6～8回×1セット	
9～10週目	12秒				
パワートレーニング 最大筋力の80～87%					
1～2週目	1秒		1秒	6～8回×3～4セット	10週間＝2ヵ月
3～6週目				5回×5セット	
7～10週目				5回×6セット	

6ヵ月で1サイクルとして、このサイクルを繰り返し行います。

- ポジティブ　筋肉が縮みながら力を発揮する動作。
- キープ　筋肉が縮んだ状態で、動作を起こさず力を発揮する。
- ネガティブ　筋肉が伸ばされながら力を発揮する動作。

※次ページからのトレーニングの回数は基礎トレーニングの回数を表示してあります。それ以上を目標とする方は、上記の表を参考に行ってください。

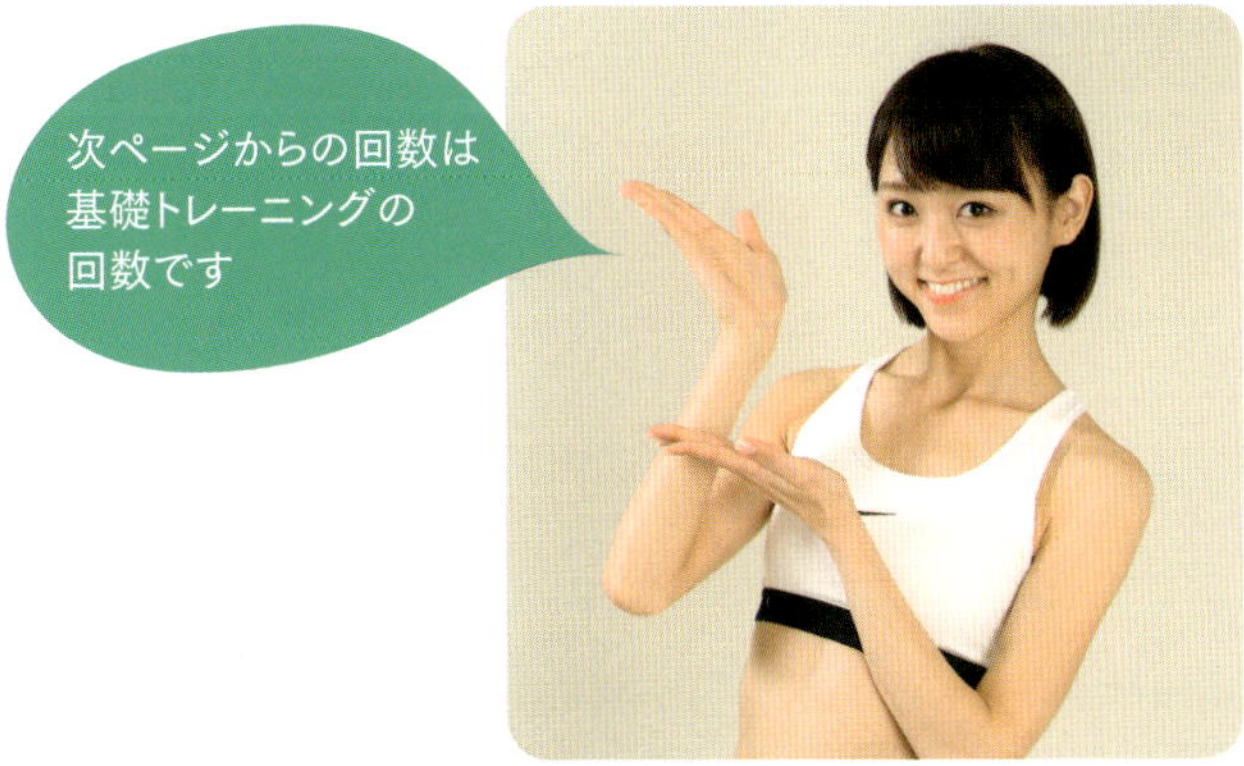
次ページからの回数は
基礎トレーニングの
回数です

肩こりの予防・改善

アップライトローイング

鍛える部位
僧帽筋
三角筋

バンドの負荷を使って、僧帽筋や三角筋に働きかけると共に
変位した頚椎の7番に働きかけます。
さらに、バンドをクロスさせることで力の分散を防いで、
より効果的に背中の筋肉を鍛えます。

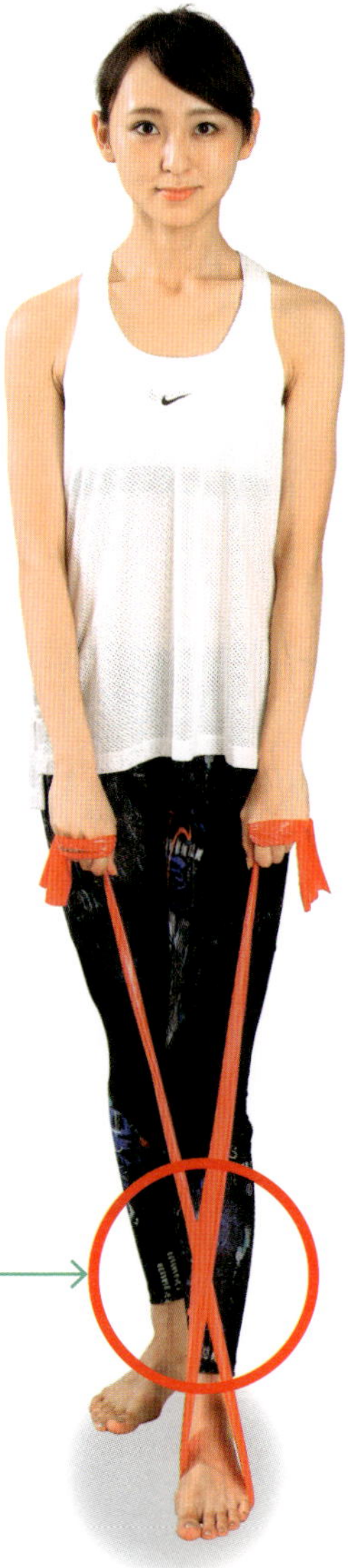

1 足を肩幅に広げ、片足を
軽く前に出して立ちます。
前足でバンドの中央を踏み、
バンドをクロスさせて
両手に持ちます。

2

肘を外側に張り出し、胸を開くようにして
肩甲骨を寄せながら、バンドを胸の高さまで
引き上げ、そのまま3秒程キープします。胸を張り、
軽く背すじを伸ばしたまま
手を下ろし元に戻します。

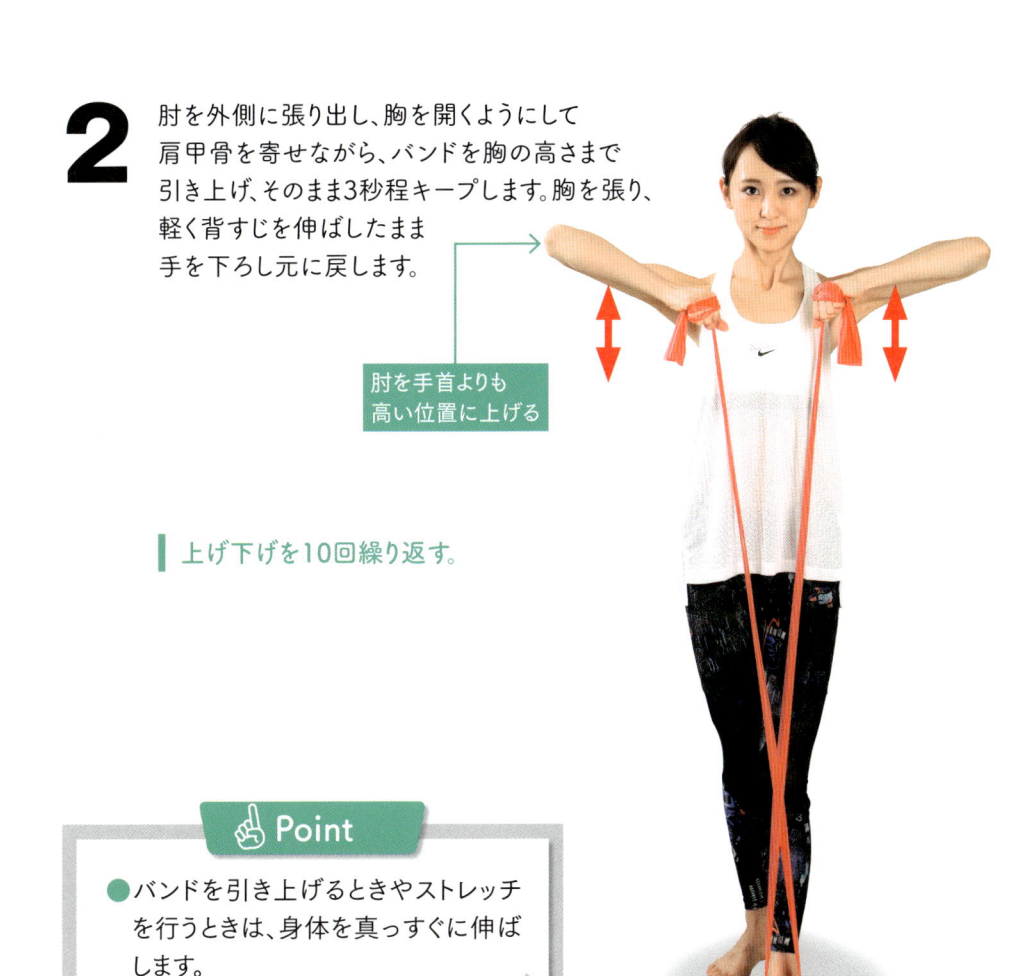

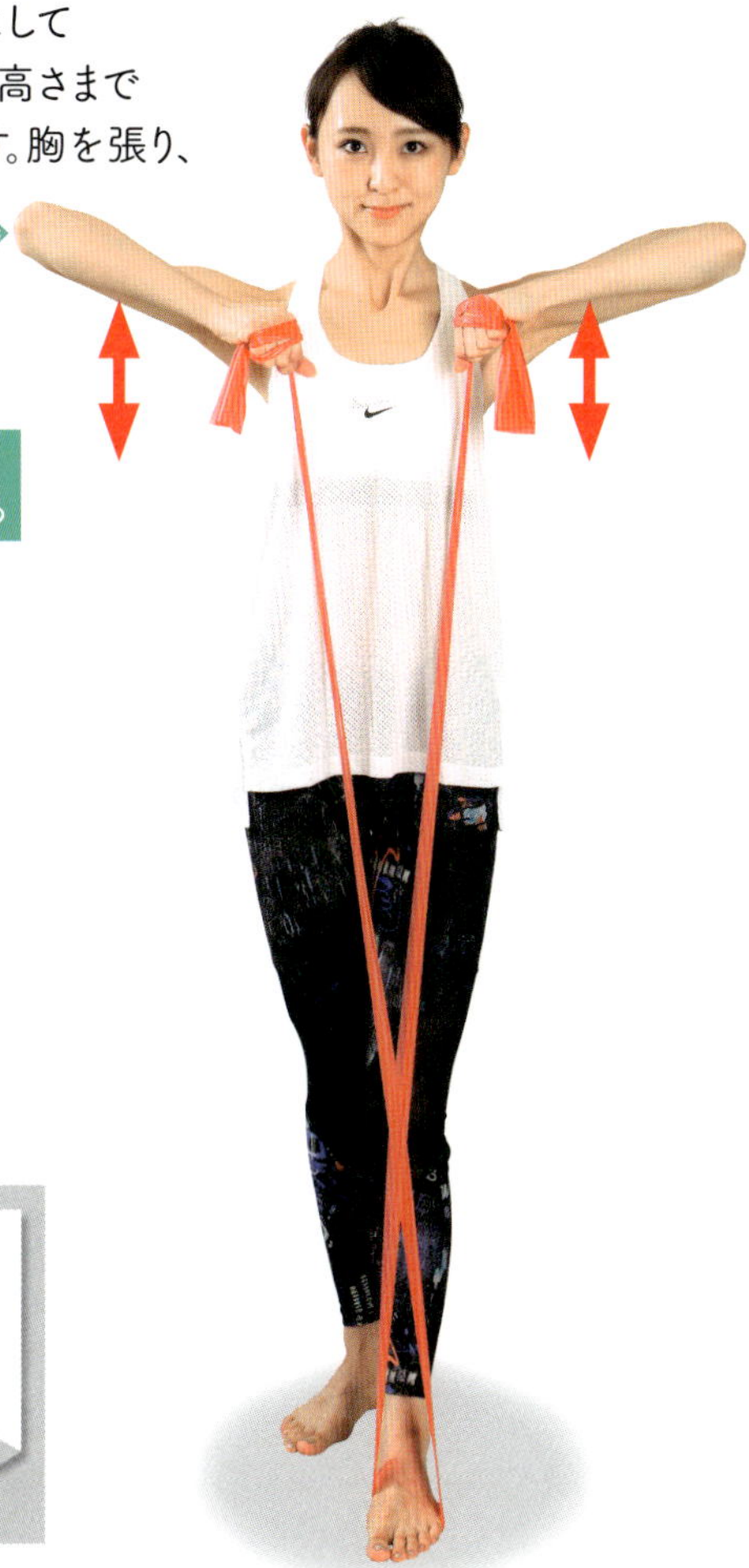

上げ下げを10回繰り返す。

Point

- バンドを引き上げるときやストレッチを行うときは、身体を真っすぐに伸ばします。

ストレッチ

左手を後ろに回し、右手で左手首をつかんで引っ張ります。
同時に首を右側に倒し戻します。
反対の手も同じように行います。
30秒ずつ行います。

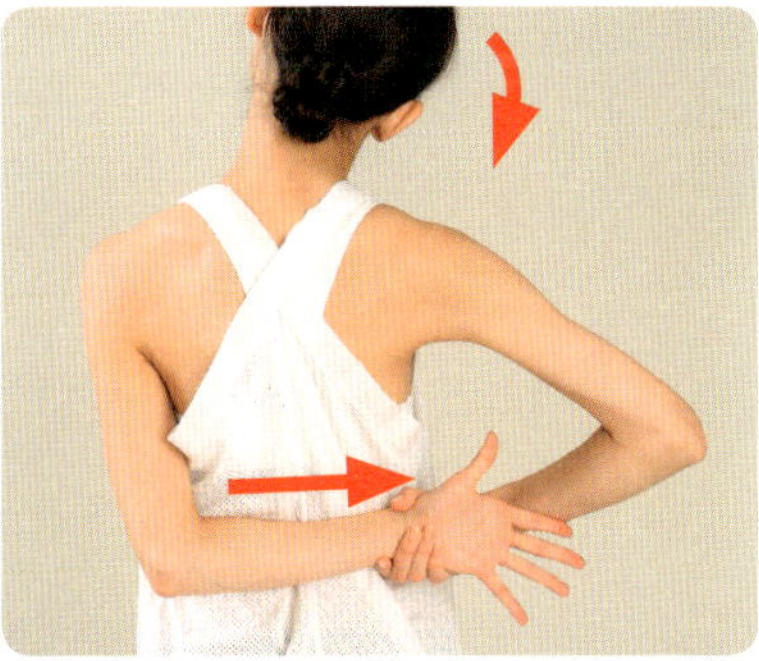

トレーニング10回とストレッチ1回を
1セットとして3セット続けて行う。

肩首の激痛・めまいの予防・改善

チンイン

鍛える部位
首

枕やクッションに頭を押しつけ、
反発力を使って首まわりの筋肉を鍛えます。

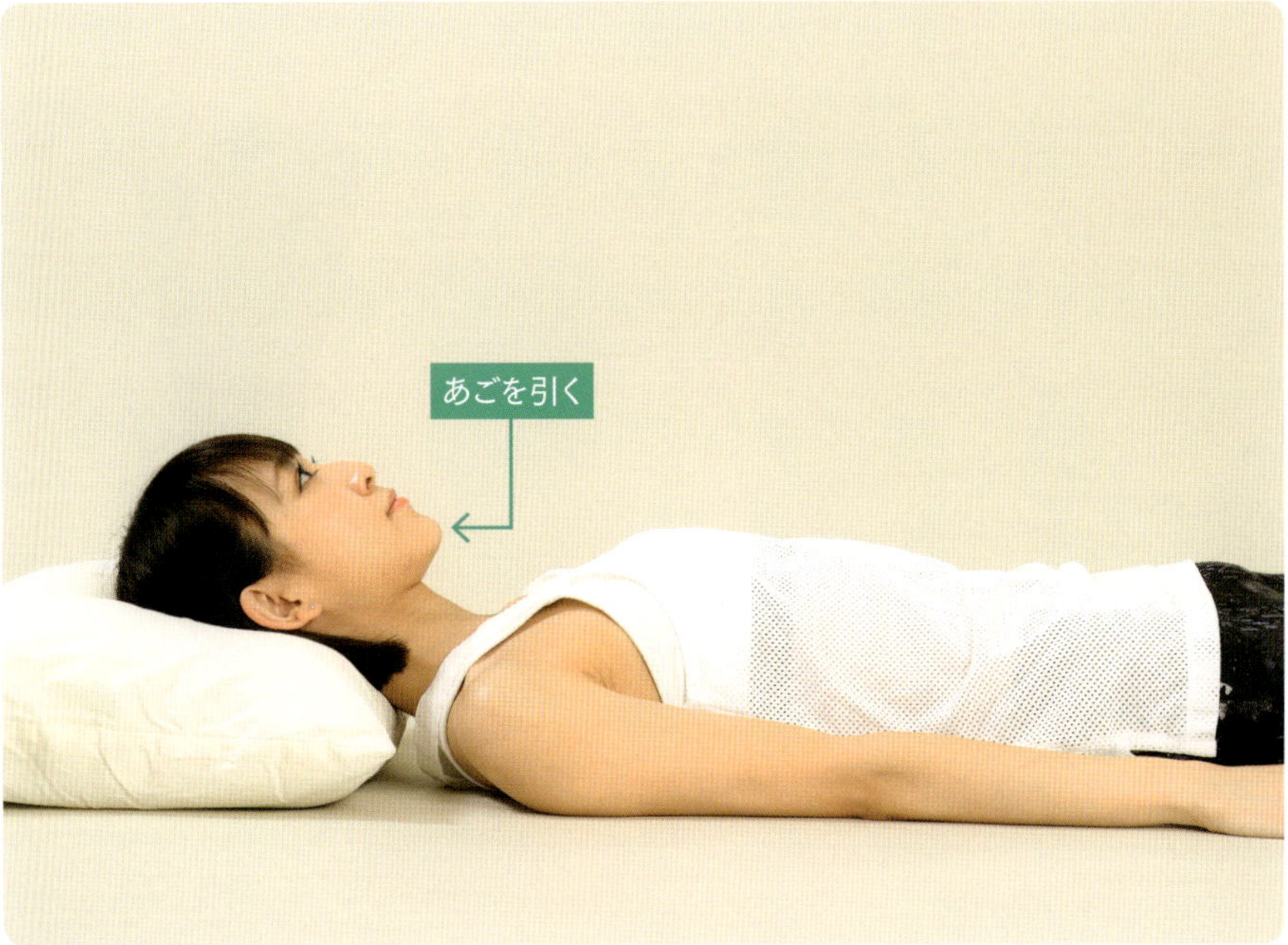

1 柔らかい枕かクッションに頭を乗せて仰向けになり、あごを引きます。

2

あごを引いたまま、頭を枕に押しつけます。
そのまま力を抜いて元に戻します。

10回繰り返す。

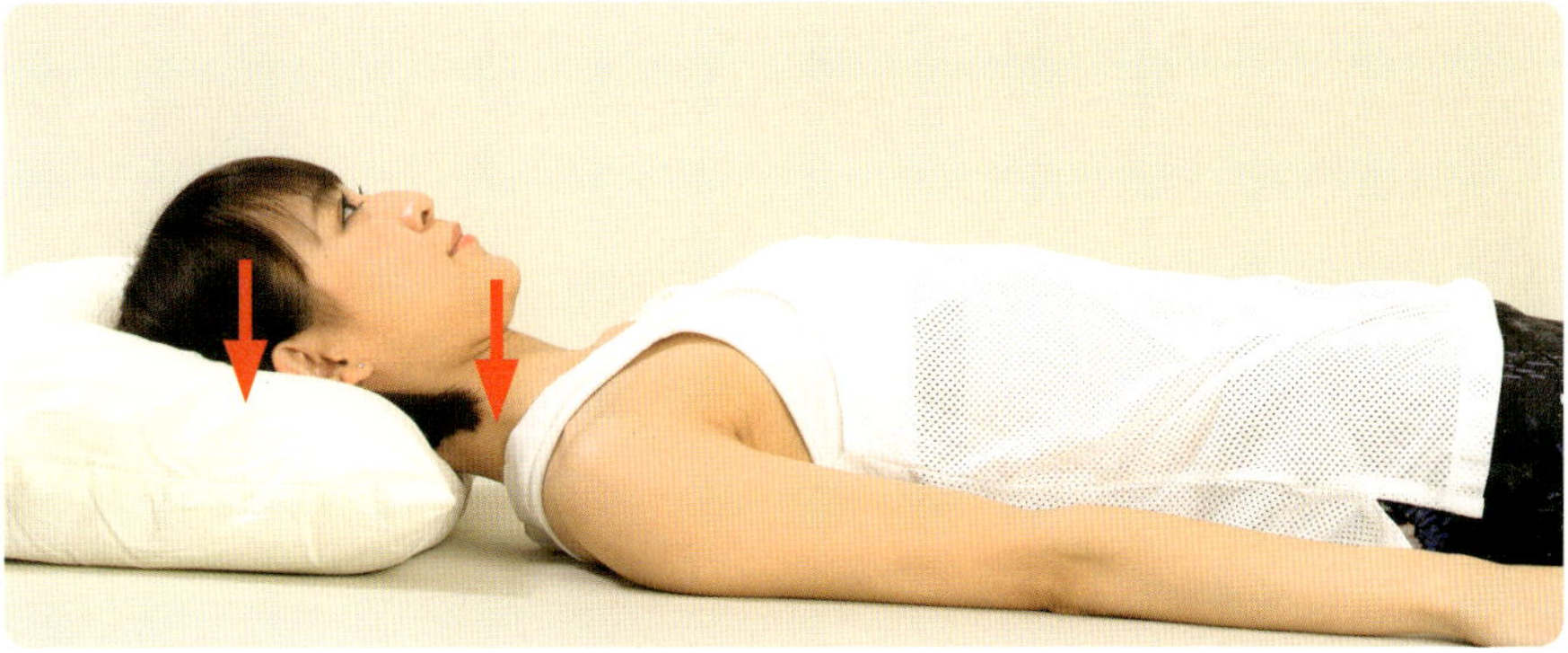

Point

●頭を枕に押しつけるときやストレッチを行うときは、肩を動かさないようにします。

ストレッチ

❶後頭部を覆《おお》うようにして、頭の後ろで両手を組みます。
❷背すじを伸ばしたままあごを引き、30秒ほどキープし戻します。

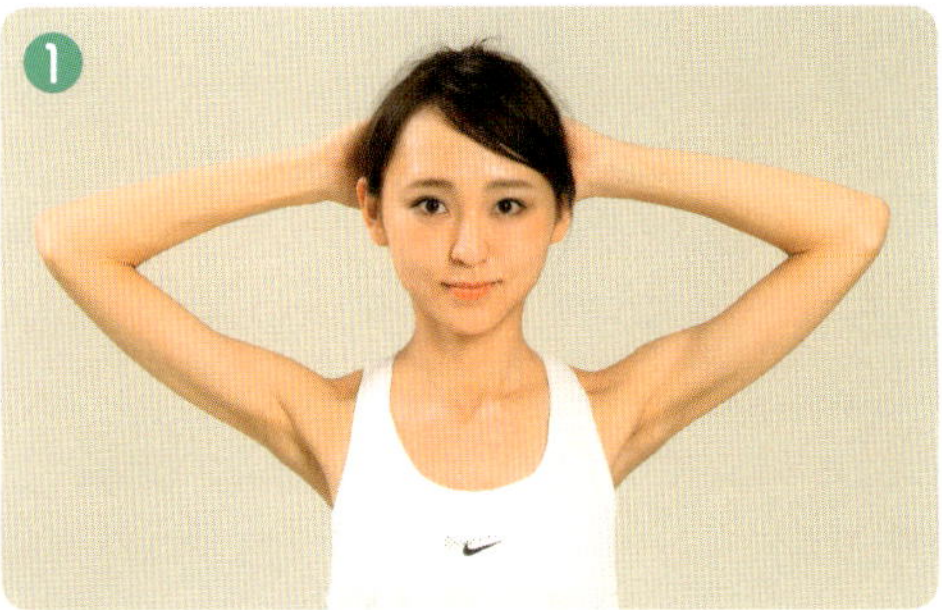

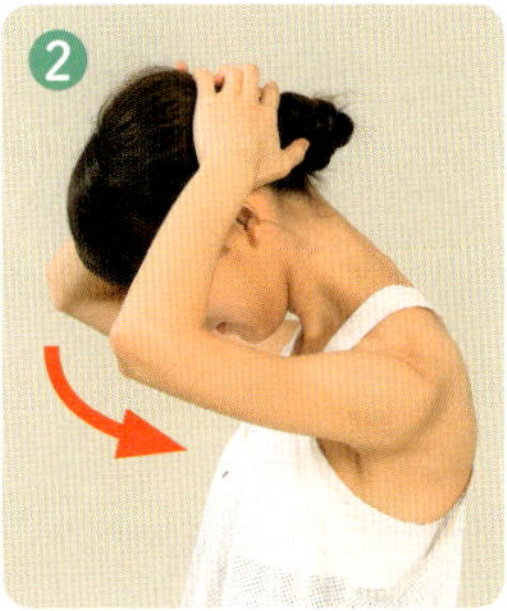

トレーニング10回とストレッチ1回を1セットとして3セット続けて行う。

鍛える部位

三角筋

四十肩・五十肩の予防・改善

ショルダープレス

バンドの負荷を使い、肩まわりのインナーマッスルである
ローテーターカフ（棘上筋・棘下筋・肩甲下筋・小円筋）と共に働く
三角筋に働きかけ鍛えます。

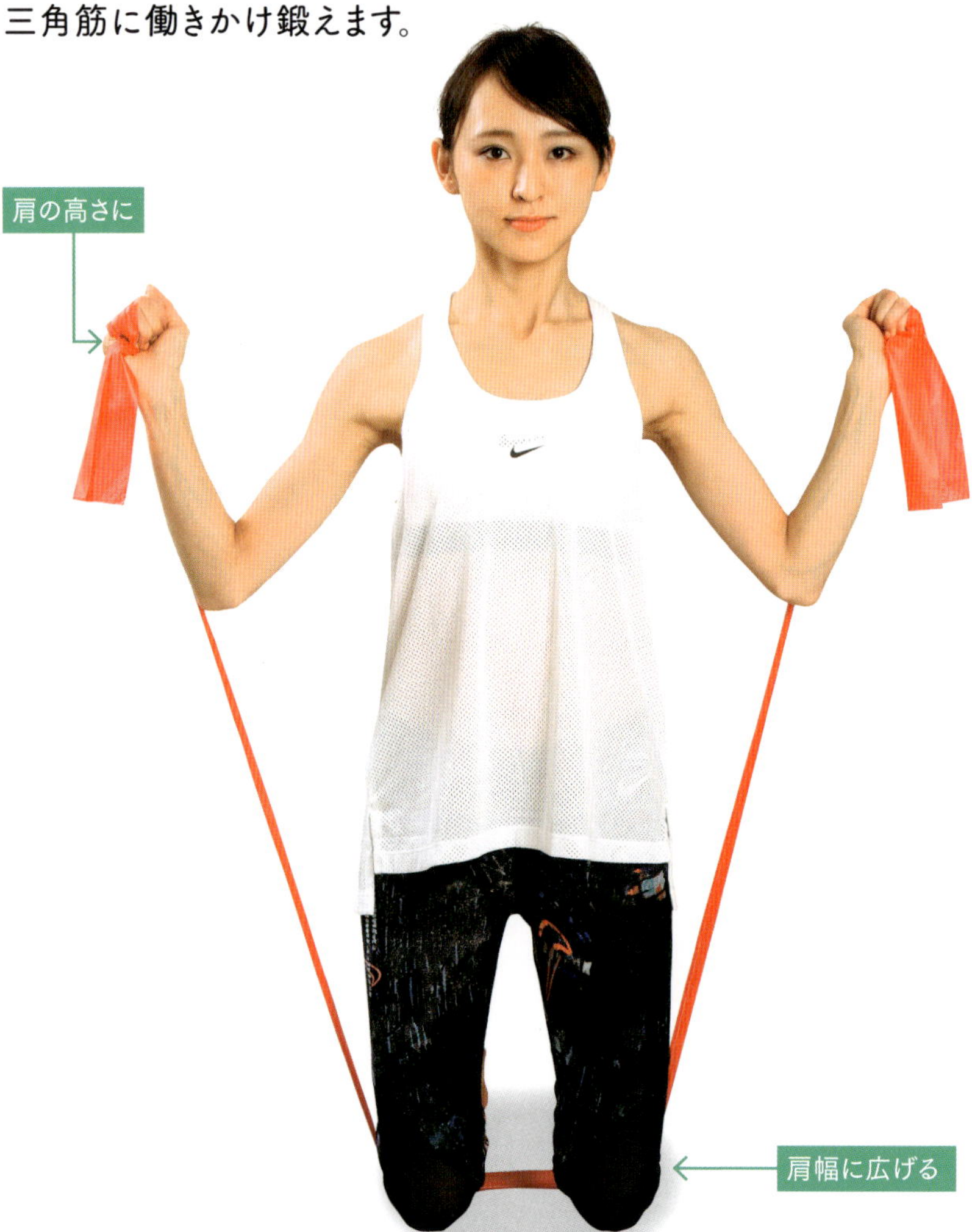

1 膝を肩幅に広げて膝と床の間にバンドを通し、
つま先を床に立てて両膝立ちになります。
両手を肩の高さに引き上げます。

2 背中は軽く伸ばしたまま、
腕で顔をはさむように肘を伸ばし、
バンドを引き上げ、
3秒ほどキープします。

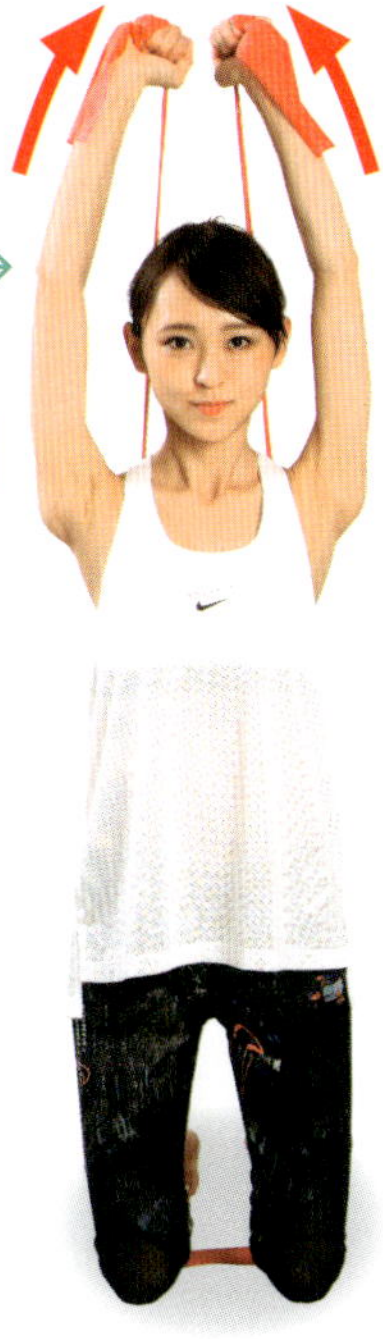

腕は完全に伸ばさない

3 肘を横に突き出すように曲げ、
両肘が肩の高さにくるまで戻します。

2〜3を10回繰り返す。

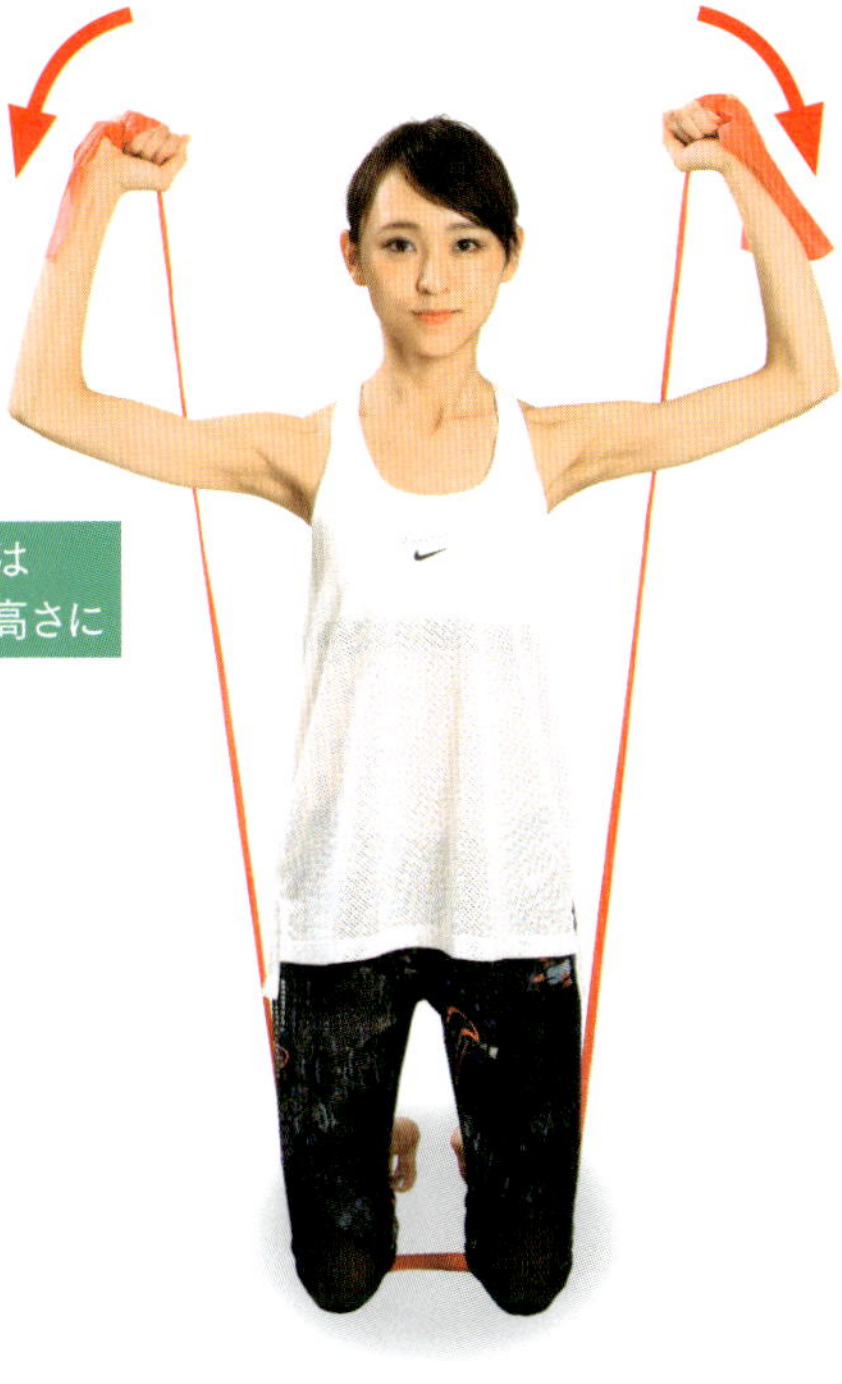

両肘は
肩の高さに

Point

●腕を上に上げるときは、腕を完全に伸ばしきらず、少しだけ曲げた位置でキープします。

ストレッチ

片腕を身体の前で横に伸ばし、もう一方の手は肘を曲げ、伸ばした腕に下から交差させます。伸ばした腕を反対の腕で身体に引き寄せます。反対の腕も同じように行います。

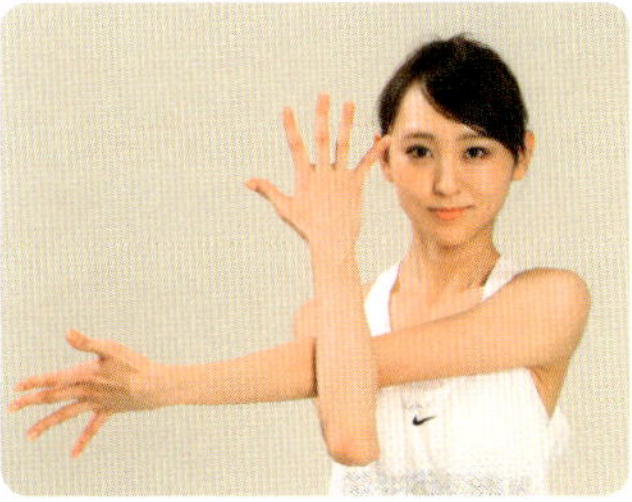

トレーニング10回とストレッチ30秒を1回を1セットとして3セット続けて行います。

脊柱管狭窄症・背中痛の予防・改善

バックエクステンション

鍛える筋肉

脊柱
起立筋

脊柱起立筋や背中のインナーマッスルだけでなく、お尻や太ももの裏側など身体の背面全体を鍛えます。

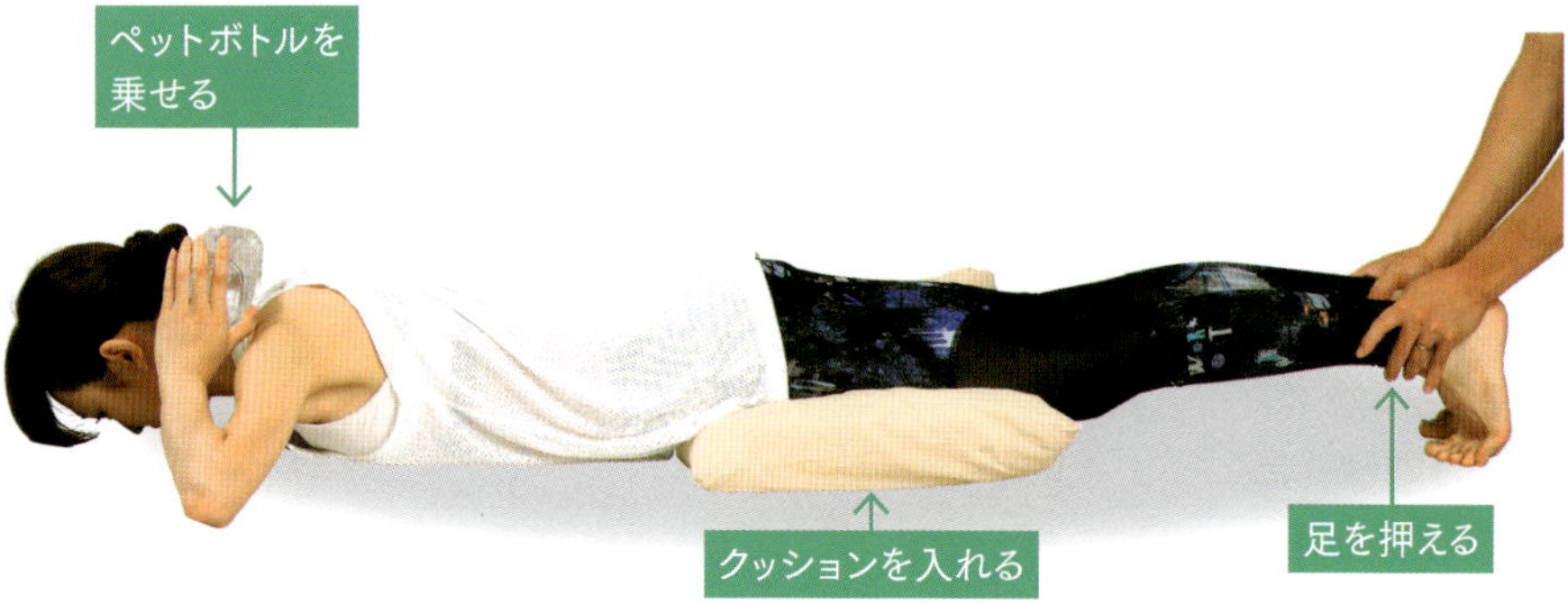
ペットボトルを
乗せる
クッションを入れる
足を押える

1 2人1組になり、ひとりが腰の下にクッションを入れてうつ伏せになって、首にペットボトルなどの重りを乗せ、もうひとりが足を押さえて補助します。

Point

- 反動を使うと腰を痛めることがあるため、反動は使わず、ゆっくりとした動作を心がけてください。

2 上体を反らして3秒ほどキープし戻します。

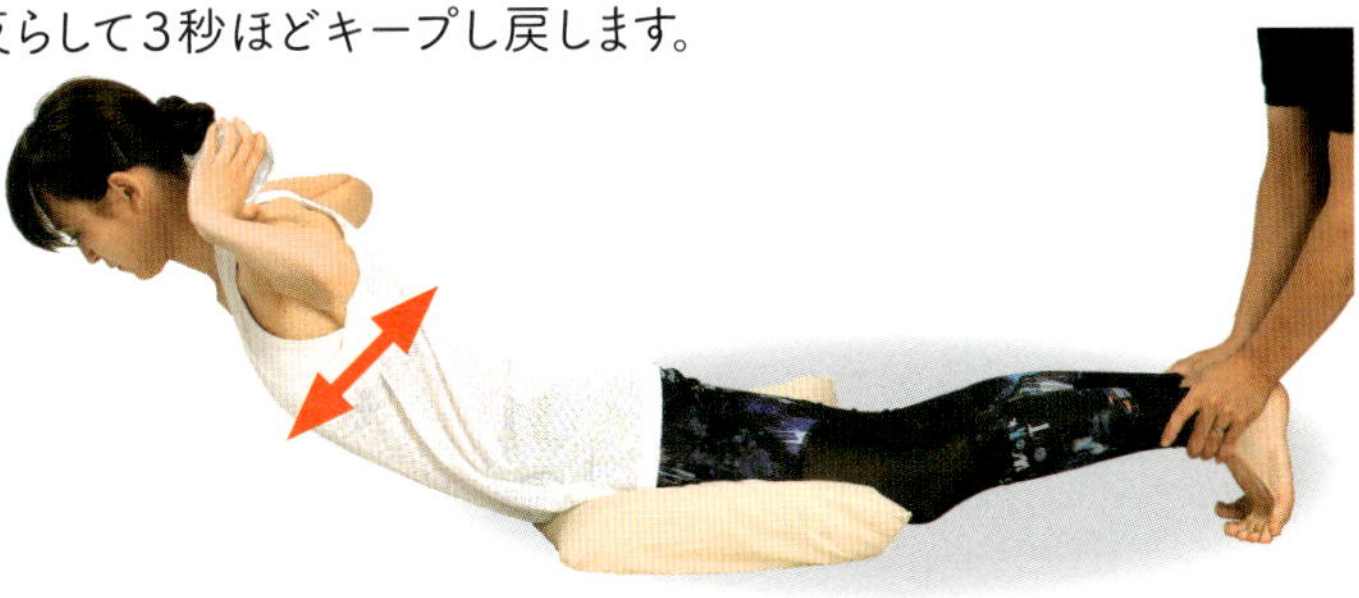

3 つぎに、身体を左にねじって上げ、**1**に戻します。

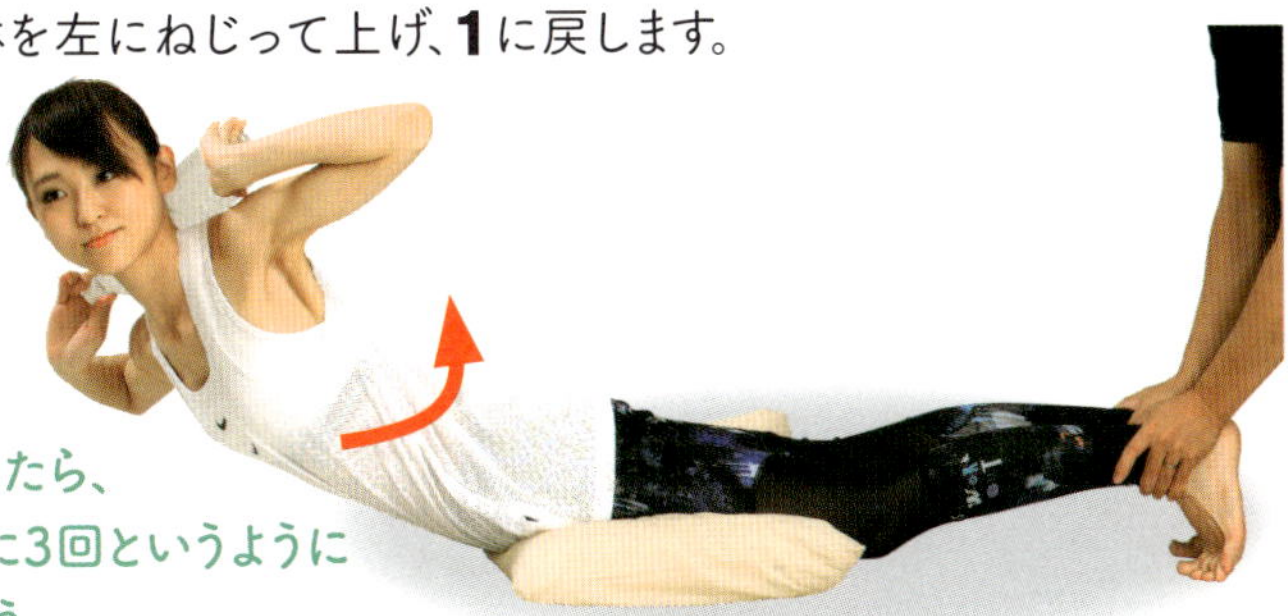

2、3を3回繰り返したら、
右ねじりも同じように3回というように
3方向、3回ずつ行う。
さらに、重りを上げて3方向、3回ずつを繰り返す。

ストレッチ

両足をできるだけ広げて床に座り、腕を前に出して頭を下げます。
つぎに身体を片方の足にかぶせるようにねじって20秒ほどキープします。
反対側も同じように行います。

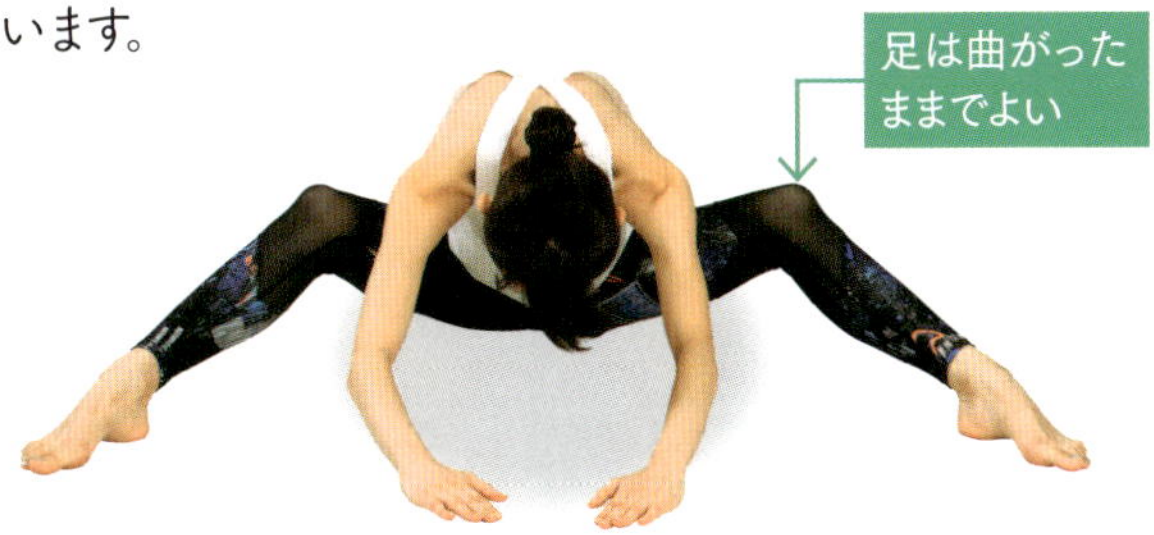

上体を反らし、
左右にねじるトレーニング10回と
ストレッチ1回を1セットとして
3セット続けて行う。

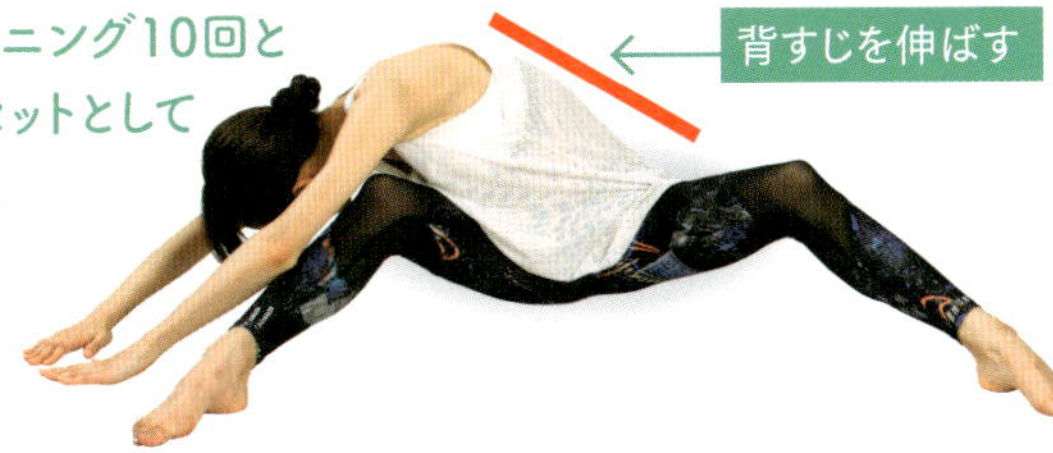

腰痛・膝痛の予防・改善

バックランジ

鍛える部位
大殿筋
ハムストリングス
大腿四頭筋

後方の足を大きく引いて膝を落とすことで、
バランス感覚を身につけながら、大殿筋やハムストリングス、
大腿四頭筋などに働きかけ鍛えます。

1 足を腰幅に開き立ち、右足を後ろに引きます。
前の左足でバンドの中央を踏み、
両手でバンドを短く持ちます。
バンドを踏んでいる左足に重心を置き、
背中を軽く伸ばします。

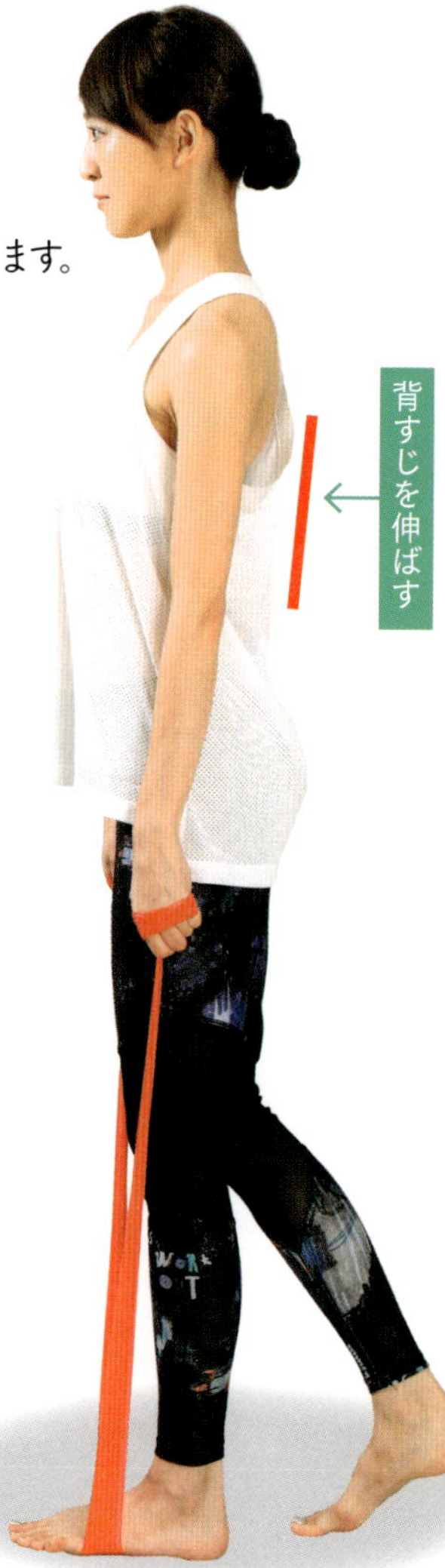

Point

- 身体を戻すとき、股関節に体重をかけるように意識して、上体を前に倒すことで、お尻への負担が大きくなり、効果的に鍛えることができます。

2

右足を後方へ大きく引き（大股一歩程度）、上体が前傾しないように腰を沈めます。背中を軽く伸ばしたまま、前の左足で身体を引きつけるようにして元の姿勢に戻ります。

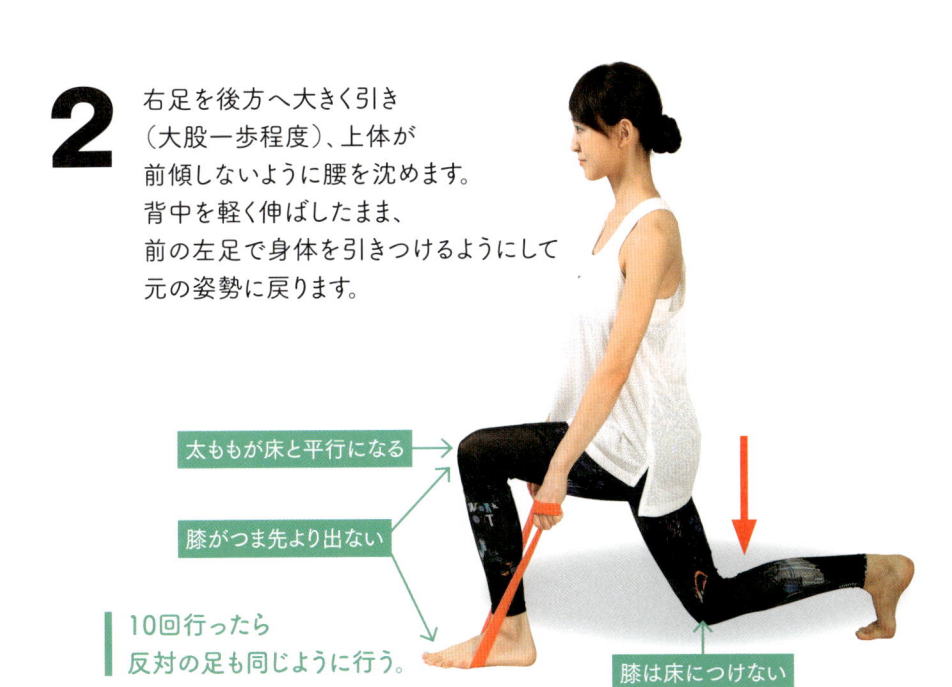

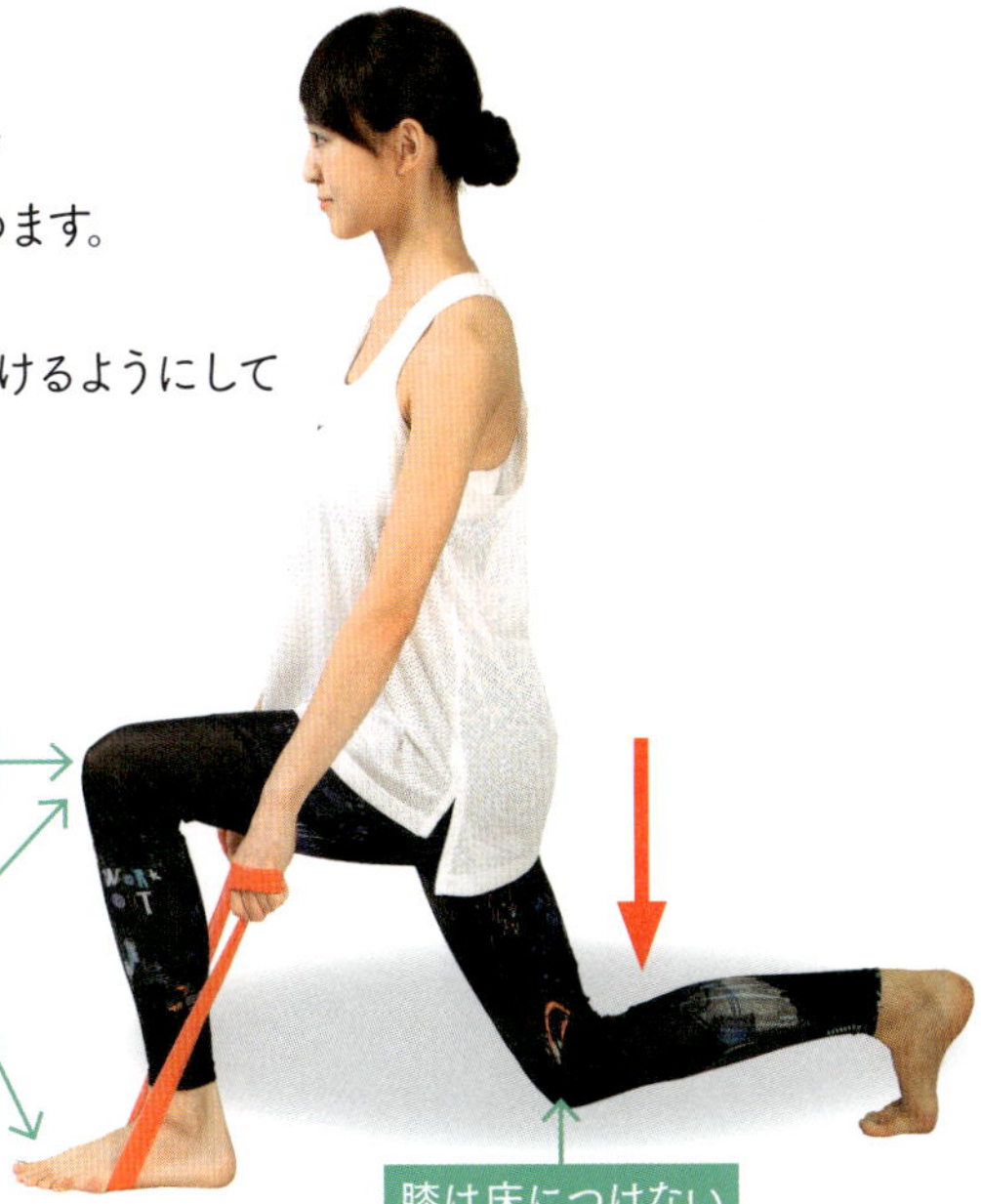
太ももが床と平行になる
膝がつま先より出ない
膝は床につけない

10回行ったら
反対の足も同じように行う。

NG

腰を沈めたとき、
膝が中に入ったり、
外側に向いたりしない。

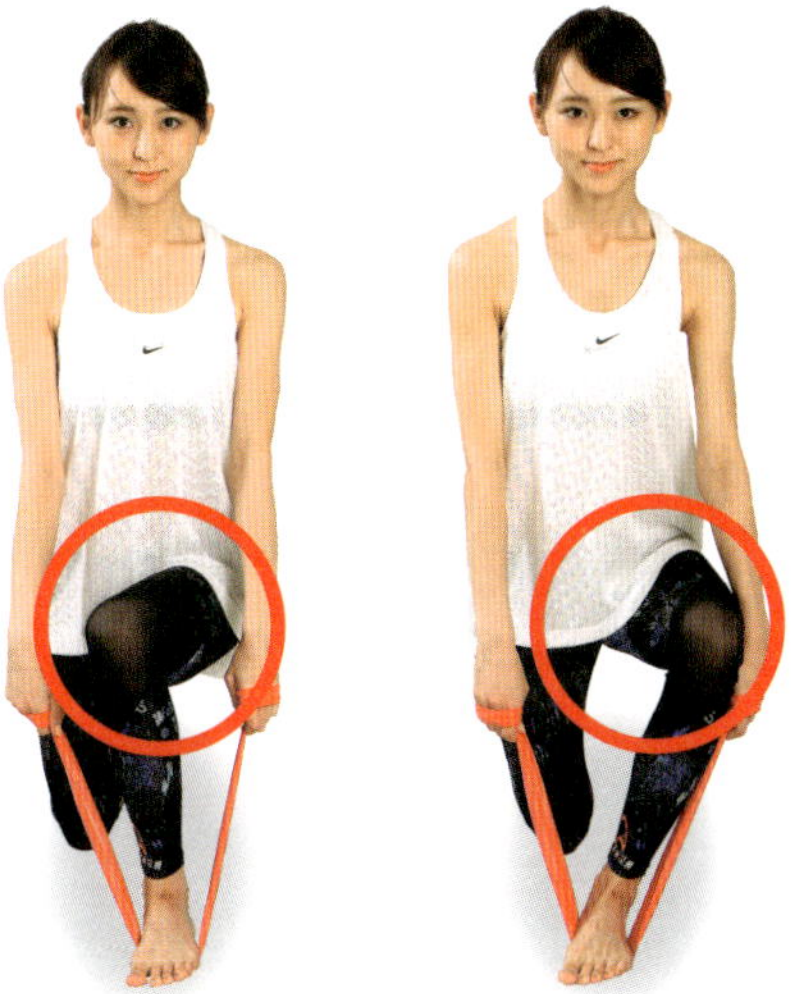

ストレッチ

仰向けに寝て、両膝を立てます。片方の足の膝に反対側の足の外くるぶしをかけて組みます。腰のアーチを残したまま、下の足のももを両手で胸に引き寄せ、30秒ほどキープし戻します。反対の足も同じように行います。

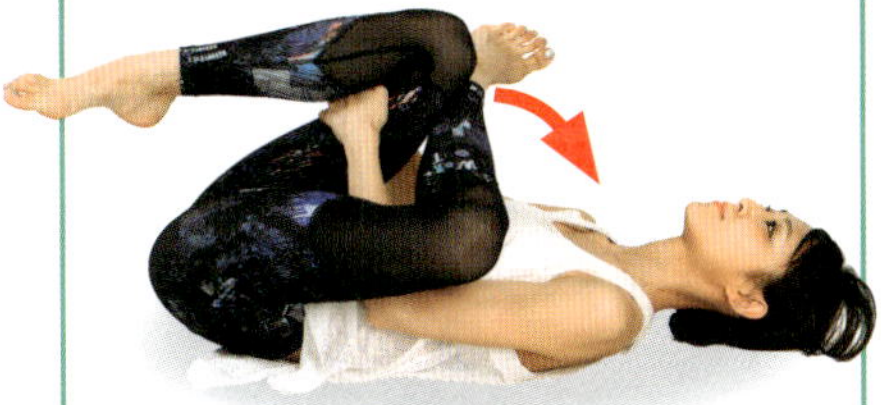

左右の足のトレーニング10回とストレッチ1回を1セットとして3セット続けて行う。

鍛える筋肉
中殿筋

股関節痛の予防・改善
アブダクション

バンドを使い、中殿筋に働きかけます。
立って行うことで力が分散され、比較的筋力のない方や
初心者の方でも効果的に中殿筋を鍛えることができます。

1 背のあるイスを横に置いて、
イスから遠いほうの足首にバンドを
かけて2回ほどねじったら、
もう一方の足でバンドの端を踏みます。
片手でイスにつかまり、身体を支えます。

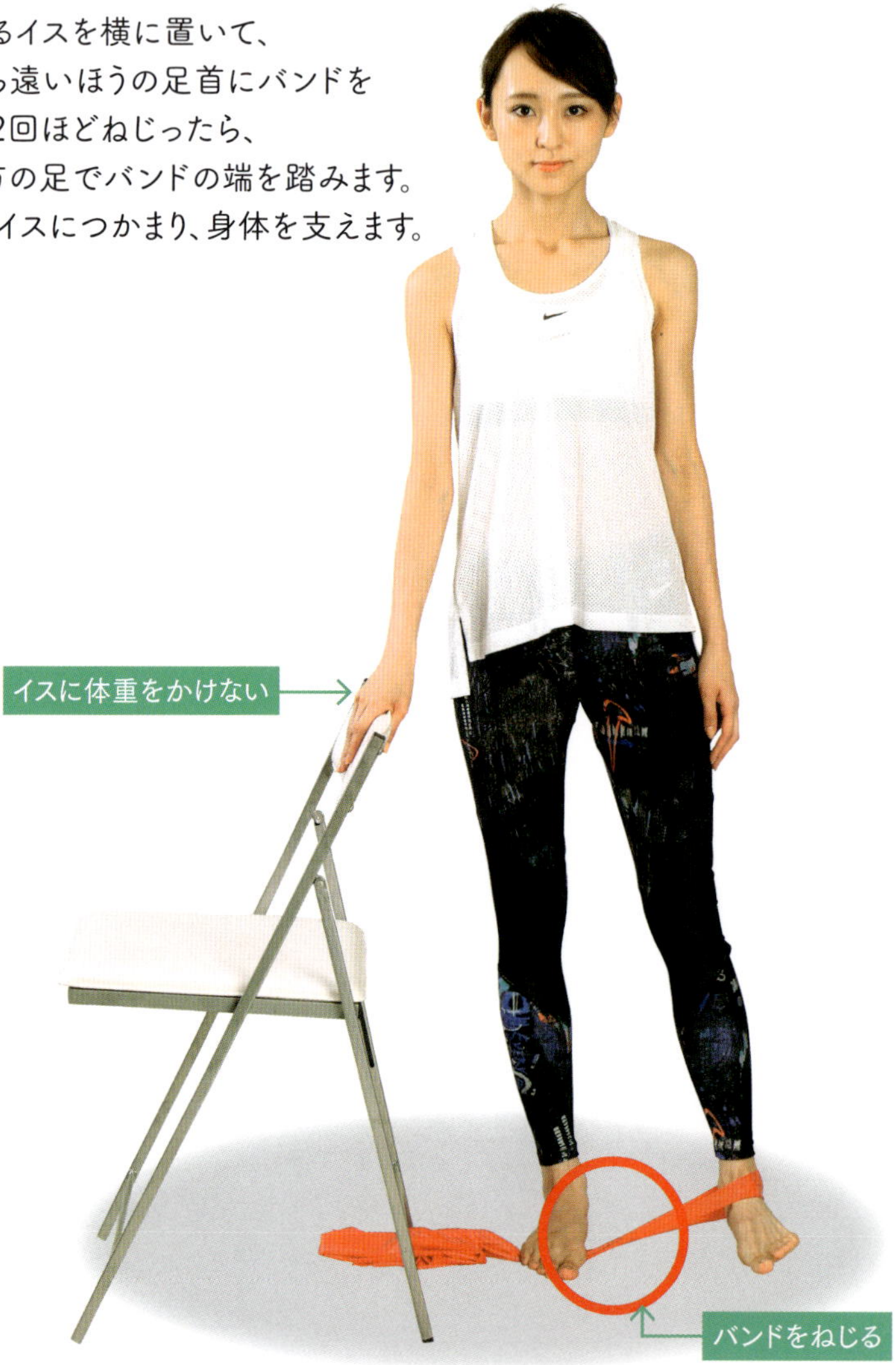

2 バンドをかけたほうの足を、膝を正面に向けたまま真横に引き上げ3秒ほどキープします。

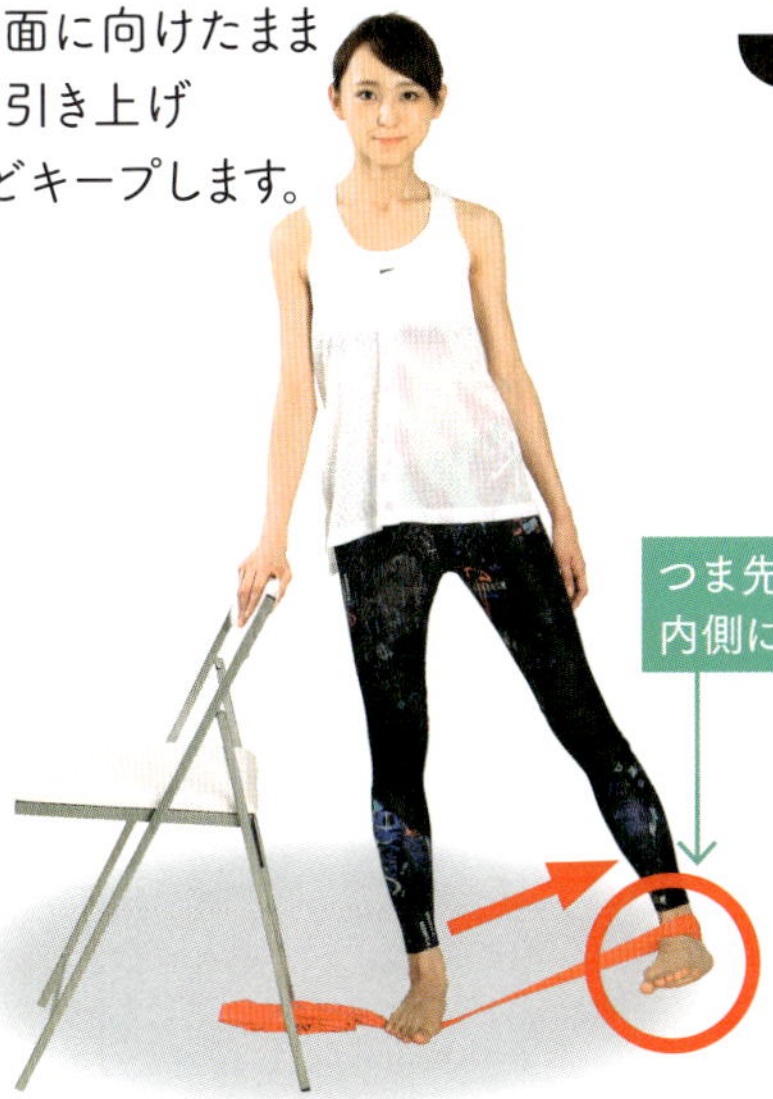

3 足が床につく手前まで戻します。

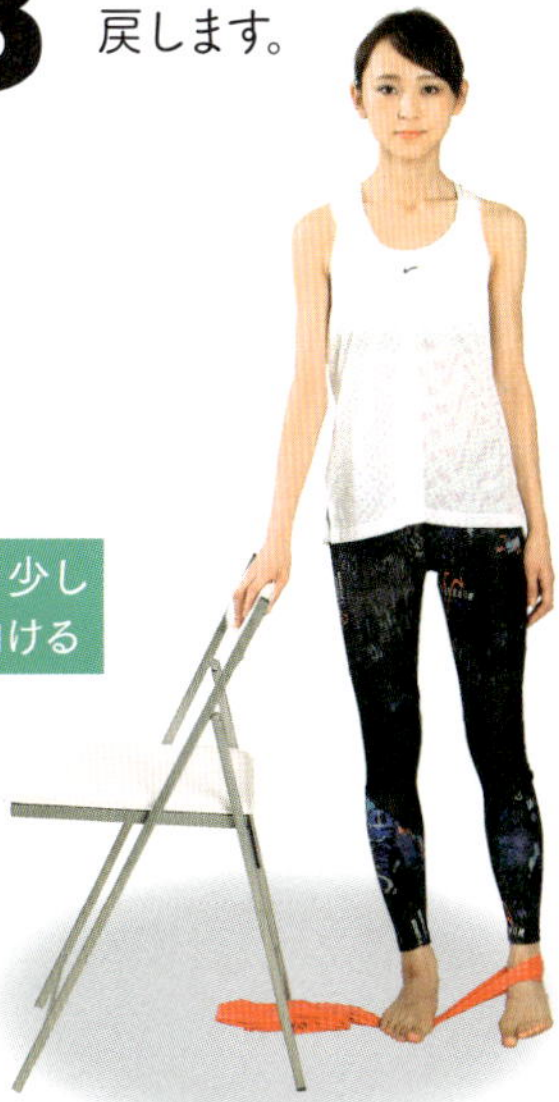

2と3を10回行ったら、反対の足も同じように行う。

Point

- バンドをかけた足を真横に引き上げるとき、できればつま先を少し内側に向けるようにします。
- イスの背にかけた手は、バランスを崩さないための補助として、体重をかけないようにします。

ストレッチ

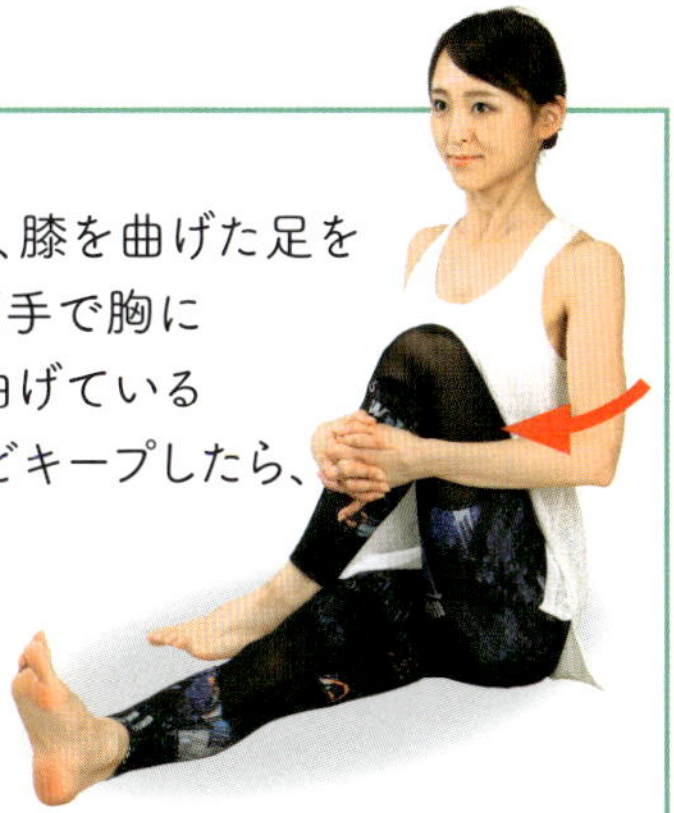

片足を伸ばし、もう片足は膝を曲げて床に座り、膝を曲げた足を伸ばした足に交差させます。膝を曲げた足を両手で胸に引き寄せ、背すじを伸ばしたまま、上体を膝を曲げている足のほうへねじります。ねじった姿勢を30秒ほどキープしたら、反対の足も同じように行います。

左右の足のトレーニング10回とストレッチ1回を1セットとして3セット続けて行う。

坐骨神経痛の予防・改善

ドンキーカーフレイズ

鍛える部位

下腿三頭筋
足底筋群

タオルの段差を使い、ふくらはぎの筋である下腿三頭筋や足底筋群に働きかけ、固くなった坐骨神経をほぐします。

1

丸めたタオルを両足のつま先の下に置いて膝を伸ばし、両手をイスの座面に添えて立ちます。背すじを伸ばし、腰を少し反らせます。

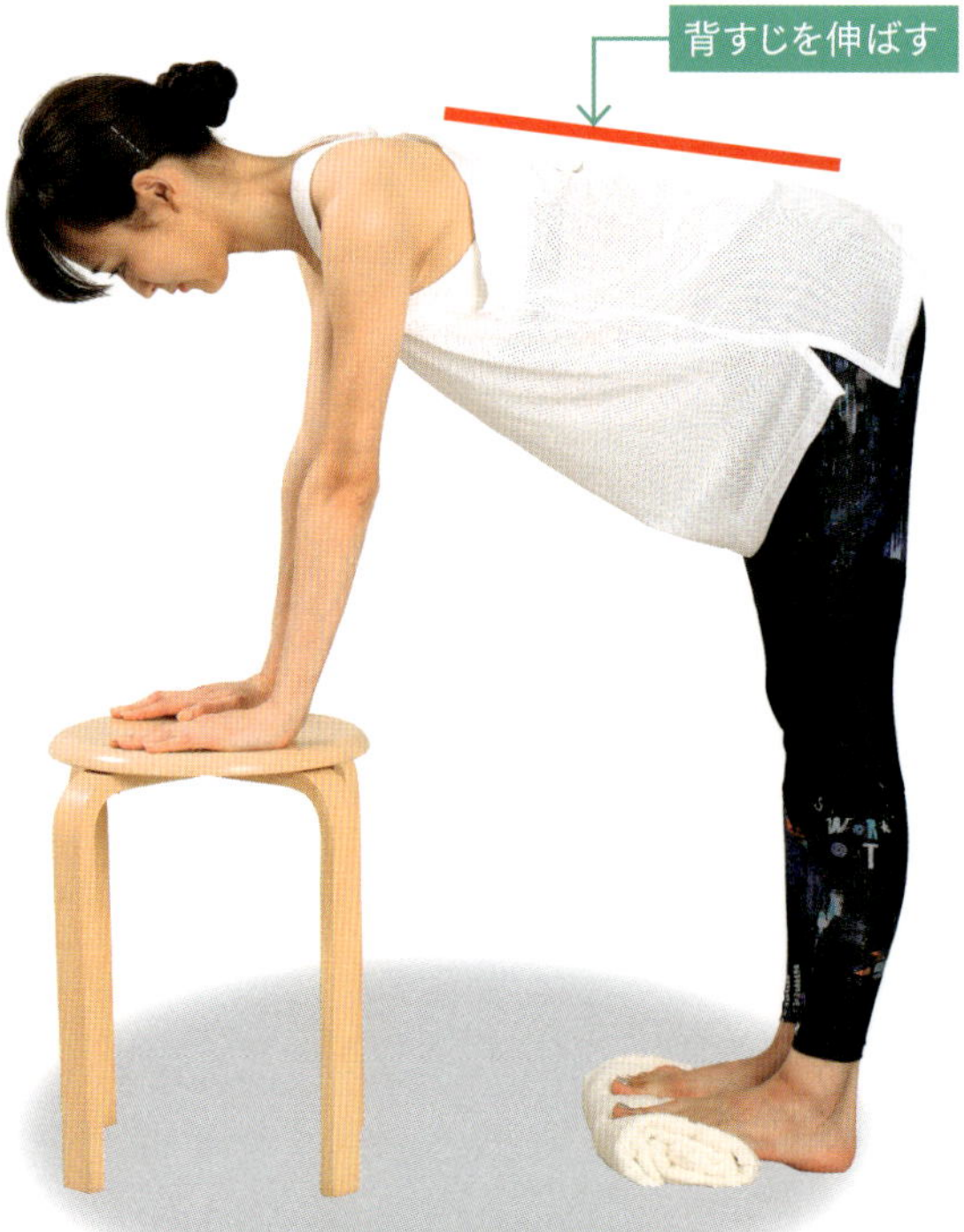

Point

- ふくらはぎの筋肉を意識しながら行うと効果的です。
- 腰を少し上げて膝は真っすぐに伸ばして行なってください。
- 階段や台を使ってもできます。

2 ゆっくりと踵を上げ、
つま先立ちになって
3秒ほどキープします。

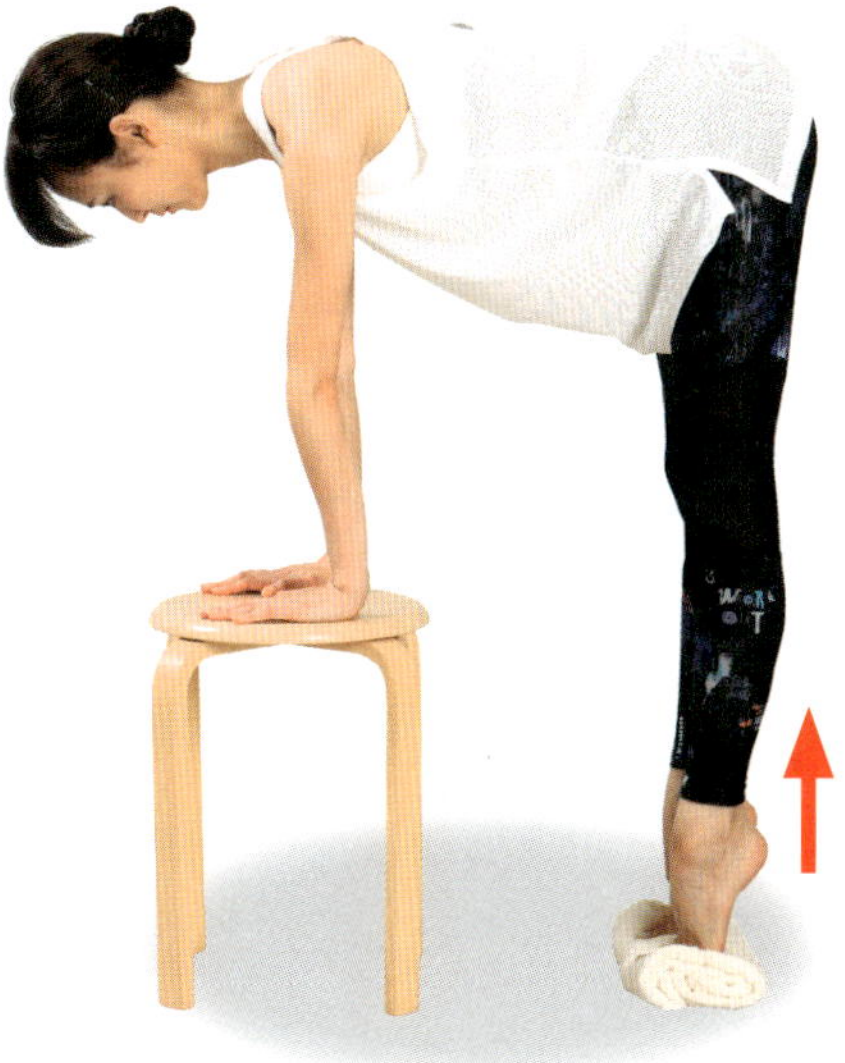

3 踵を下ろして、
床につく寸前で止め、
再び踵を上げます。

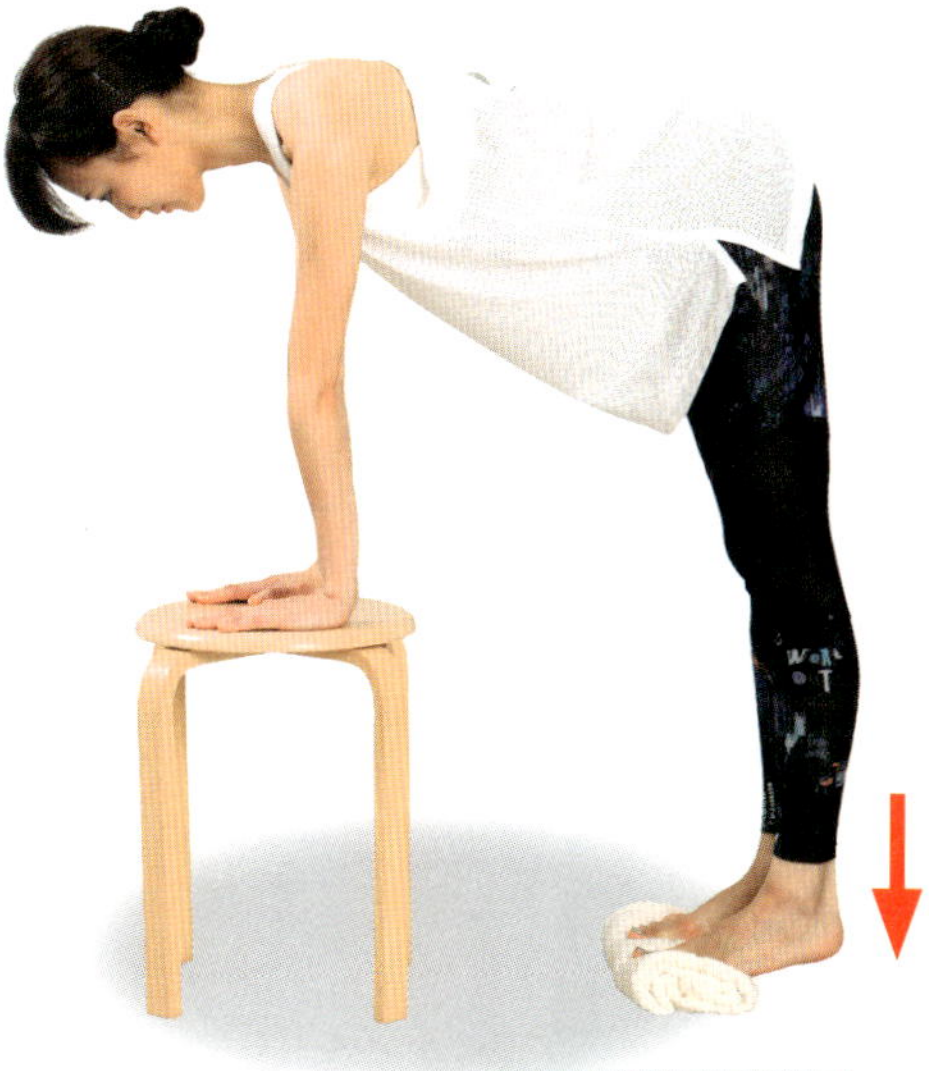

踵は床につけない

上げ下げを10回繰り返す。

ストレッチ

1の状態の姿勢で、
膝を真っすぐ伸ばし腰を後ろに反らし、
ふくらはぎをストレッチします。

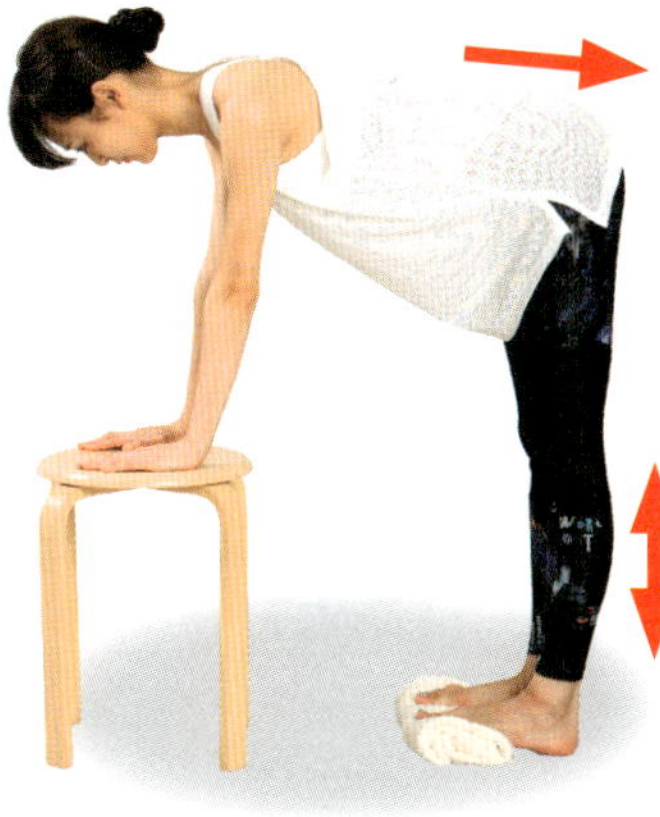

2、3のトレーニングを
10回繰り返したら、ストレッチ
1回を1セットとして3セット続けて行う。

鍛える筋肉

菱形筋
三角筋後部

手根管症候群・ばね指の予防・改善

リアデルト

バンドの負荷を使い、腕が肩の高さにくるように意識しながら行うことで、菱形筋を鍛えます。内旋した肩を正しい位置に戻し、腕神経・指の神経の巻き込みを防ぎます。

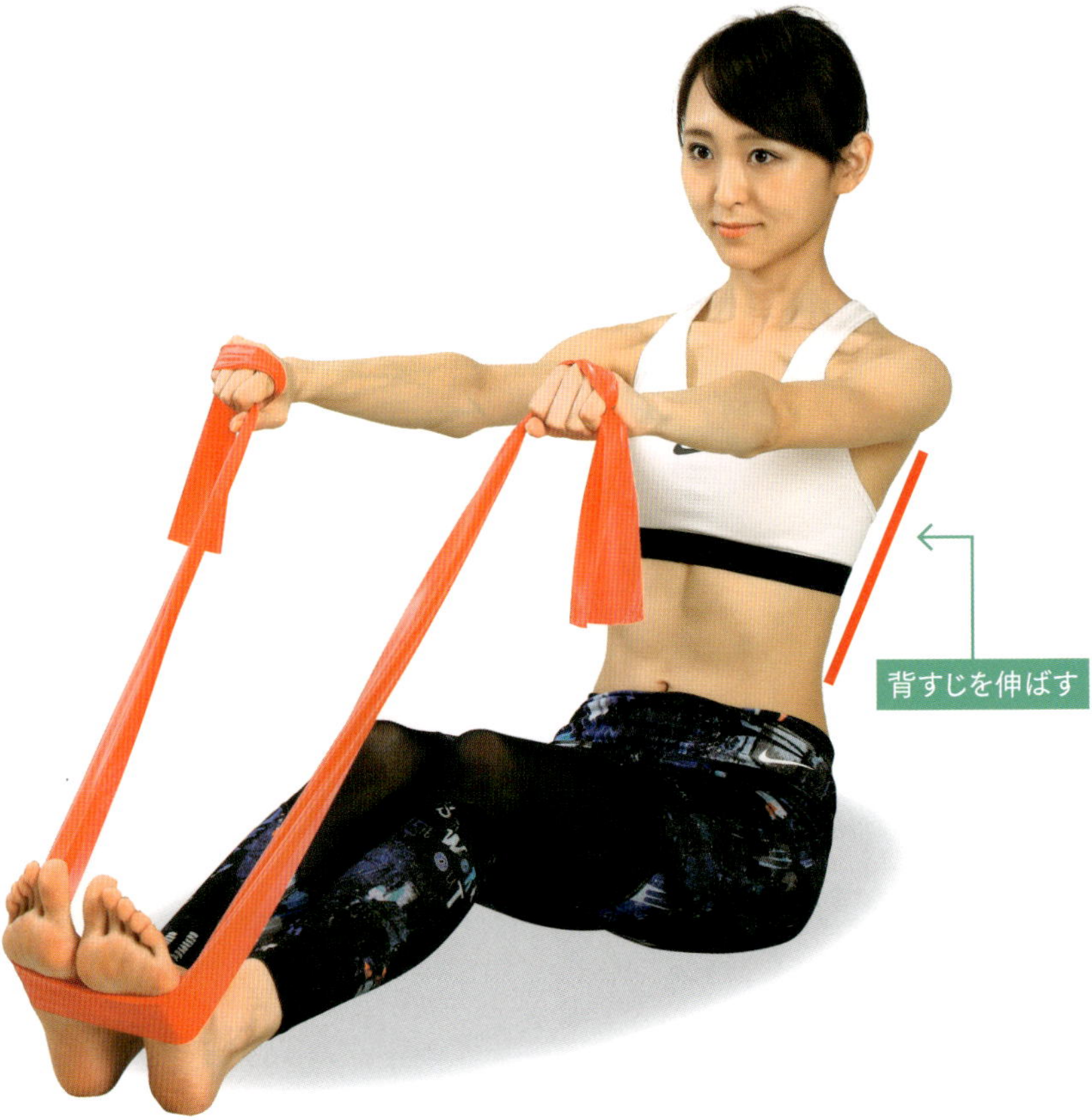

1 背すじを伸ばして床に座り、
バンドの中央を足の裏にかけて両手で持ちます。

2 胸を開いて肩甲骨を寄せるように両手を広げ、肘を伸ばしたまま腕を肩の高さで、3秒ほどキープします。
胸を張り、背すじを伸ばしたまま腕を戻します。

10回行う。

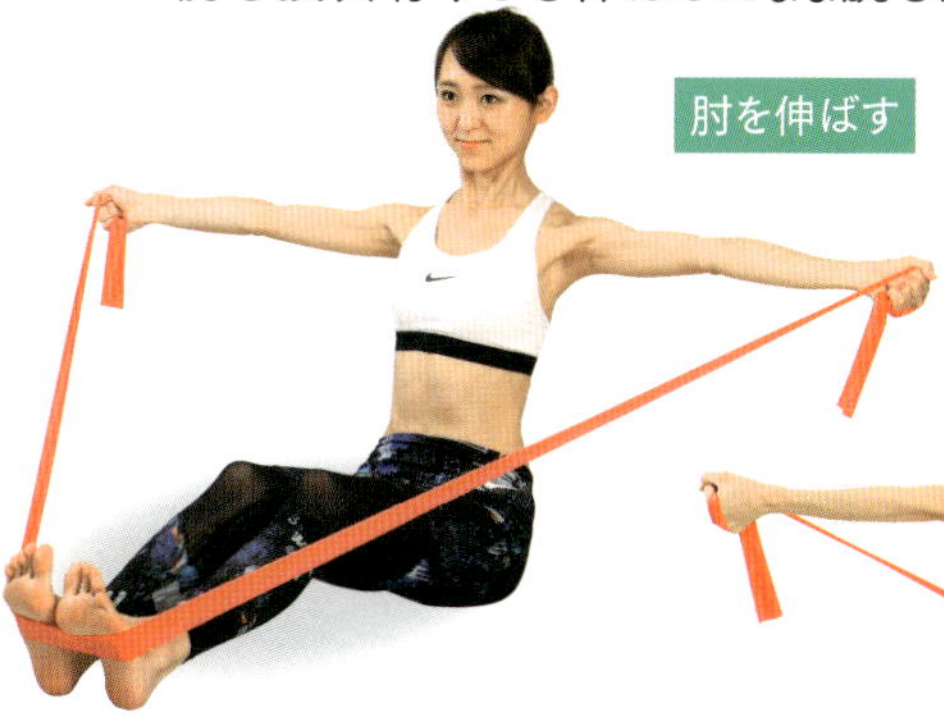

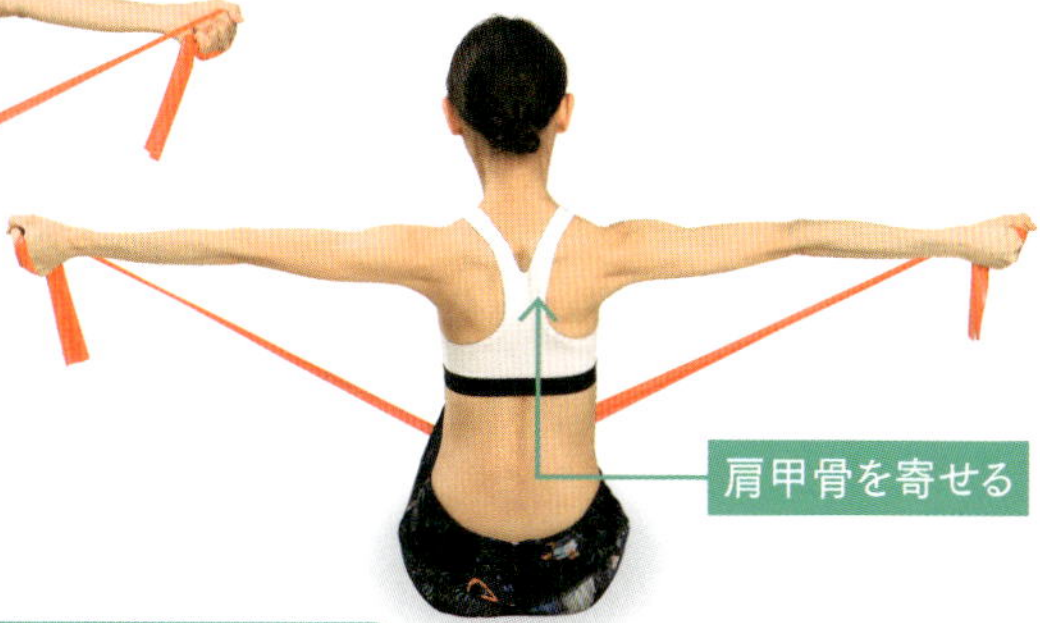

Point

- 腕を広げるときは肘を肩の高さに保ち、胸を開きながら肩甲骨を意識します。
- ストレッチでは、自分のお腹のあたりを見ながら肩甲骨を広げることを意識して、背中を丸めると効果的です。

ストレッチ

床に座ったまま足を肩幅より少し広げて膝を曲げ、両手を胸の前で組みます。両手を身体の前方に突き出しながら、背中を丸めます。肘は軽く曲げたまま横へ張り、肩甲骨を引き離し、60秒ほどキープします。

トレーニング10回とストレッチを1セットとして3セット続けて行う。

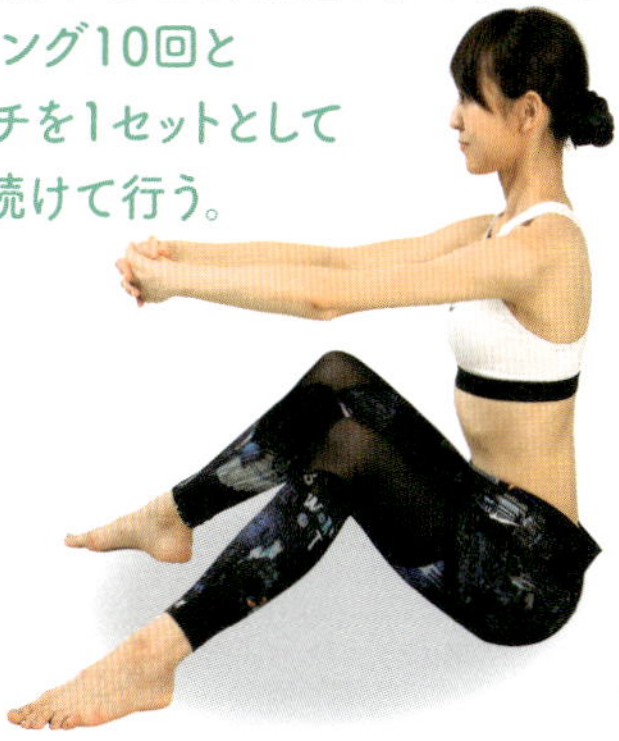

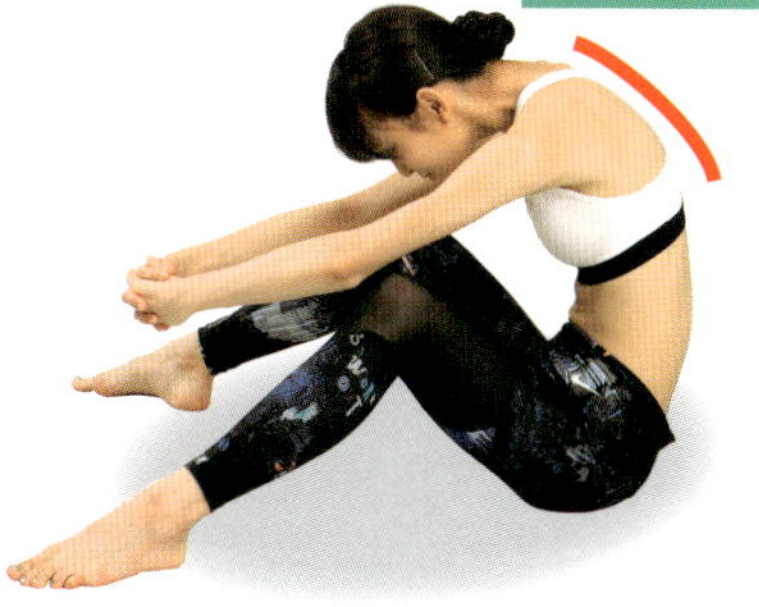

内臓不調と四十肩・五十肩の予防・改善

外旋ローイング 上下

鍛える部位
菱形筋
三角筋後部
棘下筋
小円筋

バンドの負荷を使い、腕を船の櫓《ろ》をこぐように動かす（ローイング）ことで、背中の菱形筋などのインナーマッスルに働きかけ、丸くなった背中を正しい位置に戻して内臓への神経の伝導異常を改善すると共に、肩の筋肉に働きかけ四十肩・五十肩の予防・改善になります。

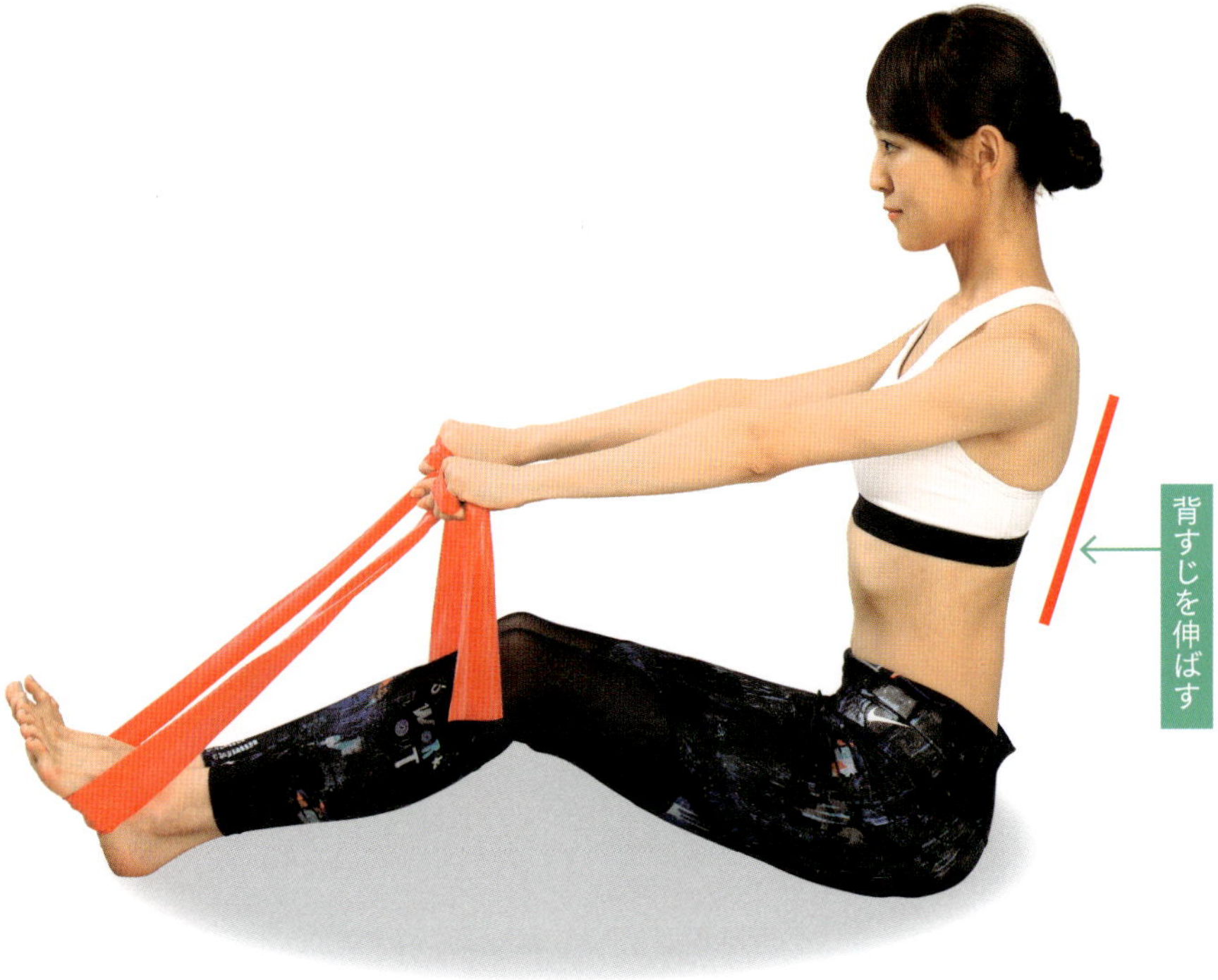

1 両足を軽く曲げ、背すじを伸ばして床に座ります。
バンドの中央を両足の裏にかけ、両手でバンドを持ちます。

2

両脇を開きながら、
肘が肩の高さにくるように肘を曲げ、
胸を開いて肩甲骨を寄せます。

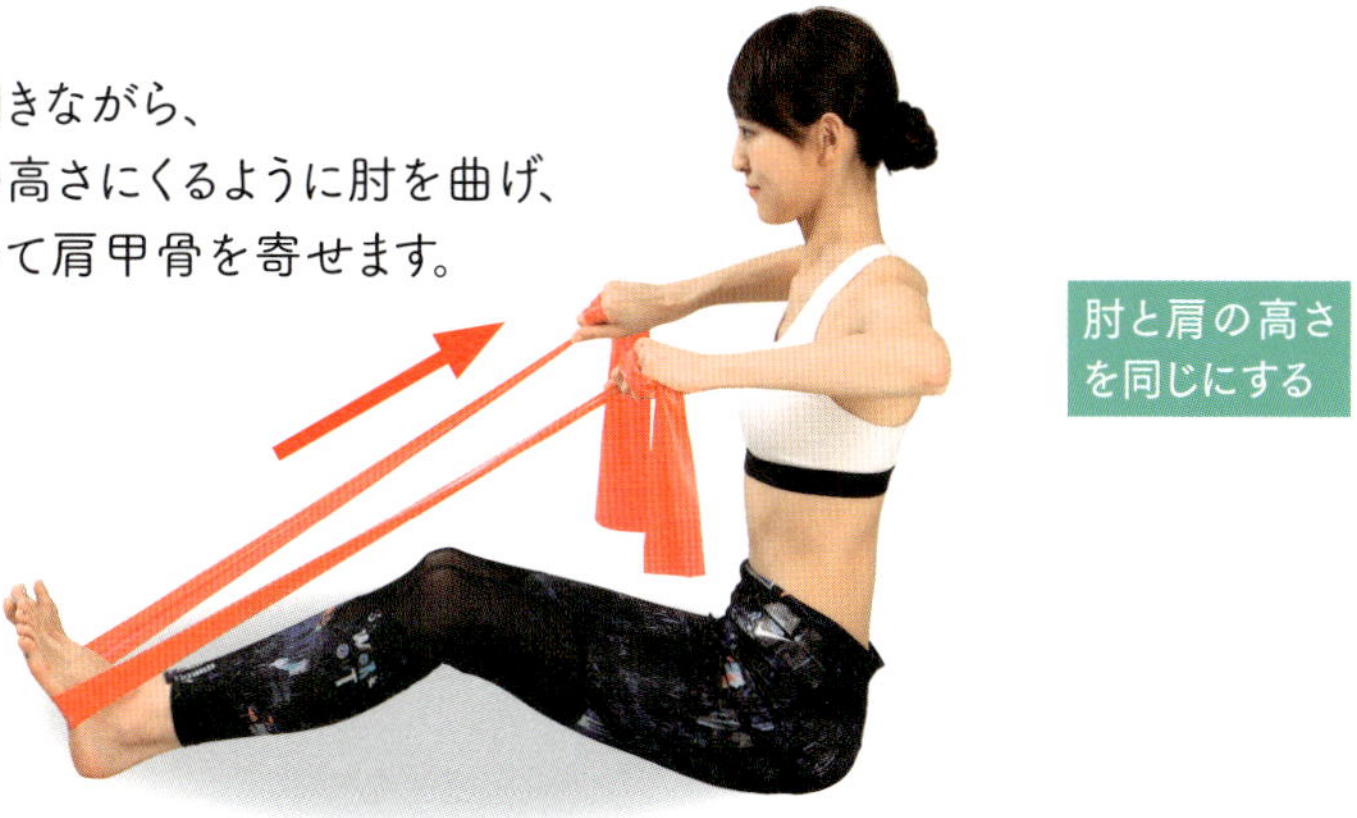

3

肩関節を外に回しながら（外旋）肘を支点にして手の甲を後ろに向けてバンドを引き上げ、3秒ほどキープします。背中を真っすぐに伸ばして胸を張り、肘から手首が床と平行になるまで倒し、元に戻します。

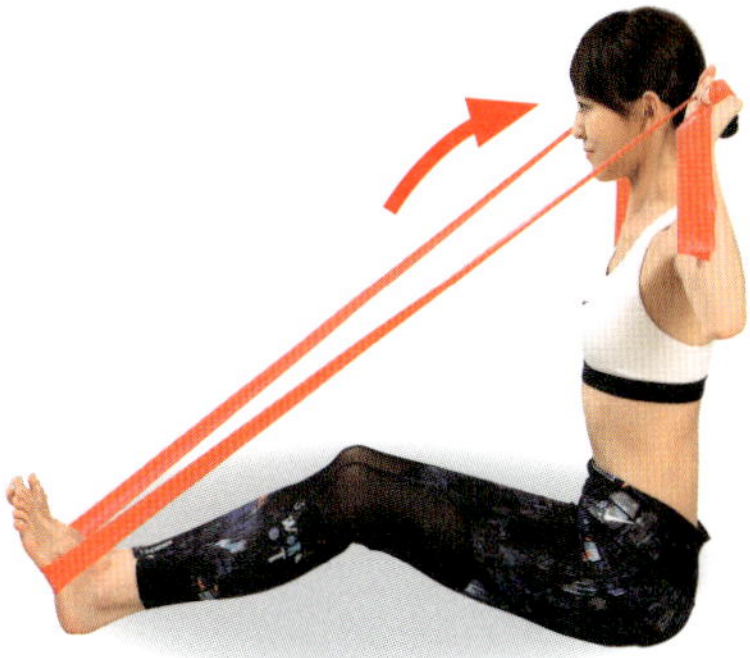

10回行う。

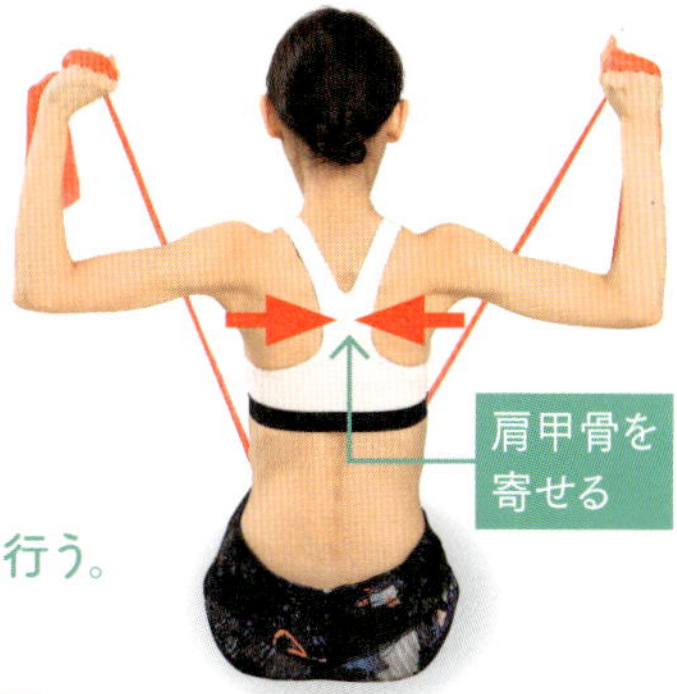

Point

●背すじは伸ばしたまま行い、反動でバンドを引き上げないようにしてください。

ストレッチ

床に座ったまま足を肩幅より少し広げて膝を曲げ、両手を胸の前で組みます。両手を身体の前方に突き出しながら、背中を丸めます。肘は軽く曲げたまま横へ張り、肩甲骨を引き離し、30秒から60秒ほどキープします。

トレーニング10回とストレッチを1セットとして3セット続けて行う。

＊「リアデルト」のストレッチと同じです。ストレッチの写真は177ページを参照ください。

鍛える部位
足底筋群

足のしびれ・痛みの予防・改善

タオルギャザー

床に置いたタオルを足指で引き寄せることで、
直接足裏や足指の筋群に働きかけ、神経をゆるめます。

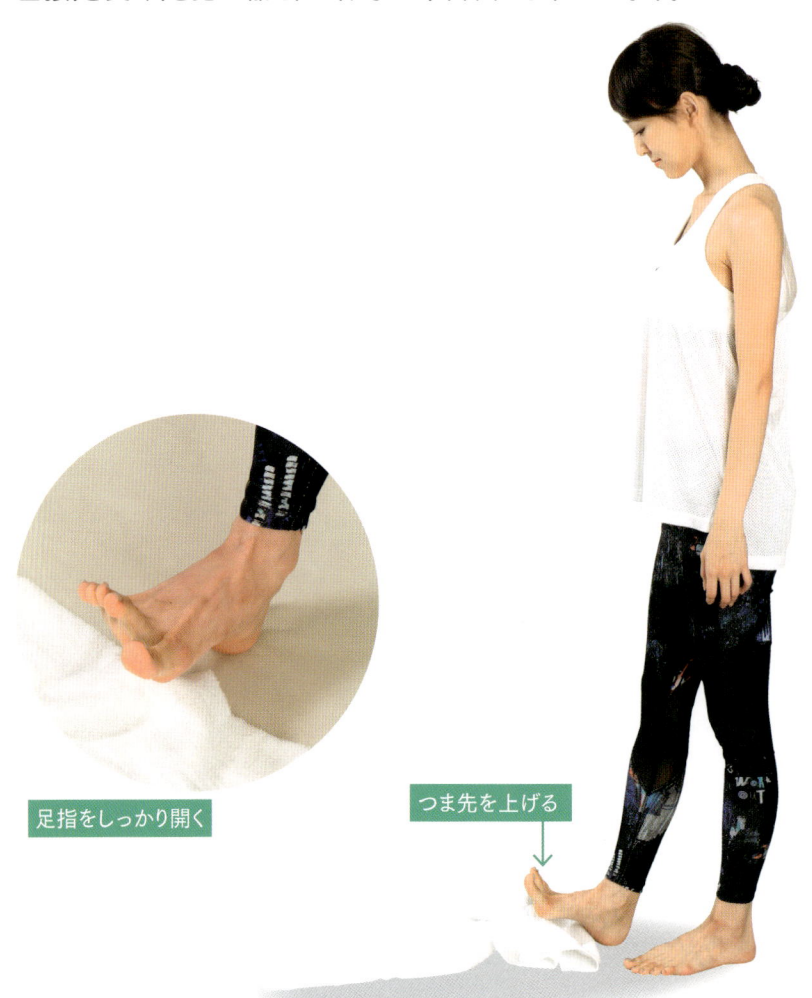

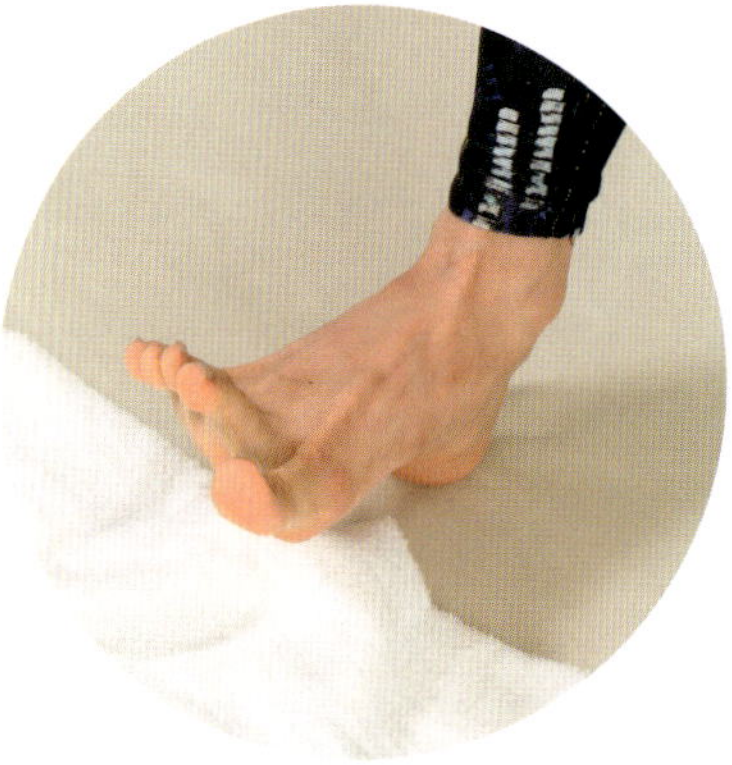

1 床にタオルを縦に敷き、半歩離れたところに立って片足をタオルに乗せます。背すじを伸ばし、タオルに乗せたつま先を上げます。

2

足指を大きく開いてから指でタオルをはさみ、踵を支えにしてできるだけ引き寄せて持ち上げ、3秒ほどキープしてタオルを放し、足をゆっくり下ろします。

10回繰り返したら、反対の足も同じように行う。

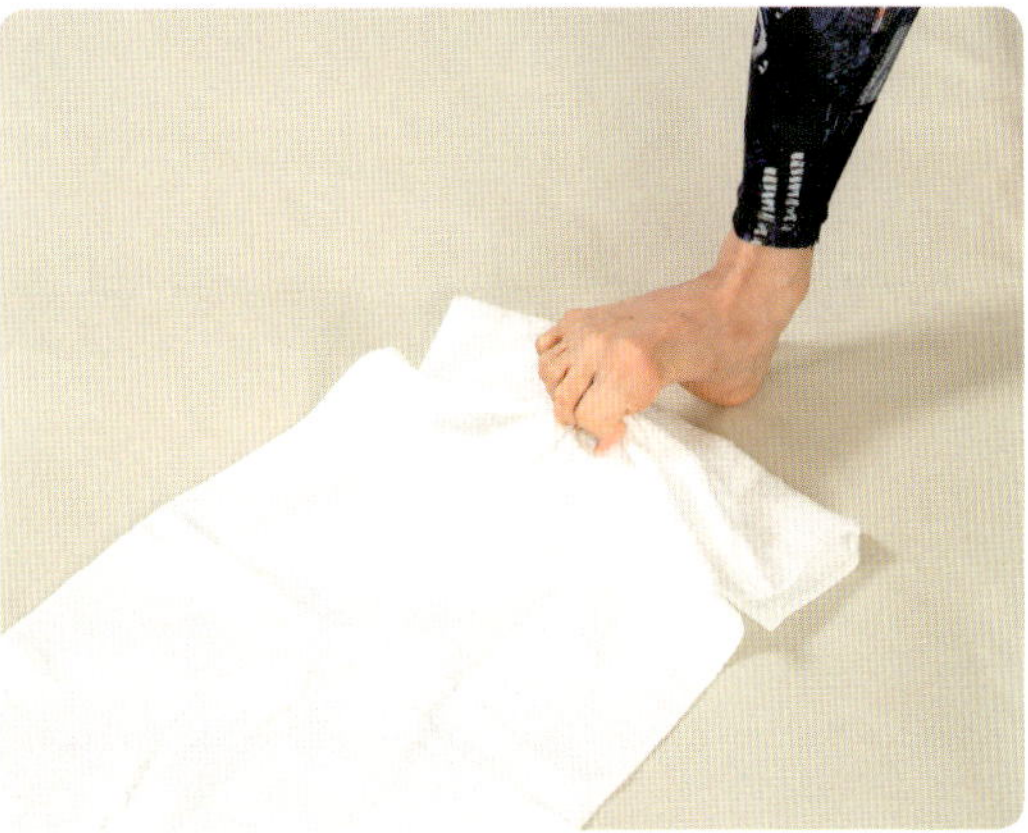

Point

- タオルを引き上げるときは、踵を支えにして、足を床から離さないようにします。
- 厚いタオルはつかみにくいことがあるので注意しましょう。

ストレッチ

片足の膝を立てて床に座ります。踵を床につけ、つま先は上げます。❶つま先を覆うようにして持ち、指先を足裏側に折り曲げます。つぎに、❷つま先を指先から足の甲側に反らせます。反対の足も同じように行います。

トレーニング10回とストレッチ1回を1セットとして3セット続けて行う。

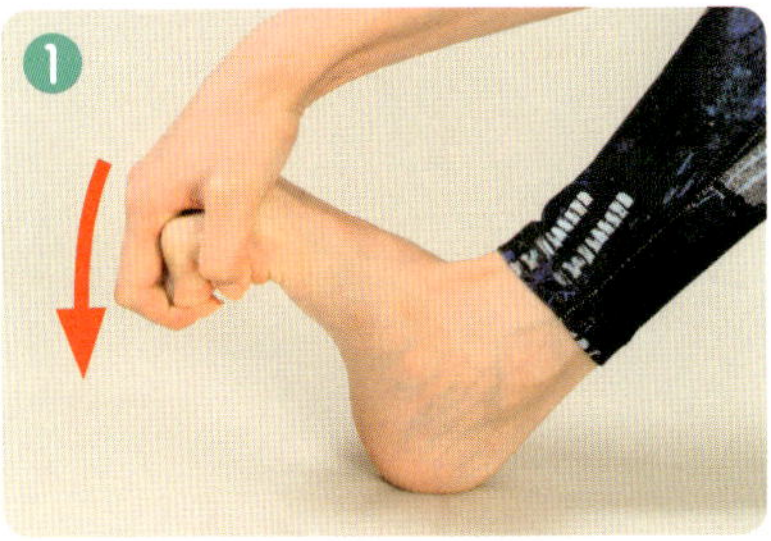

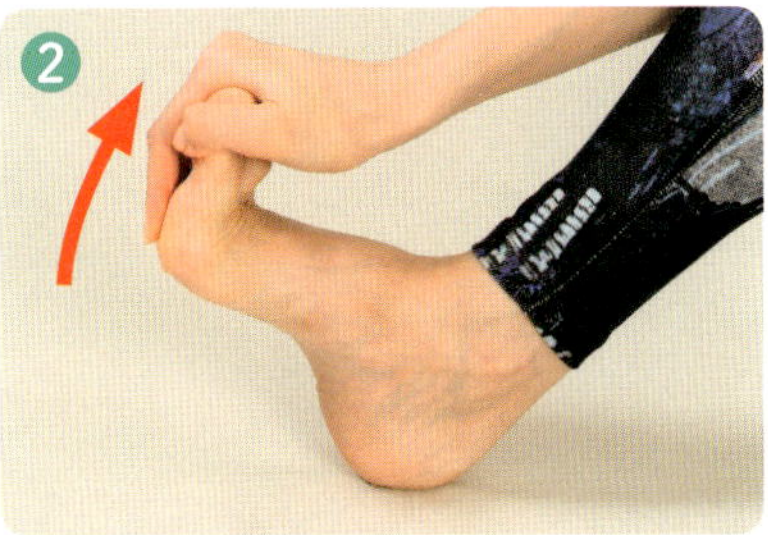

背骨コンディショニングQ&A

Q どのくらい続ければ効果が出ますか？

A

一般的には、だいたい数週間でゆるめと矯正の効果を実感することができますが、筋肉や腱が固まっている人は、半年から1年くらいかかることもあります。痛みが完全に消えていなくても、ほとんどの人が3ヵ月以内に身体の変化を実感するでしょう。

一方、筋トレは筋肉（筋繊維）の質にもよりますが、変化が出るには半年から1年くらいかかります。筋肉がつきにくいタイプの人の場合、なかには2〜3年かかることもあります。しかし、痛みはずっと続くわけではなく、筋トレと同時にゆるめる・矯正の体操を続けていれば、症状は徐々に改善されてくるはずです。

Q 痛みが消えたら、背骨コンディショニングを終了してもよいですか？

A

筋力は何もしないと、トレーニングをした期間の半分で元に戻ってしまうといわれます。せっかく筋肉をつけて代償姿勢を改善しても、筋トレをやめてしまえば再び筋力が弱まり、代償姿勢が戻って痛みも再発します。同じように、ゆるめる・矯正の体操も続けることが大切です。身体のクセでゆがみやすい背骨を筋肉だけで支えるより、ゆるめながら少しずつ矯正していくことでゆがみにくい背骨をつくることができます。痛みが消えても基本運動だけは続けることをおすすめします。

著者紹介

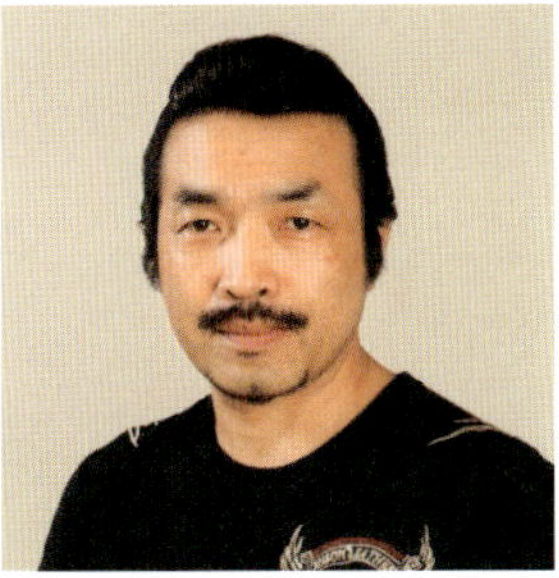

日野 秀彦（ひの ひでひこ）

背骨コンディショニング創始者

北海道札幌市生まれ、札幌市在住。日本イエスキリスト教団札幌羊ヶ丘教会 教会員。

日本最大手スポーツクラブの第一期フィットネスディレクターとして、フィットネス、アスリート、不定愁訴改善などのさまざまな運動プログラムを開発、プロデュースし、その後独立。聖書の『いやし』をヒントに、「背骨コンディショニング」を考案。背骨コンディショニングによって、手術しても治らない症状を改善し、2015年度は延べ7500人に直接背骨コンディショニングの背骨矯正、体操指導を行っている。著書に『背骨コンディショニングで坐骨神経痛は治る!』『首のこりと痛みが消えた！背骨コンディショニング』（いずれも主婦の友社）、『20万人の腰痛を治した!背骨コンディショニング』、『（DVDでよくわかる!）20万人の腰痛を治した!背骨コンディショニング』、『足と腰の痛み我慢するほど悪くなる』（いずれもアチーブメント出版）、『寝るだけで腰らくらく！仙骨枕つき背骨コンディショニング』『脊柱管狭窄症を自力で治す！背骨コンディショニング』（いずれも宝島社）、『自宅で簡単にできるゆがみを整える背骨コンディショニング』（日本文芸社）などがある。 http://sebone-hino.com/

撮影協力

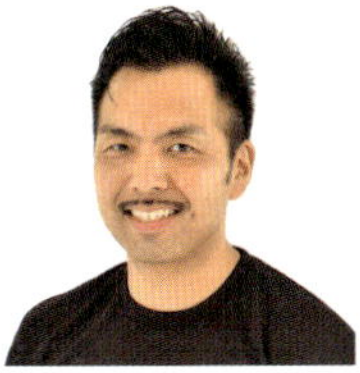

山田 勝大

（やまだ かつひろ）

背骨コンディショニング協会トップスペシャリスト

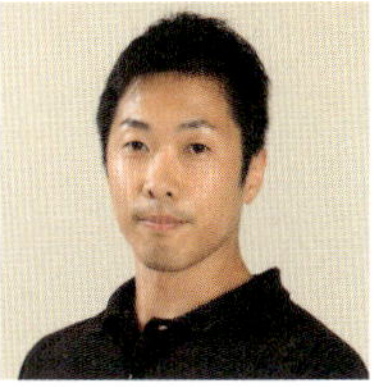

高橋 晃史

（たかはし こうじ）

背骨コンディショニング協会理事・スペシャリスト

背骨を支えるコツ
https://sebone-kojiblog.com/

モデル

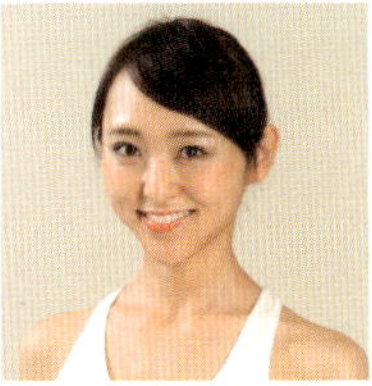

西村 紗也香（にしむら さやか）　栄養コンシェルジュ

自らのボディメイクや食事管理の経験を元に、楽しく簡単にできる家トレや食事法などを教える、健康美BODYのダイエット指導者として活動。

2016年ミス・ユニバースジャパン第4位入賞。

Instagram @_sayakanishimura_　Twitter @_sayakadiet_

スタッフ

カバーデザイン：大屋有紀子（VOX）　本文デザイン：大屋有紀子（VOX）
CG制作：佐藤眞一（3D人体動画制作センター）
撮影：天野憲仁（日本文芸社）　イラスト：青木宣人　取材協力：石森康子
編集協力：石田昭二（日本メディア・コーポレーション株式会社）

背骨コンディショニング協会より無料オンラインプログラム配信中!
下記アドレスまたは二次元バーコードからアクセスしてください。
https://www.sebone-c.org/onlineproglam/

一生《いっしょう》痛《いた》みのないカラダをつくる
背《せ》骨《ぼね》コンディショニング

2018 年 12 月 25 日　第 1 刷発行
2025 年 4 月 1 日　第 12 刷発行

著　者　日《ひ》野《の》秀彦《ひでひこ》
発行者　竹村 響
ＤＴＰ　株式会社公栄社
印刷所　株式会社光邦
製本所　株式会社光邦
発行所　株式会社 日本文芸社
〒 100-0003　東京都千代田区一ツ橋 1-1-1　パレスサイドビル 8F
URL https://www.nihonbungeisha.co.jp/

Printed in Japan 112181213-112250318 Ⓝ 12　(240069)
ISBN978-4-537-21646-2
(編集担当：坂)